AF475045

DE LA MALARIA

> C'est le malade qui fait sa maladie, et les affections les plus spécifiques s'individualisent suivant la nature de l'individu qu'elles atteignent; cela est aussi vrai de la malaria que de la dothiénentérie.
>
> PETER.

Dr EDOUARD PEPPER, L. F. P.

DE

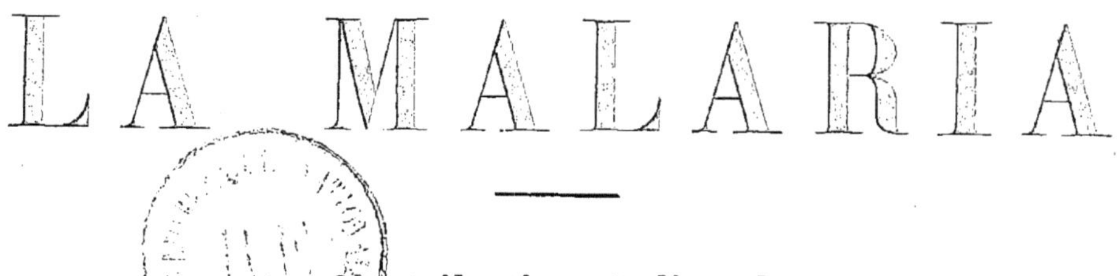

LA MALARIA

Contribution à l'étude

DES

MALADIES INFECTIEUSES D'ORIGINE COSMIQUE

A L'OCCASION DE L'ENDÉMO-ÉPIDÉMIE GRAVE

D'AÉROTELLURISME PROTÉIFORME DE 1889-90

DANS LA COMMUNE DE MÉNERVILLE (ALGÉRIE)

Précédé d'une introduction

Par M. le Professeur PETER

MEMBRE DE L'ACADÉMIE DE MÉDECINE

> C'est le malade qui fait sa maladie, et les affections les plus spécifiques s'individualisent suivant la nature de l'individu qu'elles atteignent; cela est aussi vrai de la malaria que de la dothiénentérie.
>
> PETER.

PARIS

G. MASSON, ÉDITEUR

LIBRAIRE DE L'ACADÉMIE DE MÉDECINE

120, boulevard Saint-Germain, en face de l'École de Médecine

1891

Cette monographie est dédiée à M. le professeur Michel Peter comme le témoignage de notre reconnaissance pour les précieuses leçons que nous avons puisées dans son enseignement. Qu'il nous permette de lui exprimer notre profonde gratitude pour la bienveillance avec laquelle il a accueilli notre œuvre et pour l'honneur qu'il nous a fait en la présentant lui-même au public.

E. P.

PRÉFACE

CHER CONFRÈRE,

« Vivant dans un village d'Algérie, vous n'avez eu à votre disposition aucune bibliothèque, » me dites-vous. Eh bien, je vous en félicite, car vous avez décrit les faits d'après nature, et à l'abri de l'influence des idées d'autrui.

Et il se trouve que votre travail, ainsi fait, sans parti pris, démontre la vérité de la doctrine enseignée par moi — à savoir, l'existence de *séries morbides*. Ainsi dans un même milieu, celui de Ménerville, on voit se succéder sous forme épidémique la *rougeole* et la *coqueluche;* puis des *oreillons*, puis des *angines pseudo-membraneuses;* et enfin l'endémo-épidémie malarienne éclate, c'est-à-dire qu'il y a une succession ÉPIDÉMIQUE d'affections catarrhales *spécifiques* des voies respiratoires (rougeole et coqueluche), puis d'affections non moins *spécifiques* de la gorge ou de ses annexes (angines pseudo-membraneuses et oreillons), puis la malaria, endémique, spécifique aussi, sévit ÉPIDÉMIQUEMENT à son tour.

Ce n'est pas tout : cette endémo-épidémie malarienne précède, accompagne, et suit l'invasion générale de la *grippe*. C'est-à-dire, enfin, que des affections catarrhales spécifiques ont été s'aggravant de proche en proche, préparant les voies à la grippe ; et, la santé générale de la population étant ainsi altérée, l'endémie malarienne habituelle devient « endémo-épidémie »!

Alors, et par le fait de cette succession d'états morbides et de cette altération corrélative de la santé générale, la malaria revêt les formes les plus graves : accès *pernicieux* convulsifs, apoplectiques, algides, maniaques et syncopaux.

Il importe peu qu'il y ait eu là succession de microbes différents, ou qu'un même microbe, de saprogène soit devenu pathogène, par altération de nos humeurs, due à un alcaloïde spontanément sécrété, ou sécrété sous l'influence catalytique d'un microbe. Cette altération humorale n'est possible que par le concours des circonstances multiples que vous signalez. La *malaria*, « le mauvais air » (expression si simple, si vraie et si compréhensive) n'est pas seulement rendu mauvais par des émanations telluriques et atmosphériques, il est devenu *pire* par les exhalaisons malsaines émanant d'une succession de malades.

« Il n'y a pas de marais dans la commune de Ménerville, ni dans ses environs » ; voilà qui est intéressant. Mais on y a fait en 1889 « des défrichements plus étendus, des terrassements, et il y a eu des glissements de terrain, par le fait des pluies. » Par conséquent, il y a eu mise à nu de cadavres de végétaux : voilà qui n'est pas douteux; or, « le mort saisit le vif », c'est aussi vrai en pathologie qu'en jurisprudence.

Voyons! vous traversez le matin une prairie et vous vous y reposez charmé de l'odeur fraîche de l'herbe et des fleurs qui la diaprent; derrière vous vient le faucheur qui les tue, herbe et fleurs. Le lendemain, vous vous arrêtez encore dans cette même prairie, rasée; l'odeur n'est plus la même : elle est capiteuse, et si votre séjour se prolonge, la céphalalgie, le vertige et les vomissements peuvent survenir. Qu'y a-t-il de changé? l'herbe et les fleurs mortes sont devenues du « foin », et de ces cadavres végétaux, l'émanation est malfaisante; l'air est mauvais, il y a malaria légère, intoxication fugitive. Que des cadavres végétaux croupissent et pourrissent dans l'eau stagnante, l'air est pire, la malaria plus intense, l'intoxication plus profonde : la fièvre intermittente est constituée.

D'autres causes d'ailleurs y peuvent concourir, aggravantes : l'élévation et les variations de l'atmosphère, celles de l'électricité, les conditions hygiéniques mauvaises, la débilitation individuelle, etc.

C'est ce qu'on voit bien dans vos observations : forme comateuse, ou délirante, ou algide, chez les très jeunes enfants ou chez les vieillards. En d'autres termes, la malaria *fait* la fièvre intermittente, mais c'est notre organisme qui la *façonne*, et lui donne sa forme quant au type (quotidien, tierce ou quarte) et quant à la gravité (simple ou pernicieuse); et cela suivant le plus ou moins de résistance vitale de cet organisme.

Et c'est ici qu'apparaissent les ressources variées de votre thérapeutique judicieuse ; vous combattez à la fois l'empoisonnement et ses manifestations individualisées : quinine par la bouche et en injections sous-cutanées, révulsion par les vésicatoires, sur la rate et le foie ; toniques sous les formes les plus diverses.

Tout cela contre le même microbe !

Mais y a-t-il un microbe ?

Autrefois, et pendant une vingtaine d'années, c'était la « palmellée » de Salisbury qui causait la fièvre intermittente ; on invoquait même à l'appui des expériences de pathologie expérimentale considérées comme probantes. Et voilà qu'il y faut renoncer ; le végétal de Salisbury est détrôné par l'hématozoaire de Laveran.

Mais cet hématozoaire est-il réellement tel ? N'est-ce pas un résultat de la *décomposition* des globules, hématies et leucocytes ; un produit de l'intoxication malarienne, et non sa cause (ainsi que je le professe depuis 1886) ?

Or, voici que Kollmann, de Leipzig, vient à l'appui de mes assertions : il a vu dans le *sang normal* une quantité de petits corps dont les uns sont juste à la limite du visible, comme de simples points, et dont les autres, d'un diamètre de 0,5 μ environ, sont ronds et allongés, ou présentent une forme analogue aux cocci, diplococci, streptococci, bacilles, etc. *Ils étaient animés de mouvements très vifs.* » Ce sont évidemment, dit-il, des dérivés des corpuscules rouges, probablement aussi de certains leucocytes *au moment de leur décomposition.*

« Il serait fort possible que les bacilles de la malaria de Tommasi, Crudeli, etc., aient la même signification, comme tant d'autres déjà ont été reconnus pour des produits artificiels. » (Congrès de Berlin, séance du 9 août 1890.)

Ces « corps animés de mouvements très vifs » trouvés par Kollmann dans le *sang normal* ne rappellent-ils pas les flagellées de Laveran ?

Il suffit d'ailleurs de voir les figures et de lire le texte de Laveran pour conclure que ses « corps kystiques » proviennent des hématies et sont le résultat de leur désagrégation. Ils sont donc loin d'être des parasites.

On sait depuis longtemps que les *granulations pigmentaires* sont sorties des globules rouges détruits : on les a signalées dans le cerveau des autopsiés morts de fièvre pernicieuse ; et elles ont servi de base à la doctrine de la « mélanémie », jadis célèbre, aujourd'hui quelque peu délaissée !

Or voici ce que dit Laveran, qui distingue dans le sang des paludéens des *corps kystiques* et des *filaments mobiles* (1) :

« Les *corps kystiques* sphériques sont tantôt LIBRES dans le sérum, tantôt ACCOLÉS *à des hématies*. Les corps de petit volume libres dans le sérum sont souvent *réunis*

(1) *Fièvres palustres*, p. 167 et 169.

par groupes de quatre, cinq, six, ou davantage (c'est-à-dire qu'ils ne se sont pas encore dissociés).

« Les corps kystiques *accolés* à des hématies ont un volume variable : tantôt il s'agit de corps de très petit volume ne renfermant chacun qu'un, deux ou trois *grains pigmentés* et pouvant se trouver au nombre de deux, trois ou quatre *sur* une même hématie ; tantôt ces corps plus volumineux ont presque un diamètre *égal à celui de l'hématie*, qui PALIT *de plus en plus* et qui ne se trahit plus que par une zone d'un jaune très pâle AUTOUR *de l'élément parasitaire*.

« Il arrive un moment où l'hématie ne se distingue plus qu'à son contour ; sa teinte particulière a disparu ; *sa transparence est la même que celle de l'élément parasitaire qui lui est accolé* ; *bientôt l'hématie* DISPARAIT *complètement*, et *à mesure que l'hématie* S'EFFACE, *le corps kystique* AUGMENTE *de volume.* »

(On ne peut pas dire plus explicitement que ces corps kystiques proviennent des hématies.)

« Certains corps kystiques renfermant des grains de pigment ont *exactement le diamètre des hématies ;* aussi devait-on se demander s'il s'agissait d'éléments parasitaires ayant une existence indépendante, ou bien d'hématies altérées par la présence des parasites qui *auraient pénétré* dans l'intérieur des hématies. »

(Pourquoi ne pas conclure tout bonnement qu'ils y sont nés ?)

« A côté des corps n° 2 qui ont *à peu près le diamètre*

des hématies, il en existe d'autres qui n'ont que 1 à 2 millièmes de millimètre de diamètre et qui, par conséquent, sont plus petits que les plus petits globules du sang; l'existence dans le sang de corps n° 2 de moyen et de petit volume, LIBRES (moi je dis LIBÉRÉS; ce qui n'est pas du tout la même chose), indépendants des hématies, montre bien que ces corps ont une existence propre. »

(La conclusion de Laveran est loin d'être rigoureuse, et tout démontre que c'est le contraire qui est le vrai.)

Voici pour les *filaments mobiles* : « Lorsqu'on examine avec attention une préparation de sang renfermant des corps kystiques sphériques, il arrive souvent, ajoute M. Laveran, que sur les bords de quelques-uns de ces éléments on distingue des *filaments mobiles* qui s'agitent avec une grande vivacité. Ces filaments mobiles dont la nature animée n'est pas contestable PARAISSENT représenter *l'état adulte* des microbes du paludisme : leur étude a donc une grande importance; ce sont malheureusement, parmi les divers éléments parasitaires qui existent dans le sang des paludiques, ceux dont l'observation présente le plus de difficultés. »

Or voici ce que dit à ce sujet M. Hayem, et il intitule ce passage de son beau livre, *Dégénérescence pigmentaire des globules rouges, dans la fièvre intermittente* (1) :

La lésion, chez un paludique d'Algérie, consistait dans la présence dans le sang de corps en croissant

(1) Hayem. *Du sang*, p. 347.

répondant aux corpuscules n° 1 de M. Laveran. Chez ce malade, « *c'était au moment de l'apyrexie* que les éléments altérés *étaient le plus abondants !!* »

Leurs caractères donnés par M. Hayem se rapprochent de ceux décrits par M. Laveran :

« Ces éléments paraissent donc provenir d'une sorte de dégénérescence des globules rouges.

« Ils ressemblent à des stromas déformés, presque complètement dépourvus d'hémoglobine dont les dernières traces persistent dans la partie renflée sous forme de grains pigmentaires.

« Les diverses modifications présentées par ces corps sous l'influence des matières colorantes *ne prouvent rien contre leur provenance globulaire*. On observe d'ailleurs, dans les préparations, des éléments déformés, modifiés, qui sont en quelque sorte *intermédiaires* entre les globules rouges normaux et les corpuscules en croissant.

« La première altération consiste dans une sorte de refoulement de la partie globulaire hémoglobique. Ce refoulement est tantôt latéral, tantôt périphérique. Dans le premier cas, le globule rouge forme un ovoïde très allongé, divisé en deux parties, l'une foncée, hémoglobique, épaisse, en forme de *croissant* ou d'ovoïde, l'autre claire, décolorée et mince.

« Dans le second cas, la partie centrale claire est circonscrite par un anneau hémoglobique. Cette dernière disposition aboutit peut-être à la formation des corps décrits par M. Laveran sous le n° 2.

« La matière colorante subirait probablement sur

place une *dégénérescence* aboutissant en dernier lieu à la production des grains pigmentaires. »

En conséquence, M. Hayem incline à faire provenir tous ces corpuscules d'une modification des globules rouges eux-mêmes.

Un fait, signalé par M. Hayem, suffit d'ailleurs à le prouver :

« Ces corpuscules, dit M. Hayem, sont le plus nombreux pendant l'apyrexie, » donc ils ne font pas la fièvre ; car s'ils la faisaient, il n'y aurait *pas d'apyrexie alors qu'ils sont le plus nombreux* dans le sang. Et comme ils sont les plus nombreux alors, c'est qu'ils *ne font pas la fièvre*.

Mais puisqu'ils « sont le plus nombreux pendant l'apyrexie », c'est qu'ils sont engendrés pendant la période fébrile, c'est que *la fièvre les fait*.

On ne peut pas échapper à ce dilemme.

Mais n'est-il pas intéressant et convaincant à la fois de voir les parasitistes, se contredisant à l'envi, se charger eux-mêmes de la démolition du parasitisme?

D'ailleurs, on ne comprend vraiment pas comment, pour avoir respiré le « mauvais air », on a introduit dans son sang tous ces animalcules. On comprend encore moins comment des végétaux morts ont donné naissance à des animalcules vivants : Darwin ne s'attendait guère à un tel transformisme !

On comprend mieux, au contraire, que le « mauvais air » charrie avec lui des alcaloïdes, ptomaïnes cadavériques, provenant de la décomposition des végétaux, et que ces ptomaïnes dissoutes par le mucus des voies respiratoires soient absorbées et pénètrent ainsi dans le sang dont elles désagrègent les hématies et les leucocytes, y produisant ainsi les pseudo-microbes de Laveran.

En résumé, les recherches si consciencieuses de Salisbury et de Laveran ont été faites en vue de la doctrine parasitaire, et pour trouver le parasite fauteur de la fièvre intermittente, eh bien, il ne semble pas qu'ils aient réussi !

En tout cas, la thérapeutique n'a rien à y voir.

Pour en revenir à votre livre, vous avez voulu faire, m'écrivez-vous, « une sorte de manuel de la malaria, qui décime la population de l'Algérie, la plus belle parmi toutes les colonies que la France a su conserver, et dont l'avenir est certainement destiné à être prospère entre toutes ses colonies. Sans la malaria et ses ravages, l'Algérie compterait, probablement, plus d'un million de colons de souche française, près de trois fois sa population actuelle. »

Je crois que votre livre a réalisé vos désirs et atteint le but, aussi bien par les développements donnés au traitement de l'affection malarienne et à ses complications individuelles (vous traitez le malade et sa maladie), que par vos remarquables préceptes d'une hygiène spéciale et prophylactique.

Vous avez ainsi faisant, bien mérité de la science et de l'Algérie.

Michel Peter.

Paris, le 27 septembre 1890.

DE LA MALARIA

CONTRIBUTION A L'ÉTUDE
DES
MALADIES INFECTIEUSES D'ORIGINE COSMIQUE

CHAPITRE PREMIER

HISTORIQUE DE L'ENDÉMO-ÉPIDÉMIE MALARIENNE DE 1889-1890 DANS LA COMMUNE DE MÉNERVILLE (ALGÉRIE)

Comprenant : la statistique démographique quinquennale de la commune, les causes et les caractères de l'endémo-épidémie, la division et la classification des maladies infectieuses, suivis du tableau synoptique de l'aérotellurisme protéiforme.

I

TABLEAU DE LA STATISTIQUE DÉMOGRAPHIQUE DE LA COMMUNE DE MÉNERVILLE DURANT LA PÉRIODE QUINQUENNALE 1885-1890.

	POPULATION	EUROPÉENS	INDIGÈNES	NATALITÉ	EUROPÉENS	INDIGÈNES	MORTALITÉ	EUROPÉENS	INDIGÈNES	Rapport DE LA MORTALITÉ à la POPULATION	EUROPÉENS	INDIGÈNES
1885	Recensement de 1881 5563	903	4660	182	63	119	188	82	106	3 37	9.08	2.27
1886				225	61	164	160	62	98	2.87	6.86	2.10
1887	Recensement de 1886 6668	1386	5282	241	64	177	222	83	139	3.32	5.98	2.63
1888				223	58	165	226	81	145	3.38	5.84	2.74
1889				256	72	184	372	165	207	5.57	11.90	3.91

Il ressort du tableau ci-dessus que : 1° l'année 1889 a produit plus de décès européens que les deux années précédentes et plus de moitié autant de décès que les quatre années antérieures 1885-1888. Cette mortalité, qui comprend trente-six décès constatés à l'hôpital, chez des malades domiciliés dans la commune, correspond à 12 p. 100 de la population européenne de la commune (1). 2° Le chiffre de la mortalité a augmenté de plus d'un quart chez les indigènes.

II

CAUSES DE L'ENDÉMO-ÉPIDÉMIE GRAVE DE 1889-1890 DANS LA COMMUNE DE MÉNERVILLE (ALGÉRIE).

En examinant les causes exceptionnelles des cas nombreux et graves d'aérotellurisme protéiforme manifestés durant le dernier semestre de 1889 et le premier trimestre de 1890 dans la commune de Ménerville, on trouve : un hiver pluvieux, un printemps humide, des chaleurs estivales intenses; et localement, une inondation étendue de l'Oued-Isser, un air généralement calme, chargé de brumes au lever et au coucher du soleil, des défrichements plus étendus, des terrassements sur la ligne du chemin de fer, des glissements de terrain fréquents dès les premières pluies, un nombre d'incendies de broussailles plus restreint que de coutume, en octobre; et enfin, pour Méner-

(1) La population européenne domiciliée dans la commune de Ménerville s'est légèrement accrue en 1889, ainsi que le chiffre des naissances le fait préjuger, mais cette augmentation est largement contrebalancée, au point de vue de la statistique de la mortalité, par le départ de six à huit cents ouvriers travaillant sur les chantiers et fournissant un fort contingent au chiffre des décès des années précédentes. La mortalité chez les ouvriers étrangers à une commune étant toujours plus élevée que chez les habitants, on comprend que sans le départ de ces ouvriers le chiffre comparatif de la mortalité eût été encore supérieur cette année à celui indiqué dans le tableau ci-dessus : *il serait mort, durant cette année exceptionnelle, plus de 12 p. 100 de la population européenne résidant dans la commune; quant à Ménerville même, il y est mort plus de 17 p. 100 des habitants, près de deux fois le chiffre de mortalité de la ville de Panama.*

ville même, un retard regrettable dans l'exécution des travaux de la grande et petite voirie (1).

Cette partie du département d'Alger est généralement à l'abri des manifestations étendues ou graves des empoisonnements aérotelluriques (2). Cependant, cette année, des localités telles que Aïn-Taya, Rouïba, Ménerville et d'autres, notées pour leur salubrité relative, ont été les premières atteintes et les plus longuement éprouvées. Les départements d'Oran et de Constantine ont, paraît-il, relativement moins souffert.

III

CARACTÈRES DE L'ENDÉMO-ÉPIDÉMIE GRAVE DE 1889-1890.

L'année 1889-1890 a été exceptionnellement malsaine, avons-nous dit, au point de vue de la malaria, sinon en Algérie, du moins dans le département d'Alger, et surtout, avons-nous remarqué, dans les communes du littoral, notamment dans celle de Ménerville. En effet, l'endémo-épidémie qui commence généralement au mois de juillet pour finir aux grandes pluies de novembre ou de décembre, s'est manifestée gravement cette année dès le mois de juin et elle dure encore au moment où nous écrivons ces lignes (mai 1890). Quoique le nombre et la gravité des cas aient diminué, cependant la période interca-

(1) Voir nos rapports au maire, au conseil d'hygiène et à la préfecture.

(2) Ménerville, l'ancien Col-des-Beni-Aïcha, à 10 kilomètres de la mer, est située dans une gorge orientée du Sud-Ouest au Nord-Est, à une altitude de 146 mètres au-dessus du niveau de la Méditerranée; les annexes Souk-el-Haâd et Belle-Fontaine, sont un peu moins élevées. Le sol de la commune est composé en grande partie de terrain argileux et d'une petite quantité de terrain calcaire. *Il n'y a pas de marais dans la commune, ni dans ses environs, et très peu de terrain d'alluvion;* ce dernier ne se rencontre que sur les bords de l'Oued-Isser et de l'Oued-Bou-Merdès, dans les annexes, *peu éprouvées par la maladie et où il n'y eut cette année que deux ou trois cas pernicieux et aucun décès causé directement par les affections malariennes.*

laire, durant laquelle la maladie est comparativement rare, n'a pas encore commencé actuellement, et deux mois nous séparent à peine de l'époque à laquelle les manifestations étendues de l'intoxication malarienne se reproduisent périodiquement chaque année. L'endémicité s'est donc accentuée, et ni les progrès de la colonisation, ni l'usage plus répandu de la quinine parmi les habitants, n'ont contrebalancé l'effet de la somme des causes agissant en sens inverse pour produire un résultat qui serait désastreux s'il devait se renouveler. Malheureusement la fréquence et l'abondance des pluies tombées durant l'automne et l'hiver, ainsi que durant le commencement du printemps, et le défaut de mesures d'assainissement local sont d'un mauvais augure, sinon un signe certain pour l'année actuelle, *à partir des chaleurs*.

Le sol argileux de cette région retient au voisinage de sa surface les eaux destinées à se corrompre; et les calcaires disséminés en absorbent des quantités qu'un bouleversement quelconque peut un jour ramener à la chaleur et à la lumière, après une longue stagnation; l'Isser débordé a laissé des limons abondants en se retirant; il s'est produit de nombreux glissements de terrains; les travaux d'assainissement local *ont été tardivement et incomplètement exécutés*. Viennent des conditions atmosphériques favorables à l'éclosion de la maladie, il est facile de prévoir une seconde année meurtrière. Il conviendrait dès à présent de prendre toutes les précautions sanitaires signalées par nous et que les circonstances exigent.

Quelle est la répartition pour cette commune de la morbidité et de la mortalité malariennes durant ces neuf derniers mois ? La morbidité et la mortalité malariennes ont été plus élevées en août et en septembre, comme toujours; la mortalité et la morbidité diminuant subitement, comme toujours, non pas dès la tombée des premières pluies (au contraire), mais quelques jours après l'établissement définitif des grandes pluies. *Peu d'hommes et encore moins de femmes et d'enfants ont échappé* cette année aux atteintes de la maladie; les indigènes, légèrement moins éprouvés que les Européens, ont cependant vu presque doubler le chiffre de leurs décès, avons-nous dit; ils ont donc largement payé leur tribut à l'insalubrité exceptionnelle de cette année, malgré leur résistance ethnologique relative et certaine.

Les complications estivo-automnales ordinaires : entérites vertes chez les nourrissons (juillet, août), diarrhées bilieuses et autres, dysenterie chez les enfants et chez les adultes (août, septembre), ainsi que les congestions et les hypertrophies de la rate et du foie, ont été plus fréquentes et plus graves que de coutume durant cette endémo-épidémie, et elles se sont surtout manifestées en même temps ou peu après que les courbes de la morbidité et de la mortalité dues à la malaria atteignaient leur maximum d'élévation.

Notons le *caractère médical de cette année* 1889-90 dans la commune de Ménerville.

L'endémo-épidémie d'aérotellurisme protéiforme *suit* une épidémie d'oreillons ayant sévi surtout chez les enfants indigènes, et quelques cas sporadiques de variole chez les Européens (trois ou quatre, importés d'Alger), et de varioloïde (six ou sept ayant la même origine) (1) et accompagnés d'une épidémie légère de varicelle (2). Cette endémo-épidémie se manifeste *simultanément* avec quelques cas fatals d'angines pseudo-membraneuses (octobre,

(1) Nous n'avons pu contrôler le nombre des cas de variole et de varioloïde qui se seraient produits dans les tribus où la variole est si soigneusement entretenue à l'état endémique par l'inoculation.

(2) Voir notre rapport sur la petite épidémie de varicelle et sur les trois ou quatre cas sporadiques de varioloïde et de variole constatés à Ménerville durant l'année 1889. Alger, P. Fontana et Cie, 1889.

novembre), et *elle précède, accompagne et suit* l'invasion générale de la grippe et de quelques cas de dengue; celle-ci d'ailleurs bien modifiée (1). L'année *avait déjà* présenté avant le mois de juillet deux épidémies en dehors des oreillons, la rougeole qui atteignit les trois quarts au moins des enfants, et la coqueluche également fréquente (2). Nous avons signalé le plus grand nombre et le plus de gravité des complications saisonnières de la malaria : entérites, diarrhées et dysenterie.

Notons maintenant *les formes* revêtues par l'endémo-épidémie malarienne de 1889-90, où le nombre des accès pernicieux s'est montré très élevé. Parmi ceux-ci, les variétes convulsive, apoplectique, algide, maniaque et syncopale, ont été les plus nombreuses; les convulsives étant surtout fréquentes chez les enfants et les jeunes filles ; les apoplectiques chez les personnes d'un âge plus avancé.

Au début de l'endémo-épidémie, ces deux dernières variétés dominaient à l'exclusion de la plupart des autres variétés pernicieuses. Plus tard, toutes les variétés ont été observées *depuis l'algide jusqu'à l'arthritique et l'amaurotique.* A partir d'octobre (chute des pluies), les variétés compliquées ont dominé sans qu'il y ait eu, pendant quelque temps, beaucoup moins de cas appartenant aux autres variétés, si ce n'est à l'apoplectique et à la diaphorétique. Le dernier cas que nous avons vu est d'hier et c'était un cas maniaque (3).

La forme rémittente bilieuse, généralement de la variété

(1) Ce n'était plus la maladie que nous avons connue sur les frontières du Mexique. Les douleurs étaient moindres, le rash ou bien les éruptions scarlatiniforme, morbilleuse et urticarienne, à répétition, étaient représentées par une éruption d'apparence morbilleuse, discrète, fugace et sans retour; aussi hésitions-nous à la reconnaître, les symptômes généraux étant d'ailleurs semblables à ceux de la grippe.

(2) Voir nos rapports sur ces maladies.

(3) Au moment où nous écrivons ces lignes, nous constatons un cas convulsif chez une petite fille de trois ans, celle de M. Th. Dab.

pseudo-typhoïde, s'est montrée dans quelques cas à partir du milieu du mois de juillet jusque vers le milieu du mois de septembre, et elle a fait croire, surtout à l'entourage des malades, à une épidémie de fièvre typhoïde. L'évolution de la maladie, sinon le traitement, a tranché la question. Le bruit s'était même répandu que le typhus exanthématique avait paru dans la commune. De fait, il y eut deux cas légers de fièvre typhoïde bilieuse, dont un seul à Ménerville même, en dehors de l'hôpital, celui de l'enfant de M. Ri.. Lon.; car nous ne comptons pas le cas, également léger d'ailleurs, de Mme Gra., qui nous fut amenée ici d'Alger au troisième jour de la maladie. Quant au typhus exanthématique, nous n'en connaissons aucun cas, et il est à supposer que le cas signalé ne fut pas resté le seul, si c'eût été véritablement cette maladie que l'on avait sous les yeux.

La grippe étant venue compliquer la situation médicale à partir du mois de décembre, des cas de malaria ont été confondus avec cette maladie, de même que des cas de grippe ont passé pour des manifestations de la malaria. La confusion était d'autant plus facile que les habitants étaient presque tous sous *la double influence* de ces maladies. La grippe que nous n'avons pas à traiter ici, pas plus que nous n'avons à traiter la dothiénentérie, et dont nous ne parlons également que d'une manière incidente, s'est montrée sous une forme bénigne, excepté chez plusieurs malades affaiblis, et sujets à ces récidives fréquentes d'intoxication malarienne qui conduisent fatalement à la cachexie. Quant à la dengue, nous avons mentionné n'en avoir vu que quelques cas, qui se présentaient d'ailleurs sous une forme atténuée.

La variété névralgique de la forme larvée de la malaria, généralement apyrétique dans les cas que nous avons observés, s'est fréquemment manifestée cette année ; la variété spasmodique n'étant représentée que par quelques cas de toux, un d'aphonie et un d'angine de poitrine, attribuables à la malaria. Actuellement les variétés gastralgiques et entéralgiques dominent et les cas sont nombreux, la douleur étant quelquefois intolérable.

Enfin les cachexies ont été fréquentes, surtout parmi les Espagnols, après des récidives peu espacées d'attaques aiguës ; récidives tenant la plupart du temps à leur aversion pour la quinine, souvent prise à contre-temps, ou en trop petites quantités. Il faut également tenir compte de l'inévitable et souvent prépondérante influence du régime et de l'habitation.

La variété silencieuse et lente de la cachexie succédant à l'atonie progressive, sans que l'on ait pu saisir le fait d'une attaque aiguë antérieure ou que les malades aient eu conscience d'une de ces attaques, a été rare. Il en est de même de la cachexie se prononçant après quelques deux ou trois attaques d'intoxication aiguë.

Il convient de noter le nombre exceptionnel d'éruptions cutanées de nature herpétique et arthritique qui se sont manifestées durant le cours de cette endémo-épidémie malarienne, et qui ont été un des caractères les plus saillants de l'épidémie de grippe de cette année (1).

Enfin nous avons encore observé de nombreux cas de hoquet, sous l'influence de l'une et de l'autre de ces maladies, et surtout, croyons-nous, sous leur influence mixte (?), les cas étant plus nombreux à partir de l'invasion de la grippe (2).

(1) L'herpès, l'urticaire, les érythèmes divers se produisent encore actuellement en mai 1890.

(2) On nous a signalé, il y a six mois, une épidémie prolongée de hoquet dans la région de l'Arba.

Division des maladies infectieuses ou zymotiques d'après leur origine.

PREMIER GROUPE, comprenant les maladies d'origine cosmique et pseudo-pandémiquement infectieuses, dans certaines circonstances et conditions (aérotellurismes).

DEUXIÈME GROUPE, comprenant les maladies d'origine animale, { provenant de l'homme, ou andronoses. provenant des animaux autres que l'homme, ou zoonoses.

Classification des maladies infectieuses d'origine cosmique, ou du premier groupe, comprenant les divers aérotellurismes; la gripe et la dengue (?).

PREMIÈRE CLASSE (aérotellurismes), où la prédominence de l'action tellurique sur les influences météorologiques est reconnue.

- *Malaria*, maladie reproductible et transmissible par inoculation et par contages légèrement diffusibles.
- *Fièvre jaune*, maladie dont la contagiosité vraie reste douteuse pour certains observateurs, mais qui pour d'autres est reproductible et transmissible par inoculation, et par contages diffusibles.
- *Choléra* (comprenant le choléra asiatique et le choléra dit nostras, la différence d'intensité infectieuse n'entraînant pas une distinction au point de vue qui nous occupe), névrose sympathique reproductible et transmissible par l'eau potable et par contages légèrement diffusibles. (Inoculable?)
- *Suette*, maladie dont la reproductibilité, et par conséquent la transmissibilité d'homme à homme, sont au moins douteuses pour bien des observateurs.

DEUXIÈME CLASSE, maladies paraissant dépendre de causes cosmiques générales et inconnues, où les influences météorologiques sont incertaines, inappréciables, de même que l'action tellurique n'est pas marquée (la maladie, sous sa forme épidémique et cyclique, pouvant dépendre de la position de la terre par rapport au plan de l'écliptique, de la progression du méridien magnétique, etc.).

- *Grippe épidémique*, maladie reproductible et transmissible par contages diffusibles, la contagiosité étant actuellement reconnue par l'Académie. (Inoculable?) (1).
- *Dengue*, maladie que l'on a longtemps considérée et que certains observateurs considèrent encore comme étant une branche du tronc commun malarien; maladie qui d'ailleurs se rapproche fréquemment de la précédente à laquelle elle peut sans doute se réunir quelquefois. (Probablement contagieuse.) (2).

(1) Hœser. *Geschichte der Volkskrankheiten*, 1839. Le professeur Leyden, de Berlin, croit que la maladie dérive de la dengue et qu'elle constitue une sorte de maladie hybride; le professeur Nothnagel, de Vienne, lui reconnait un caractère franchement miasmatique; d'autres, l'empreinte bactérienne; la plupart, une nature spécifique (*Medical and surgical reporter*, Philadelphia, 26 avril 1890), mais n'est-ce pas : *obscura obscuribus dilucidare*, que de proposer toutes ces hypothèses, dont quelques-unes sont invérifiables?

A ces maladies, il conviendra peut-être un jour d'ajouter la dysenterie où l'action tellurique, assez faible, si toutefois elle existe, n'est reconnue que par un nombre limité d'observateurs, et dont l'origine est bien plus directement attribuable aux émanations putrides et aux eaux souillées par des décompositions de source animale, aux influences météorologiques, à l'état de débilité, de surmenage du sujet, au défaut de soins hygiéniques, et à toutes les causes créant la réceptivité individuelle ou collective. Quoi qu'il en soit, on peut toujours à un certain point de vue considérer cette maladie miasmoïde comme étant d'origine *indirectement* aéro-tellurique, puisqu'elle complique ou accompagne si fréquemment la malaria.

(2) Cantini, Cubilas, Debrun, Hirsch.

Tableau synoptique de l'aérotellurisme protéiforme,

MALADIE APPARTENANT A LA PREMIÈRE CLASSE DES MALADIES INFECTIEUSES D'ORIGINE COSMIQUE.

Aigu.

- *Forme normale* fébrile, bénigne ou grave (primitive et secondaire), précédée ou non de mouvements fébriles erratiques, atypiques, durant un ou plusieurs jours. — Variétés :
  - quotidienne.
  - double quotidienne.
  - tierce.
  - double tierce (?).
  - quarte.
  - sixte.
  - autres périodiques.
- Fébrile. . .
  - Irrégulière (primitive et secondaire).
  - Pernicieuse (primitive et secondaire). — Variétés :
    - Sympathique et vasomotrice : algide, cholériforme, diaphorétique.
    - Cérébrale : apoplectique, maniaque.
    - Bulbo-spinale : syncopale, convulsive (quelquefois épileptiforme), paralytique.
    - Sensitive et sensorielle : arthritique, cardialgique, amaurotique, etc.
    - Compliquée ou accompagnée : pneumonique, pleurétique, splénique, néphrétique, etc.

Aéro-tellurisme protéiforme

Formes anormales.

VARIÉTÉS.

- Dite rémittente bilieuse (primitive) . . . .
  - Légère, simulant la fièvre catarrhale abdominale ou grippe gastro-intestinale (maladie de Weil, causos d'Hippocrate ?).
  - Intense, simulant soit la fièvre typhoïde adynamique (néphritis d'Hippocrate ?), soit le typhus bilieux, fièvre récurrente à forme ictérode.
  - Grave, simulant la fièvre jaune.

Larvée (complètement ou presque apyrétique).

VARIÉTÉS.

- Névralgique . . . .
  - Trifaciale (généralement avec prédominance sus-orbitaire). Migraine.
  - Intercostale.
  - Gastralgique, entéralgique, cystalgique, etc.

VARIÉTÉS.

- Spasmodique. . . . .
  - Toux, aphonie, vomissements, angine de poitrine, chorée, hystérie aérotelluriques, etc.
- Hémorragique, etc. . . . .
  - Épistaxis, melœna, métrorrhagie, hémoglobinurie paroxystiques.

VARIÉTÉS.

CHRONIQUE (interrompu ou non par quelques attaques non périodiques, subaiguës.
- Cachexie succédant plus ou moins rapidement à une ou à un plus grand nombre d'attaques aiguës.
- Atonie progressive et lente suivie de cachexie, sans qu'il y ait eu d'attaque antérieure aiguë typique.

CHAPITRE DEUXIÈME

ACCLIMATEMENT EN ALGÉRIE, COMPRENANT LES CONDITIONS DE L'HABITATION ET L'HYGIÈNE

Domaine de la malaria. — Le domaine de la malaria est presque illimité; son empire s'exerce sur les trois quarts de la surface du globe et s'étend dans chaque continent sur des milliers de provinces disséminées irrégulièrement du cercle polaire à l'équateur.

Parmi les cinq parties du monde, l'Afrique offre le plus grand nombre de ces provinces, où se cantonne la malaria. Il est même permis de supposer que ce continent réserve à la colonisation le moins de régions où ne se manifestera pas cette maladie, dont les causes originelles existent indépendamment de toute population, sans que l'on puisse nier l'influence pour le bien ou pour le mal exercée par celle-ci.

Constatons cependant que l'hémisphère austral, en Afrique comme ailleurs, jouit d'une immunité relative.

Causes originelles et étiologiques de la malaria. — La configuration géographique de la contrée, l'hydrographie, l'orographie, la nature et l'état du sol, l'étendue et la nature de la végétation sauvage ou cultivée ; le nombre, le choix et la position des plantations, le plus ou moins de canalisation et de drainage, la densité et l'état hygiénique de la population comprenant son état moral, la répartition de la chaleur durant l'année, la répartition de l'humidité, les écarts nycthéméraux de la température, l'état électrique et ozonométrique de l'air, l'état électrique et magnétique du sol, l'état électrique du corps humain, ainsi que les variations plus ou moins brusques de ces états, la pression de l'air, la nature, la force et la direction des vents, telles sont les données générales qui influent à des degrés divers sur le problème de la production, sur l'étendue et sur la gravité de la malaria.

En dehors de ces causes générales, signalons incidemment le traumatisme, et les affections nombreuses pouvant réveiller la maladie latente; causes occasionnelles qui, ainsi que les divers excès, et surtout les excès nerveux, influent directement sur les manifestations de la maladie, de même que les troubles dans le fonctionnement de la peau par excès ou par défaut, et le déséquilibre dans le fonctionnement des organes urinaires, en rapport avec le trouble des fonctions cutanées.

Limites du pouvoir de l'homme. — Chacune de ces conditions exerce une action distincte sur la maladie, quoique toutes puissent concourir à la produire. Le pouvoir de l'homme est limité. Il n'a d'influence que sur le degré de culture et sur la nature des produits du sol, et bien peu sur la géographie physique de la contrée. C'est dire que la malaria est destinée à ne jamais s'éteindre. Tout ce que l'homme peut espérer, c'est de limiter ses ravages et même de multiplier le nombre des régions où il pourra séjourner impunément.

Il est malheureusement prouvé que si l'activité humaine peut sensiblement améliorer la situation hygiénique dans laquelle s'exerce l'habitation dans un pays malarien (par la culture intelligente du sol, les plantations, le drainage, la canalisation), par contre cette activité n'est pas toujours exempte de danger, au moment où elle se déploie.

Les remuements de terre, dont on a peut-être exagéré l'importance, suffisamment grande cependant, ont contribué à accroître l'intensité de la maladie ainsi qu'à la répandre dans certaines localités.

Constatons cependant que la salubrité générale de l'Algérie n'était pas au commencement de l'occupation ce qu'elle est aujourd'hui. Les résultats obtenus sont encourageants, malgré les sacrifices qu'ils ont coûtés.

Action tellurique. — La malaria dépend d'une action tellurique qui est la cause originelle de la maladie ; et cette action comprend fréquemment celle du marécage ou de l'alluvion. Nous aurons l'occasion de revenir sur ce sujet.

Action exercée par la configuration géographique de la contrée et de la région. — La malaria se rattache encore à la configuration géographique de la contrée et de la région.

En Algérie, le département d'Alger est moins exposé à la malaria que ceux d'Oran et de Constantine, mais les foyers de la maladie y sont très nombreux.

Hydrographie. — Les rivières en Algérie sont plus rares, en réalité, que sur les cartes, les nombreux oued du bassin de la Méditerranée n'étant généralement que des ruisseaux souvent à sec, tandis que les ouadi, hamada et autres cours d'eau du bassin du Désert, ne sont la plupart du temps que des souvenirs et même des traditions. Autant l'eau est rare, autant les indigènes ont multiplié les synonymes, qui dans ce dernier bassin constituent plus qu'une exubérance de langage, plus même que des hyperboles. Cette multiplicité indique l'importance que les habitants attachent à cette première nécessité de leur existence dans ces régions, et c'est par ce côté que cette redondance est sérieuse et même touchante. Quant au bassin maritime, nous renvoyons pour ce qui se rapporte aux rivières de l'Algérie, à ce que nous en disons plus longuement en traitant des eaux potables.

Dans plusieurs localités, le nombre des malades et la gravité des cas ont certainement augmenté depuis la construction des barrages, que ce résultat imprévu soit attribuable à la stagnation de l'eau, ou, bien plutôt, à la variation de l'étiage, d'où résulte une zone dangereuse sur les bords des bassins ainsi artificiellement créés (1).

Nous ne pouvons parler par expérience des puits artésiens du Sud, qui engendrent ou rappellent la malaria dans les oasis, en même temps que la prospérité.

Orographie (influence de l'altitude). — La montagne est relativement épargnée, mais elle n'est pas à l'abri des manifestations de la maladie, ainsi que le prouve la Kabylie, où l'origine tellurique ne comprend pas l'action exercée par le marécage ou par l'alluvion.

Ni la montagne granitique, ni le steppe, ni le désert n'excluent la possibilité de la malaria dans certaines conditions du sol, de l'air et de la population : ces régions lui sont seulement bien moins favorables que le marécage ou que l'alluvion (2).

La bénignité et l'uniformité du type malarien dépendent grandement du froid et par conséquent de l'altitude, les circonstances de terrain exerçant comme toujours une action dominante (génésique).

(1) Nous ne mentionnerons que les barrages de la Réghaïa, du Hamitz, de Meurad, de Cherragas, plus ou moins voisins d'Alger. Lire l'article Hygiène rurale, *Bulletin médical de l'Algérie*, Dr Sézary, novembre 1889.

(2) Derrien. *Bull. de la Soc. de géogr.*, 1885, p. 302. — Lombard. *Traité de climatologie médicale*, 1877-80.

Dans l'air raréfié, les micro-organismes sont naturellement plus rares, ainsi que dans l'air froid, quoique les expériences de Pasteur aient prouvé qu'un grand nombre d'espèces résistent parfaitement aux plus basses températures (de même que les espèces qui vivent des exhalaisons et des déjections humaines seront toujours très rares, sinon absentes, dans les endroits élevés, froids et peu ou pas habités). Aucune altitude ne s'oppose, complètement, aux manifestations locales de la malaria, qui existe, et même sous ses formes pernicieuses, jusqu'à des hauteurs de mille mètres au-dessus du niveau de la mer, sur le plateau de Castille où se trouve Madrid, ainsi que dans la province de Badajoz, dans l'Auvergne et ailleurs ; et même jusqu'à des hauteurs de 2,000 mètres, comme à Erzeroum.

Sanatoria. — A cette partie de la question se rattache l'établissement d'un sanatorium, à créer utilement dans chacun des départements de l'Algérie. On choisirait un emplacement convenable, soit sur une montagne dont la constitution géologique serait étudiée et connue, et dont l'orientation serait appropriée, soit au bord de la mer.

Sur la montagne. — L'altitude au delà d'un certain point, non seulement ajouterait à la difficulté du transport des malades et à celle du ravitaillement des établissements ainsi créés, mais elle serait nuisible par elle-même. Un bon emplacement vaut mieux qu'un emplacement élevé. On ne saurait fixer à l'avance le degré d'altitude, qui dépendra de l'action tellurique et des influences météorologiques de la région. On ne choisirait jamais une altitude pouvant produire l'*anémie des montagnes*, l'air des grandes hauteurs n'étant pas restaurateur des forces au delà d'une altitude variable suivant le climat local.

Au bord de la mer. — Les sanatoria que l'on établirait au bord même de la mer rendraient de grands services, et seraient d'une installation plus facile. Il serait utile, en choisissant bien leur emplacement, d'en créer un pour chaque département algérien (1).

Les accès dans les formes aiguës périodiques peuvent disparaître sous l'influence du seul changement d'air procuré au malade qui abandonne la plaine, pour une hauteur convenable au-dessus du niveau de la mer, ou pour une localité salubre au bord de la mer.

Les malades qui désirent actuellement changer d'air, et qui en ont les moyens, n'ont d'autre ressource que de se rendre dans une des villes du littoral, que les habitants quittent l'été lorsqu'ils le peuvent. Tout est comparatif, et nous avons, durant les grandes chaleurs et depuis plusieurs années, recommandé à de nombreux malariens de descendre à Alger pour changer d'air. Quelques-uns même ont spontanément séjourné à cet effet à... l'hôpital.

Influences dues à la nature et à l'état de la culture, à l'étendue de la végétation sauvage. — L'insalubrité malarienne dépend de la stérilité du sol ou de l'état sauvage de la végétation, de même que la salubrité dépend de la nature et de l'étendue de la culture, du genre de l'exploitation adopté, de la quantité, du choix et de la position des plantations, ainsi que du drainage et de la canalisation.

Un sol stérile est toujours nuisible, les circonstances qui favorisent les manifestations de la malaria étant d'ailleurs les mêmes. La broussaille, le maquis, sans parler de la jungle, sont des repaires de la maladie. L'abandon de certaines régions, le dépeuplement résultant d'une famine et le retour de la végétation à l'état sauvage à la suite d'une

(1) Le professeur Roster a récemment publié, dans le numéro de juin de la *Rivista internazionale d'Igiene*, les résultats intéressants de ses analyses faites sur l'air relativement salubre des rivages méditerranéens, de l'île d'Elbe, etc.

guerre ou d'une razzia, ont toujours été suivis du développement, de l'augmentation ou de la recrudescence de la malaria, ainsi que d'autres maladies épidémiques d'ailleurs. Dans ces circonstances, il convient également de tenir compte des influences morales créant la réceptivité, sans oublier les conditions hygiéniques.

En Algérie, l'étendue de la culture influe encore plus que sa nature sur la malaria. La nature de la récolte y est comparativement peu importante, semble-t-il. La substitution d'une végétation cultivée à la végétation sauvage, tel est le point capital.

Plantations. — Les plantations devront être faites non seulement sur les versants rapides, les berges, les cours d'eau sujets à déborder ou à changer de lit, les endroits exposés aux éboulements, mais surtout, au point de vue hygiénique immédiat, sur la limite des villages du côté où ceux-ci reçoivent les vents nuisibles à la santé et à la végétation, vent soufflant d'une région malarienne voisine, vent du Nord-Ouest et Siroco.

Parmi les arbres fréquemment considérés comme étant les plus utiles en pays malarien, nous ne mentionnerons que l'eucalyptus et le maouli qui fournit une essence analogue à l'essence de cajeput. De ces deux espèces végétales, l'eucalyptus seul a été implanté en Algérie, et naturalisé assez facilement (quoique l'on ne modifie pas le tempérament d'un *arbre*, si nous pouvons nous exprimer ainsi, comme on peut à la rigueur modifier celui d'un *animal;* le végétal transporté ou implanté ne croît et ne se multiplie que lorsqu'il trouve des conditions aérotelluriques pareilles ou à peu près pareilles à celles de son pays d'origine).

L'eucalyptus est une essence qui, au point de vue des profits et des avantages d'assainissement que procure sa plantation, comme au point de vue de son utilité prophylactique et de ses usages thérapeutiques, a ses admirateurs et ses détracteurs (1). Quoi qu'il en soit, on doit reconnaître à cet arbre les avantages pratiques suivants : l'*eucalyptus globulus*, le premier introduit en Algérie, dessèche rapidement les terrains marécageux par la quantité considérable d'eau qu'aspirent ses nombreuses et puissantes racines, qui soulèvent et percent les bancs de terre glaise formant cuvette et laissent écouler l'eau souterraine ; les feuilles rendant constamment par évaporation l'humidité que les racines ont puisée dans le sol. La croissance de ce végétal est des plus rapides, puisque, dans des circonstances favorables, elle peut atteindre six mètres en deux ans. Il résiste merveilleusement à la sécheresse et il sécrète une essence qui, en s'oxydant à l'air, fournit de l'ozone.

Les eucalyptus n'ont cependant pas assaini les oasis où on les a plantés, pas plus qu'ils n'ont rendu salubre la campagne romaine où l'on avait fondé les plus grandes espérances sur leur vertu providentielle. « La malaria s'est limitée précisément, en 1882, à la seule localité que tout le monde croyait déjà assainie par les eucalyptus et par les cultures intensives savamment pratiquées (2), (3) ».

« Le but d'un assainissement définitif est, dit Tommasi Crudeli, de modifier les conditions physiques et la composition chimique du sol producteur de la malaria, de

(1) E.-L. Bertherand. *L'eucalyptus*, 1876.

Charles Naudin. *Mémoire sur les eucalyptus introduits dans la région méditerranéenne*, 1883.

Charles Joly. *Note sur les eucalyptus géants de l'Australie*, 1885.

Génie civil, 1883, t. III, p. 439 ; 1886, t. IX, p. 357 et 373 ; 1884, t. IV, p. 298, cité dans les campements, chantiers et terrassements en pays paludéen. Ad. Nicolas.

(2) De Pietra Santa. Assainissement de la campagne romaine, *Journal d'hygiène*, 1881-83.

(3) *Génie civil*, mai 1883.

manière à le rendre incapable d'en produire. Si tous les terrains malariaques avaient une composition chimique et une assiette topographique uniforme, nous pourrions être sûrs, presque sûrs (?), de pouvoir les assainir en leur appliquant le système de culture avec lequel on a déjà réussi à assainir quelques-uns d'entre eux. Mais malheureusement, la malaria peut se produire dans les terrains les plus divers; de sorte que des systèmes d'assainissement qui ont réussi parfaitement dans quelques endroits malariaques n'ont aucune efficacité dans d'autres. Cela est déjà prouvé pour les plantations d'eucalyptus. M. Liversidge, professeur à l'Université de Sydney, en Australie, avait depuis longtemps fait remarquer que la production de la malaria était très abondante dans quelques-unes des forêts d'*eucalyptus* de son pays. Dernièrement, une enquête faite en Algérie paraît avoir démontré ce fait d'une manière très évidente. On a dû noter aussi que, même en Algérie, où le climat est beaucoup plus favorable qu'en Italie à la vie des eucalyptus, ces plantes sont extrêmement capricieuses, comme du reste le sont beaucoup d'autres plantes originaires de l'hémisphère austral qui ont été importées dans notre hémisphère (1). »

La question n'est pas encore sortie de la phase expérimentale, dit le Dr Ad. Nicolas.

« On doit dire la même chose à propos des effets des cultures intensives... Même dans l'antiquité, ces cultures n'arrivèrent jamais à assainir certains territoires, comme par exemple, ceux de Sélinonte, d'Agrigente et de Sibari. La même incertitude dans les résultats obtenus par la culture intensive se retrouve dans quelques assainissements

(1) Tommasi Crudeli. *La malaria de Rome et l'ancien drainage des collines romaines*. Lecrosnier, 1881.

entrepris en Europe et en Amérique dans les temps modernes. Nous ne possédons, en effet, aucune notion positive pour nous guider sûrement dans le choix de la culture la plus propre à modifier les conditions physiques et chimiques d'un terrain malariaque donné, de manière à le rendre stérile par rapport à la malaria.

« Jusqu'ici nous procédons à tâtons; de sorte que nous parvenons quelquefois à des résultats utiles, d'autres fois à des résultats nuls; et même on a réussi quelquefois à rendre plus infect le terrain qu'on voulait assainir moyennant la nouvelle culture. Nous serons toujours exposés à des surprises pénibles, comme celle dont la propriété des Trois-Fontaines nous a donné l'exemple en 1882, tant qu'une longue série de recherches scientifiques et d'essais pratiques ne nous aura pas fourni des solutions sûres pour chaque cas spécial, c'est-à-dire pour chaque espèce distincte de terrains à malaria. En attendant, il faut insister dans la recherche des moyens qui peuvent augmenter la résistance organique de l'homme contre les agressions de ce ferment morbigène (1). »

Influences climatériques. — Au point de vue des conditions climatériques générales, l'année algérienne ne reconnaît que deux saisons : la saison chaude et la saison des pluies. Par contre, au point de vue régional, on remarque en Algérie une grande variété de climats différant fréquemment entre les localités les plus voisines, en raison des conditions d'exposition, d'altitude, de voisinage des montagnes ou de situation par rapport à celles-ci, en raison aussi de la proximité immédiate ou relative de la mer, des rivières, des meridj, des chott, des vallées basses, des plaines d'alluvion, des hauts plateaux et des hautes vallées.

(1) Tommasi Crudeli. *Génie civil*, 1883, t. III, p. 312 et *aliis*, cité par le Dr Ad. Nicolas.

Les climats factices abondent, et ici, plus peut-être que partout ailleurs, les mêmes communes, les mêmes villes, offrent des conditions différentes d'habitation.

La première des saisons est chaude et sèche, c'est l'été algérien, dont la durée est de trois mois, de juillet à octobre.

La seconde saison, celle des pluies, se divise en deux parties, moins nettement tranchées que ne le sont les saisons entre elles, ces parties étant d'inégale durée et marquées par la prédominance de certains états atmosphériques, et, par conséquent, de certaines maladies.

Elle offre des mois tempérés humides au nombre de cinq, d'octobre à mars, et des mois tempérés secs au nombre de quatre, de mars à juillet. Ces neuf mois correspondent à l'hiver et au printemps d'Europe.

La transition d'une saison à l'autre est souvent brusque. La chaleur, due au rayonnement d'un soleil peu incliné sur l'horizon, se fait sentir dès que les nuages cessent d'interposer leur écran protecteur, et les premières pluies ramènent subitement une fraîcheur comparative qui n'est pas sans danger (1).

Pluies. — Les pluies commencent vers l'équinoxe d'automne au moment où le courant d'air polaire du Nord-Ouest chasse sur l'Algérie les vapeurs de l'Océan, les condense et les convertit en eau, ou même, à mesure que l'air se refroidit, en grêle ou en neige.

D'après les tableaux de M. Don, ingénieur en chef des ponts et chaussées, résumant des observations prises pen-

(1) Les circonstances climatériques défavorables à la malaria sont : un climat constant, une température peu élevée et à oscillations faibles. Ces circonstances se trouvent réunies à la Nouvelle-Zélande, *pays marécageux cependant* et sujet à des inondations périodiques, mais où il n'y a presque pas de malaria, d'après Lombard.

dant sept années consécutives, le nombre moyen des jours pluvieux en Algérie serait supérieur à celui des nuits, 53.26 contre 45.29; et cependant il pleut plus abondamment la nuit que le jour. Il y a quarante ans, il tombait en Algérie près de 1 mètre d'eau par année en moyenne, les grandes pluies commençant en novembre. La quantité de pluie augmentait progressivement depuis le mois de septembre, 29.307, jusqu'au mois de décembre qui était et qui est resté le mois le plus pluvieux, 169.678, tandis que janvier occupait sous ce rapport la seconde place, 128.743. La pluie diminuait, et elle diminue toujours, à partir de ce mois jusqu'au mois de juillet, où les quelques rares gouttes qui tombent ne figurent plus que pour mémoire au tableau (1).

Il pleut autant si ce n'est plus dans les montagnes que dans les plaines; une grande partie de cette eau est perdue, se rendant à la mer sans aucun profit pour la végétation ni pour les besoins de la population; une autre partie « filtre à travers les terrains de transport, y glisse sur la couche imperméable et aboutit au plus bas des plaines pour y former des marais ». De ceux-ci provient l'action paludéenne qui est une des variétés de l'action tellurique, la cause *originelle* de la malaria. Les marais constituent même manifestement la source principale, la cause, pour

(1) A. Hardy, directeur de la pépinière centrale du Gouvernement. Note climatologique, dans le *Recueil d'agriculture et d'hygiène*, à l'usage des colons de l'Algérie, publié par ordre du ministre de la guerre. Alger, imprimerie du Gouvernement, 1851.

Cependant les conditions climatériques générales ont notablement changé depuis l'établissement de ces chiffres; ce changement est en partie attribuable à la culture et non aux plantations, les arbres n'étant pas plus nombreux en Algérie qu'ils ne l'étaient à l'époque où ces chiffres furent publiés. Il convient également de tenir compte *des conditions cosmiques* relevant de l'astronomie, conditions qui ont notablement modifié, depuis plus d'un quart de siècle, les climats de *toutes les parties du monde.*

ainsi dire unique de la maladie dans ces circonstances locales.

Il pleut davantage dans le Tell que dans l'intérieur à une certaine distance du bord de la mer; autant, et plus même, sur le versant des collines et des montagnes orientées au Nord-Ouest que dans la partie basse du bassin méditerranéen; peu dans le bassin saharien. Il pleut plus au Maroc qu'en Algérie; plus en Algérie qu'en Tunisie et que dans la Tripolitaine; et plus dans ces pays qu'en Égypte et au Désert, où il ne tombe plus d'eau. « La raison n'en est pas seulement de ce que les nuages du Nord-Ouest, en se déchargeant, fournissent moins d'eau, mais aussi de ce que les vents qui les soutiennent, s'échauffant à mesure qu'ils avancent, deviennent de plus en plus secs et s'éloignent ainsi du point de saturation (1). »

La sécheresse commence au mois de mai, ou, plus rarement, au mois de juin, et elle se continue jusqu'au mois de septembre et quelquefois octobre, parce que : « la petite quantité d'eau tombée alors passe inaperçue, étant aussitôt évaporée (2) ».

En Algérie, la plus grande quantité d'eau tombe durant les mois les plus froids de l'année et cette eau profite peu à la végétation. « Un ciel ardent, un vent violent, continu, très sec pendant l'hiver, un vent chaud qui émane du Désert pendant l'été, un sol dénudé et battu, sont des causes énergiques d'évaporation. Tout porte à croire *qu'elle approche beaucoup de la quantité d'eau tombée* (3). »

(1) *Recueil de traités d'agriculture et d'hygiène*, à l'usage des colons de l'Algérie, publié par ordre du ministre de la guerre. Alger, imprimerie du Gouvernement, 1851, cité ci-dessus.

(2) (3) Moyennes établies par M. Don, ingénieur en chef des ponts et chaussées.

Rosées. — « Tant que la terre conserve une certaine dose d'humidité, les rosées sont abondantes en Algérie, mais quand le vent d'abord et le soleil ensuite l'ont desséchée profondément, ce qui arrive vers la mi-juin, les rosées ne sont plus sensibles que sur le bord des cours d'eau, des marais, dans les terrains arrosés; cet état se continue jusque vers la fin de septembre. »

Brouillards. — « Fréquemment il se forme des brouillards le matin au centre des plaines qui, malgré la sécheresse environnante, conservent encore de l'humidité, parce que ces niveaux inférieurs servent de récipient; il s'en forme aussi quelquefois sur le bord de la mer. Les brouillards durent peu d'ordinaire, le soleil de midi les fait disparaître, mais dans la Mitidja, ils se renouvellent presque chaque matin (1). »

Influence indirecte exercée par les pluies et les brouillards. Influence nulle des rosées. — Les pluies et les brouillards exercent une influence indirecte sur la malaria, surtout les premières pluies, les brouillards qui succèdent à une chaleur intense. Rappelons incidemment qu'un air transparent peut contenir autant d'humidité qu'un air brumeux (humidité latente). On reconnaît de plus que la maladie est influencée moins par la quantité d'eau tombée que par le manque d'écoulement de cette eau. Quant aux brouillards, leur influence serait exagérée, et plutôt indirecte, si l'on considère les expériences de Minzi faites avec l'eau provenant de la condensation des brouillards de la campagne romaine.

Les rosées ne paraissent pas exercer une influence directe sur la malaria, puisqu'elles cessent de se produire,

(1) A. Hardy, directeur de la pépinière centrale du Gouvernement. Note climatologique, dans le *Recueil des traités d'hygiène*, déjà cité.

excepté dans quelques rares endroits, avant le moment ou l'endémo-épidémie commence à faire de nombreuses victimes.

Influence de la chaleur sèche et humide et des écarts thermiques entre le jour et la nuit. — Il semble démontré que si la chaleur humide, débilitante, exerce une influence indirecte sur la malaria, principalement en lui créant des complications gastro-intestinales (1), il n'en est pas de même de la chaleur sèche, même intense, ni de la lumière vive, ni des grands écarts nycthéméraux (2) constatés au thermomètre dans les régions sablonneuses du Sud, où ces oscillations se produisent dans un air calme et sec (3).

D'autre part, la température élevée de l'air humide paraît influer davantage encore sur la gravité que sur la fréquence de la malaria; une atmosphère constamment humide et fraîche exerçant plutôt une action favorable, toutes autres circonstances égales d'ailleurs.

Partout et toujours en Algérie (et cette année exceptionnelle confirme la règle), l'insalubrité malarienne est surtout prononcée pendant l'été, et elle se prolonge jusque après la chute des premières grandes pluies automnales; c'est la saison qui correspond aux mois de juillet à octobre, où le climat est chaud et sec (4).

(1) La chaleur humide diminue l'énergie réactionnelle et l'excitabilité de l'innervation vasomotrice.

(2) Des écarts nycthéméraux thermiques coïncidant avec des écarts nycthéméraux hygrométriques sont une des causes principales de la dysenterie, et par conséquent une cause indirecte de la malaria.

(3) Ces conditions météorologiques s'allient à une plus grande tonicité du système musculaire chez les nomades du Désert.

(4) Léon Colin voit dans ce fait, qui se reproduit dans les environs de Rome, une preuve de l'origine tellurique prédominante de la malaria, dégagée de toute action due à une source paludéenne; la statistique estivo-automnale de la partie de l'Italie qui constituait l'ancien État pontifical offre le même caractère que celle de l'Algérie. *Dictionnaire encyclopédique des sciences médicales,* articles Rome, 1877; Saisons, 1878; Morbidité militaire, 1875; Dysenterie, 1885; Miasmes, 1873.

Si à cette époque de l'année le marécage existait en Algérie, autrement qu'à titre d'exception locale, ainsi qu'il existe dans quelques endroits *plus tard*, les conditions de santé seraient sans doute encore plus défavorables, le marécage exerçant sur la malaria l'influence la plus puissante parmi les actions telluriques, originelles. Disons que les mois d'août et septembre constituent la période malarienne la plus dangereuse (1). C'est l'époque où l'organisme est le plus débilité, où la résistance vitale à toute cause de maladie est le plus affaiblie; c'est le moment des chaleurs lourdes et orageuses, du Siroco ardent, des fermentations putrides les plus actives, des grands écarts nycthéméraux du chaud au comparativement frais, du sec au comparativement humide, des imprudences les plus fréquentes dans le régime et dans le vêtement, des états gastriques et bilieux, des entérites, des diarrhées; et c'est durant ces mois surtout que se produit la dysenterie climatérique.

Ainsi la saison la plus chaude d'abord, et ensuite le commencement de la saison des pluies sont les époques de l'année les plus à craindre; la fin de la saison des pluies, qui correspond au printemps d'Europe, étant le moment où les influences qui produisent la malaria sont le moins appréciables. (Voir le tableau de la page suivante.)

« Le tableau ci-après donne à un demi-dixième de degré près les moyennes par quinzaine des hauteurs thermométriques maximum et minimum observées au bureau central météorologique d'Alger-Ville (altitude $38^{mm},5$ audessus de la mer), pendant la période quinquennale 1885-1889. Pour la période quinquennale antérieure 1880-1884,

(1) Les micro-organismes atmosphériques sont plus abondants au mois de juillet, d'août, d'après les analyses du professeur Roster; « Abstracts of sanitary reports », july 25, 1890.

Tableau synoptique de la température d'Alger, de Nice et de Paris, relevée pendant la dernière période décennale 1880-1889, par le bureau central météorologique, sous la direction de M. Thévenet.

MOIS	TEMPÉRATURE														
	ALGER-VILLE					NICE					PARIS				
	Maximum	Différence	Minimum	Différence	Ecart diurne	Maximum	Différence	Minimum	Différence	Ecart diurne	Maximum	Différence	Minimum	Différence	Ecart diurne
31 Décembre...	17°2		9°6		7°6	11°3		4°2		7°1	5°8		1°0		4°8
		1°3		1°1			0°9		1°1			1°4		1°4	
15 Janvier.....	15.9		8.5		7.4	10.4		3.1		7.3	4.4		0.4		4.8
		0.4		0.6			0.1		0.3			0.7		1.6	
31 —	16.3		9.1		7.2	10.3		2.7		7.6	3.7		2.0		5.7
		0.2		0.0			1.0		1.0			3.5		2.6	
14 Février......	16.5		9.1		7.4	11.3		3.9		7.4	7.2		0.6		6.6
		0.5		0.6			0.6		0.6			0.4		0.7	
28 —	17.0		9.7		7.3	11.9		4.3		7.6	7.6		1.3		6.3
		1.4		1.5			1.3		0.7			2.6		0.0	
15 Mars........	18.4		11.2		7.2	13.2		5.2		8.0	10.2		1.3		8.9
		0.4		0.3			0.9		0.7			1.6		0.5	
31 —	18.8		11.5		7.3	14.1		5.8		8.3	11.8		1.8		10.7
		0.6		0.3			1.4		1.2			2.0		2.1	
15 Avril.......	19.4		11.8		7.6	15.5		7.0		8.5	13.8		3.9		9.9
		0.9		1.1			1.4		1.4			2.1		1.3	
30 —	20 3		12.9		7.4	16.9		8.4		8.5	15.9		5.2		10.0
		2.1		1.6			2.0		2.1			2.5		1.2	
15 Mai.........	22.4		14.5		7.9	18.9		10.5		8.4	18.4		6.4		12.0
		2.0		1.6			1.9		2.0			2.4		2.6	
31 —	24.4		16.1		8.3	20.8		12.6		8.2	20.8		9.0		11.8
		0.2		0.3			2.1		1.5			1.1		1.9	
15 Juin........	24.6		16.4		8.2	22.9		14.1		8.8	21.9		10.9		11.0
		1.4		1.7			1.6		1.3			1.0		0.4	
30 —	26.0		18.1		7.9	24.5		15.3		9.2	22.9		11.3		11.6
		2.7		2.6			2.1		2.0			2.2		1.4	
15 Juillet......	28.7		20.7		8.0	26.6		17.3		9.3	25.1		12.7		12.4
		0.9		0.3			1.3		0.6			0.9		0.0	
31 —	29.6		21.0		8.6	27.9		17.9		10.0	24.2		12.7		11.5
		0.3		0.3			0.2		0.4			0.5		0.3	
15 Août........	29.9		21.3		8.6	27.7		17.5		10.2	24.7		12.4		12.3
		0.2		0.3			1.2		0.8			1.7		0.4	
31 —	29.7		21.6		8.1	26.5		16.7		9.8	23.0		12.0		11.0
		1.2		0.4			1.7		1.1			1.3		0.9	
15 Septembre..	28.5		21.2		7.3	24.8		15.6		9.2	21.7		11.1		10.6
		1.8		1.7			2.1		1.7			2.2		2.0	
30 — ..	26.7		19.5		7.2	22.7		13.9		8.8	19.5		9.1		10.4
		2.1		2.5			3.3		3.4			4.6		2.6	
15 Octobre.....	24.6		17.0		7.6	19.4		10.6		8.8	14.9		6.5		8.4
		1.4		1.6			2.0		1.0			1.9		1.8	
31 —	23.2		15.4		7.8	17.4		9.5		7.9	13 0		4.7		8.3
		1.6		1.7			1.6		1.3			2.1		0.5	
15 Novembre...	21.6		13.7		7.9	15.8		8.2		7.6	10.9		4.2		6.7
		1.5		1.4			2.3		2.2			2.0		1.0	
30 — ...	20.1		12.3		7.8	13.5		6.0		7.5	8.9		3.2		5.7
		2.6		2.1			1.7		1.7			2.6		1.9	
15 Décembre...	17.5		10.2		7.3	11.8		4.3		7.5	6.3		1.3		5.0
		0.3		0.6			0.5		0.1			0.5		0.3	
31 — ...	17.2		9.6		7.6	11.3		4.2		7.1	5.8		1.0		4.8
MOYENNES....	22°4		14°7		7°7	18°2		9°8		8°4	14°9		5°8		9°1

on a eu recours aux observations faites à l'hôpital du Dey, en leur faisant subir la correction voulue pour en ramener les chiffres à ceux de la première station fondée seulement en 1885.

« Dans les colonnes intitulées *différences*, ont été placées les variations éprouvées d'une quinzaine à la quinzaine suivante par la température diurne moyenne, dont on peut suivre ainsi plus facilement la marche. Une autre colonne donne *l'écart diurne moyen* entre le maximum et le minimum de la quinzaine ».....

« Au lieu de la température *moyenne* de chaque jour, on a considéré dans cette étude la température maximum de la journée. A cela deux raisons : d'abord, le bulletin météorologique d'Alger ne donnant pas cette température moyenne, il eut fallu la calculer avec plus ou moins d'exactitude à l'aide des formules empiriques ordinaires ; mais ces formules établies pour Paris sont-elles applicables à Alger ? La seconde raison c'est qu'au point de vue hygiénique, et thérapeutique surtout, il vaut peut-être mieux connaître les deux températures extrêmes de chaque jour qu'une simple moyenne de la journée, qui souvent ne dit pas grand'chose à l'œil du médecin et ne lui indique en rien entre quelles limites l'élément observé a varié pendant la durée de l'observation (1). »

Influence exercée par l'état électrique de l'air, du sol et et du corps. — De même que l'année algérienne se divise en deux saisons au point de vue des conditions climatériques générales, de même au point de vue spécial de l'état électrique et ozonométrique de l'air, se divise-t-elle en deux parties (voir le tableau plus loin). Cette division se rapporte

(1) Étude sur le climat de la ville d'Alger, comparaison sommaire de ce climat à ceux de Nice et de Paris ; M. A. Homery, professeur de mathématiques au collège Sainte-Barbe. *Bulletin médical de l'Algérie*, mai 1890.

moins à la quantité même de l'électricité et de l'ozone accumulés dans l'atmosphère qu'aux variations brusques de cet état électrique et ozonométrique (1). L'inégale répartition de l'électricité atmosphérique, les changements subits survenus dans sa tension, dans celle de l'électricité du sol, et par conséquent dans celle du corps, jouent un rôle, encore inconnu, dans l'étiologie de la malaria, et cette influence est surtout marquée par les temps orageux, énervants. L'état électrique exagéré constant de l'air sec et chaud n'a pas la nocuité manifestée par la répartition momentanément inégale du fluide électrique.

L'électricité positive accumulée dans le corps humain, ainsi que celle de l'atmosphère, est en raison directe de la chaleur et de l'altitude.

Vers la fin de l'été, l'état électrique ne se manifeste plus lorsque le sol devient humide ou lorsqu'il tombe la plus petite pluie; « au contraire, il reparaît dans les pluies d'orage, où la terre, qui est d'habitude à l'état neutre, paraît de nouveau chargée d'électricité positive (2). »

(1) *Étude sur le climat de la ville d'Alger*, par M. A. Homery.

(2) L'état électrique de l'air est très accusé au Sahara où l'électricité correspondante du corps se révèle par des effets tangibles : « Au désert africain, au Sahara, comme au Kalahari, les poils de l'homme et des animaux se redressent et crépitent sous la brosse ou sous l'étrille dans certaines journées de grande chaleur sèche, et même pendant certaines nuits chaudes, où les étincelles deviennent visibles dans ces décharges entre les poils voisins, dont les extrémités, lorsqu'ils sont au repos, apparaissent surmontées d'aigrettes ou de gerbes lumineuses. Cet état électrique exagéré s'accompagne d'une tonicité plus grande du système musculaire. » (Une page de climatologie intertropicale; les climats entre le 8e et le 12e degré de latitude Nord. Rapport à la Société de médecine pratique de Paris, 1887; dans le *Journal de médecine de Paris*, 1887, Ad. Nicolas.) Nous avons constaté en partie le même phénomène dans quelques régions des États-Unis de l'Amérique du Nord, le phénomène étant lié à l'état de sécheresse de l'atmosphère et non pas à son état de calorique exagéré, les crépitements entre poils voisins, entre cheveux, se produisant accompagnés d'étincelles dans un air sec et très froid. Ici, la tonicité musculaire est encore plus marquée que lorsque l'air est chaud.

Les variations de l'électricité atmosphérique, ces ruptures brusques de l'équilibre électrique du corps expliquent l'irritabilité, le malaise, éprouvés par les temps de perturbation atmosphérique ; cette sensation qui peut être portée jusqu'à l'angoisse est surtout subie par les nervosiques, ou plutôt par les névropathes. Le retour à l'équilibre électrique de l'air et du sol, à la reconstitution du *fluide vital*, se traduit par une sensation de soulagement, ou par un état de bien-être, suivant les circonstances et les individus (1).

Influence exercée par la nature, la direction et la force des vents. — Si au point de vue calorimétrique et hygrométrique, l'année algérienne se divise naturellement en deux saisons d'une inégale durée, la saison chaude et sèche et la saison tempérée des pluies, celle-ci se subdivisant en tempérée humide et en tempérée relativement sèche, si l'année se divise également en deux périodes inégales au point de vue de l'état ozonométrique et de l'état électrique de l'air, il en est encore de même au point de vue de la nature, de la force et de la direction des vents dominants, ainsi que des perturbations atmosphériques variables qui leur sont dues.

En été l'équilibre s'établit entre les courants atmosphériques et l'air est généralement calme en Algérie, le soleil chauffant en ce moment les régions boréales en même temps que les régions tempérées et tropicales. L'air brûlant du Désert s'élève et il est lentement remplacé par un air moins chaud venant des contrées voisines. A cette époque de l'année, le courant saharien, qui règne toujours dans les régions supérieures de l'espace, s'abaisse quelquefois ; le Siroco des Espagnols et des Italiens, le Simoun des

(1) Voir ci-après la citation de Léon Colin, extraite de l'ouvrage du Dr Ad. Nicolas, puisée par cet auteur dans les *Annales d'hygiène* de 1872.

Arabes souffle du Sud-Est par bouffées embrasées et violentes, obscurcissant le ciel par les sables qu'il charrie, communiquant à l'atmosphère une teinte d'incendie, flétrissant momentanément ou pour toujours la végétation sur son passage et impressionnant péniblement la plupart des animaux. Mais ces périodes de perturbation atmosphérique passées, le calme, qui est un des caractères distinctifs de la saison chaude en Algérie, se rétablit (1).

Dans le Tell, la brise de mer s'élève à peu près régulièrement à partir de neuf ou dix heures du matin et elle dure jusqu'à quatre ou cinq heures du soir. Pendant les autres heures de la journée l'air est généralement calme, et d'autant plus calme que l'on se rapproche davantage du rivage de la mer. Dans l'intérieur les vallées privilégiées quant à leur orientation, les hauteurs subissent seules cette influence bienfaisante. Ailleurs également la nature du vent dépend de la topographie de la région, et des brises chaudes se font souvent sentir conjointement avec la brise de mer affaiblie. Les vents contraires de nature, de température et de direction se rencontrent dans des plans contenant des angles plus ou moins aigus, et l'on éprouve la bizarre sensation du comparativement frais et du chaud tout à la fois.

Pendant la première partie de la saison des pluies, octobre à mars, les vents du Nord-Ouest dominent. Plus tard les variations sont plus fréquentes et tantôt c'est le vent du Nord, le hâle sec et stérilisant, ou bien le vent d'Est, et quelquefois le vent d'Ouest, qui soufflent, avec prédominance cependant des vents du Nord-Ouest. Le hâle et le vent du Nord-Ouest ont une action fâcheuse sur la végétation. Les essences d'une belle venue ne se rencontrent guère que sur le revers des collines et des

(1) *Recueil des traités d'agriculture et d'hygiène*, déjà cité.

montagnes regardant l'Est et le Sud, ou protégées par des hauteurs, des dépressions de terrain, contre l'action des vents du Nord-Ouest et du Nord; ou bien encore situées dans les plaines où l'humidité profonde et persistante du sol active la végétation. Dans les montagnes, les pentes et les ravins orientés à l'Est et au Sud ne sont pas toujours garantis contre les vents du Nord-Ouest et du Nord; ces derniers étant arrêtés et détournés par d'autres obstacles de même nature, et, parfois renvoyés sur eux-mêmes (1).

Pendant la seconde partie de la saison des pluies, mars à juillet, les variations dans la direction du vent sont plus fréquentes vers l'équinoxe du printemps et au mois d'avril. Au mois de mai les conditions thermiques opposées d'où naissent les puissants courants atmosphériques du Sud-Est et du Nord-Ouest sont généralement assez modifiées pour que la violence du vent, ainsi que les perturbations atmosphériques intercurrentes le cèdent progressivement à l'équilibre qui est, avons-nous vu, un des caractères dominants de la saison chaude en Algérie.

Vers l'équinoxe d'automne l'air des régions boréales se refroidit en raison directe de l'obliquité des rayons du soleil; alors se forme le courant dense du pôle dont la colonne vient combler avec violence les espaces abandonnés par l'air dilaté du Désert. Deux forts courants opposés s'établissent dès lors, le supérieur se dirigeant du centre du désert libyque vers le Nord-Est de l'Amérique en s'abaissant à mesure qu'il se refroidit, et l'inférieur constituant le vent du Nord-Ouest qui balaye l'Algérie dans toute sa longueur, chargé de la fraîcheur de l'Océan (2) (3) (4).

(1) *Note climatologique sur l'Algérie*, déjà citée.
(2) Maury, U. S. N. *The physical geography of the sea.*
(3) Mohn. *Des phénomènes de l'atmosphère.*
(4) A. Hardy. *Note climatologique sur l'Algérie*, déjà citée.

On comprend que ces courants dominants, ces variations brusques, la sécheresse générale des vents en Algérie exercent une influence directe sur la santé, en dehors des conditions régionales et locales qui communiquent encore et surtout aux vents leurs propriétés spéciales et les modifient pour le bien ou pour le mal (1).

Sur les hauts plateaux de l'Algérie, à une altitude de 1,200 à 1,300 mètres, les vents pulvérulents du steppe « exercent sur le climat, sur la nature du sol et sur l'économie animale une influence pernicieuse (2) ».

Les vents violents sont nécessaires pour brasser l'air, pour disséminer les causes d'infection, les atténuer ou les faire disparaître dans l'ensemble de l'atmosphère.

Les vents qui passent sur des étendues de terrains incultes, bas ou plats, surtout ceux qui passent sur des terrans marécageux, ou assimilables au marécage par le manque d'écoulement d'une eau ou par le manque d'évaporation complète d'une humidité cachée, sont naturellement malfaisants. Il existe de nombreuses localités où l'insalubrité plus ou moins intermittente dépend surtout de la direction d'où souffle le vent.

Les vents qui passent sur les endroits où fermentent des détritus, sur les terres vierges récemment défrichées, sur beaucoup de terrains de constitutions différentes où se sont opérés de grands remuements, surtout si ceux-ci coïncident avec de fortes chaleurs, assainissent ces foyers morbides tout en transportant plus loin l'infection.

Dans les tableaux graphiques ci-après, où les courbes de la température maxima et de la température minima sont

(1) Les propriétés des vents proviennent toutes des régions sur lesquelles ils ont passé, dit Borius; c'est là *une vérité*.

(2) Derrien. La région algérienne traversée par le méridien de Paris, *Bulletin de la Société de géographie*, 1885, p. 302, cité par le Dr Nicolas.

données en même temps que la hauteur barométrique, le même regard embrasse également l'ozonomètrie, l'hygrométrie matutinale et vespérale, la pluviométrie ainsi que le régime des vents.

Il n'est pas nécessaire de donner des explications détaillées en présence de tableaux semblables et nous préférons en féliciter les auteurs. Nous notons de suite l'écartement à peu près régulier entre les lignes qui se

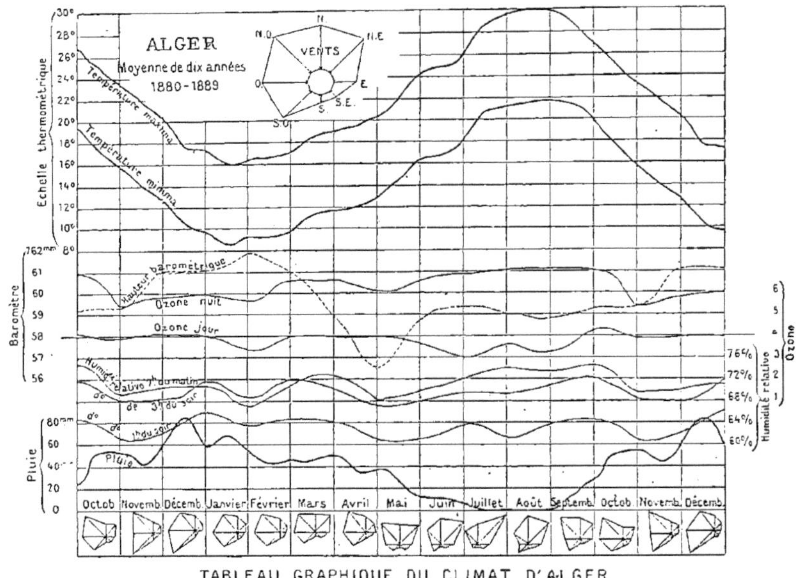

TABLEAU GRAPHIQUE DU CLIMAT D'ALGER

(d'après celui du Bureau central météorologique d'Alger, publié dans le Bulletin médical de l'Algérie (Mai 1890)

rapportent aux conditions météorologiques, en remarquant l'exception qui se produit (ainsi d'ailleurs que l'a signalé M. A. Homery dans l'article intéressant auquel nous faisons cet emprunt) du 15 juillet au 31 août « où la courbe des minima s'élève moins rapidement que l'autre, de sorte que l'écart diurne augmente légèrement... La régularité dans la valeur de l'écart diurne est, du reste, caractéristique des climats maritimes ». Or c'est précisément durant ces six semaines que se produisent les cas les plus nombreux et les plus graves de l'infection aëro-tellurique protéiforme.

L'ensemble de ces tableaux prouve, ainsi que le remarque encore leur auteur, que le climat *de la ville d'Alger* « doit être rangé sans conteste dans la catégorie des climats tempérés ».

Irrégularités dans les manifestations locales de la malaria

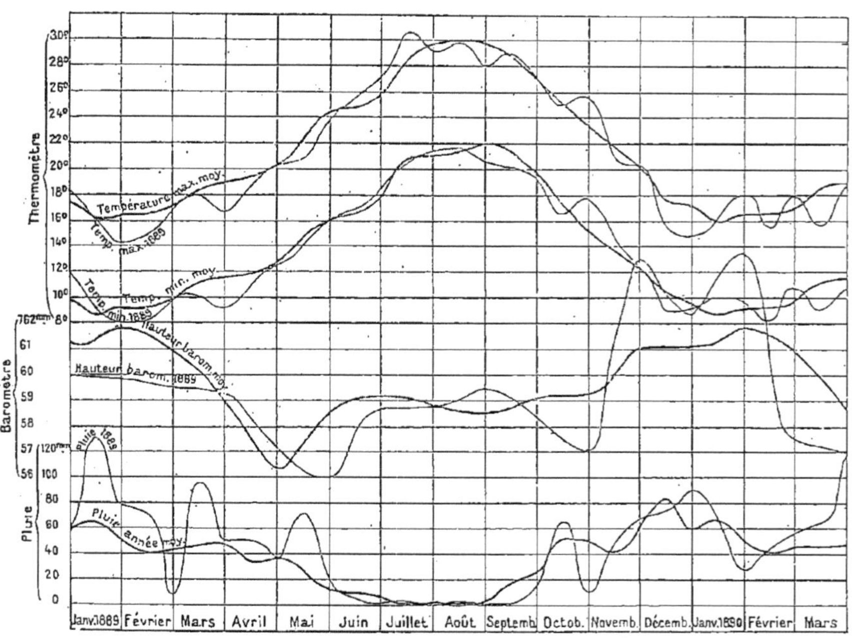

COMPARAISON DE L'ANNÉE 1889 ET DU 1ER TRIMESTRE 1890 À L'ANNÉE MOYENNE.
Publiée dans le Bulletin médical de l'Algérie (1er Juillet 1890)

suivant les années. — S'il existe des régions encore inhabitées qui peuvent être considérées comme des sources originelles de la malaria, devant constituer plus tard des foyers morbides, s'il est actuellement de ces foyers d'infection où la maladie ne s'éteint jamais parmi la population, d'autre part on reconnaît fréquemment une grande irrégularité suivant les années dans le degré et l'étendue de l'infection qui se manifeste dans une même région. Des localités jouissent d'une réputation méritée de salubrité sont frappées, tandis que d'autres localités parmi les plus malsaines échappent à la maladie.

Indépendamment des causes originelles, telluriques, comprenant fréquemment le marécage, il faut en effet tenir compte des influences météorologiques variables qui font, sans que l'on en connaisse le mode d'action, que certaines régions, certaines villes, certains villages éprouvent toute la puissance de l'infection, tandis que d'autres sont peu atteints ou épargnés. Quant aux variations dans le degré ou dans l'étendue de l'infection observées en temps d'épidémie entre les diverses sections d'une même commune, les différents quartiers d'une même ville, les différentes parties d'un même village, les influences hygiéniques, les habitudes physiques et morales des habitants, l'abus de l'alcool, le manque de soins domestiques, en sont les causes principales. Les prédispositions individuelles, les complications diarrhéique et dysentérique, les maladies du foie, influent notablement sur les statistiques; la diarrhée et la dysenterie surtout sur la statistique militaire, malgré toutes les précautions observées par les hommes, ou plutôt contenues dans les règlements.

Influence de la densité et des conditions hygiéniques de la population agglomérée. — A cette partie du problème étiologique de la malaria se rattache l'influence due à la densité de la population, influence favorable dans bien des cas, pourvu que les règles de l'hygiène soint observées. L'explication de ce fait, en apparence paradoxal, est à fournir; mais les observations qui le prouvent sont trop nombreuses dans les différentes parties du monde pour que son exactitude puisse être révoquée en doute. Rome, la Nouvelle-Orléans, Batavia sont moins malsaines à mesure que leur population augmente, et bien moins malsaines que la plupart de leurs environs, presque inhabités. Une faible population peut exercer une influence fâcheuse sur la salubrité d'une localité, tandis qu'une population nombreuse exercera une influence salutaire. Faut-il voir la cause de ces faits dans le drainage, les égouts, les règles sanitaires imposées aux agglomérations d'hommes civilisés, ou bien cherchera-t-on au delà dans les modifications vitales dues au nombre même des organismes réunis, une explication que n'autorisent pas encore les connaissances actuelles en pathogénie?

Statistique de la morbidité, de la mortalité, et de la léthalité civiles malariennes d'Alger. — La statisque malarienne d'Alger ne peut fournir l'approximation de la statistique des campagnes algériennes, pas plus que la statistique militaire générale ne peut servir à évaluer la morbidité, la mortalité, la léthalité civiles, qu'il s'agisse de la malaria ou d'une autre maladie. Les conditions de l'habitation ne sont pas les mêmes (1).

Morbidité, mortalité et léthalité malariennes en Algérie.— La courbe de la morbidité civile malarienne en Algérie atteint probablement son maximum à partir du mois d'août jusqu'au milieu du mois de septembre, pendant les années ordinaires, et sur l'ensemble des trois départements ; nous disons probablement, car les statistiques exactes font naturellement défaut; la courbe de la morbidité civile dysentérique atteint probablement son maximum durant le mois de septembre. La courbe de la mortalité civile malarienne atteint sans doute son maximum à partir du milieu du mois d'août jusqu'au milieu du mois de septembre, et la courbe de la mortalité civile dysentérique durant la dernière quinzaine du mois de septembre.

(1) En Algérie sur cinq soldats entrant à l'hôpital un est atteint de malaria, et sur vingt-cinq malades dans les hôpitaux militaires il y a un accès pernicieux. Broussais, Statistiques militaires.

La courbe de la *léthalité* civile malarienne atteint vraisemblablement son maximum durant la première quinzaine du mois de septembre, celle de la léthalité civile dysentérique durant la première quinzaine du mois d'octobre.

Nous regrettons de ne pas avoir les statistiques non pas de la morbidité civile malarienne et de la morbidité civile dysentérique, ce qui serait difficile sinon impossible même à Paris, mais la statistique concernant la mortalité et la léthalité civiles approximatives dans ces maladies, ce qui est difficile sinon impossible en Algérie, où la mort peut surprendre les malades sans que le diagnostic ait été porté, sans qu'il ait pu l'être, bien des malades habitant loin de tout centre médical, et mourant faute de soins intelligents.

La statistique médicale civile de l'Algérie est nécessairement fort incomplète.

Tableau graphique de la morbidité, de la mortalité et de la léthalité civiles malariennes et dysentériques en Algérie.

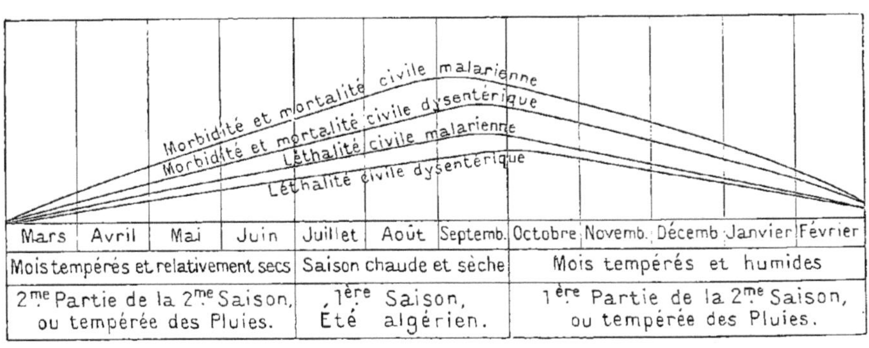

Parmi les soldats la malaria est à la dysenterie dans le rapport de 3 à 1 dans le département d'Alger, la dysenterie étant plus fréquente dans le département d'Oran, d'après C. Broussais. Selon le même auteur la léthalité militaire malarienne est 272 et la léthalité militaire dysentérique est 134; la mortalité due à cette dernière maladie étant dans le rapport de 2 pour 1,000 hommes d'effectif, soit quatre fois plus forte qu'en France.

Acclimatement et immigration. — Rappelons qu'il n'y a pas d'acclimatement dans une région malarienne, mais bien au contraire une diminution progressive de la résistance individuelle, celle-ci étant plus ou moins prolongée. Si les immigrants, les fonctionnaires appelés de France, sont relativement plus sujets à contracter la maladie sous une de ses formes aiguës, et cela dépend en partie des habitudes et d'un régime inapplicables au climat, ainsi que de la transmigration subite, généralement pendant une saison mal choisie ; par contre, ceux qui habitent ces régions sont bien plus exposés à la forme chronique, sans être à l'abri des attaques aiguës. On conçoit même que le danger est en raison de la durée du séjour. Dans un pays malarien les influences malariennes dominent toute la pathologie, l'anémie y est la conséquence de l'habitation, et cette anémie, qui est surtout nerveuse, prédispose à la maladie.

Après avoir mentionné les conditions de sol et de climat dans lesquelles s'effectue la colonisation en Algérie, et avant de rappeler celles qui ont rapport à l'habitation et à l'hygiène du colon, disons encore une fois que la malaria reconnaît pour origine une action tellurique de nature inconnue, se manifestant sur des terrains de constitutions bien diverses ; que c'est une maladie protéiforme dépendant également de causes occasionnelles, influences météorologiques déjà étudiées, influence due à l'état physique et moral encore plus qu'au chiffre de la population. Le rôle pathogène du marécage, ou du *marécage aérien*, peut être considéré comme prépondérant lorsqu'il y a marécage ou terrain assimilable au marécage, ou bien lorsqu'il existe des brumes ou des brouillards régionaux, toutes autres circonstances physiques et physiologiques étant égales d'ailleurs.

Conditions de l'habitation et hygiène du colon. — Rappelons brièvement les conditions dans lesquelles se trouvent placées les habitations des colons en Algérie, ainsi que les conditions hygiéniques se rapportant aux soins du corps, à la nourriture, à la boisson, au vêtement, aux fatigues et aux heures de travail.

Hygiène de l'habitation. — Presque partout les habitations sont mal construites dans les campagnes ; elles sont peu appropriées aux conditions climatériques : aucune véranda ne les abrite du soleil ni de la pluie ; la position des ouvertures, toutes du même côté, rend le renouvellement de l'air difficile ; les constructions sont basses de plafond ou de toit, et l'intervalle compris entre ceux-ci, lorsque le plafond existe, ne communique pas avec l'atmosphère extérieure. Les chambres sont petites et, ce qui est également fâcheux, les demeures ne sont pas surélevées au-dessus du sol, les carreaux où les briques étant généralement posés sur la terre battue.

Si à ces conditions d'insalubrité, on ajoute le manque fréquent de propreté dans l'habitation et autour de celle-ci, et l'absence presque complète de lieux d'aisances, ou même leur proximité avec les puits, on conçoit que ces conditions hygiéniques, auxquelles il serait facile de remédier, contribuent notablement à accroître le nombre et la gravité des maladies, et notamment de la malaria.

Hygiène du corps. — La propreté du corps doit être absolue. Les bains généraux et, lorsque ceux-ci sont impraticables, les lavages fréquents de tout le corps avec du savon de bonne qualité, suivis par des ablutions faites avec une eau pure, sont indiqués. Chaque matin et chaque soir il conviendra de passer un linge mouillé ou une éponge imbibée d'eau sur toute la surface du corps, qui, rafraîchi, sera plus disposé soit au travail, soit au sommeil paisible ; les picotements, les démangeaisons seront ainsi évités ou atténués. Le corps ne devra pas être en sueur au moment où l'on pratiquera ces soins de toilette, tout refroidissement pouvant provoquer la diarrhée ou aggraver une affection intestinale déjà existante.

Les poussières minérales, surtout abondantes par les jours de Siroco, les produits impalpables de la flore locale entraînés par l'air, sont irritants pour la peau et pour les muqueuses, et ils peuvent être nuisibles à un titre plus grave. Les bains, les lotions froides ou fraîches débarrassent la peau de ces produits, en même temps qu'ils exercent sur les téguments l'action tonique salutaire que ceux-ci réclament. Les ulcères atoniques des membres, fréquents chez les indigènes, les charbonniers espagnols, et chez un certain nombre de colons ; les furoncles, les érythèmes des enfants et des obèses, la gale bédouine et les diverses maladies de la peau si répandues pendant la saison chaude tiennent au manque de soins donnés à la propreté du corps, en même temps qu'à des causes plus générales (1).

Vêtements. — Les vêtements seront de laine ou de coton, gris ou de couleur claire, suffisamment amples pour ne pas gêner les mouvements, et pour permettre l'évaporation lente de la sueur. Le contact prolongé de celle-ci avec la peau est une des causes principales de la gale bédouine et d'autres maladies cutanées, ainsi que du

(1) Parmi les savons utiles à la toilette intime, pour prévenir et même pour guérir bien des maladies de la peau, nous mentionnerons le savon de goudron, et surtout le savon de cyanure de mercure de l'usine de la Savonnerie continentale de Sceaux ; et parmi les cosmétiques, la pommade de Bell, efficace contre les excoriations, les scrofulides de la peau, plus fréquentes en été chez certains enfants affaiblis par les chaleurs.

refroidisssement, dont la répercussion à cette saison se porte surtout sur les intestins et sur les reins.

Les vêtements de toile sont dangereux ; froids en hiver, ils glacent la peau en été, lorsqu'elle est recouverte de sueur.

Le chapeau de feutre gris, à larges bords en été, à bords étroits en hiver, est préférable, croyons-nous, à toute autre coiffure, même aux nouveaux casques, quels qu'ils soient.

Il convient de changer de vêtements vers la tombée de la nuit ou d'endosser de nouveau ceux que l'on aurait quittés ; et cela sous peine de refroidissement, de diarrhée, de dysenterie, de congestion des reins, et même de malaria ; tout refroidissement favorisant, avons-nous vu, les manifestations de cette maladie, contractée indirectement par le défaut fréquent d'une précaution banale.

En été les grands écarts nycthéméraux de la température, qui correspondent fréquemment à plus de 20 degrés centigrades, et la grande différence qui existe entre la sécheresse de l'air et celle du sol pendant le jour et pendant la nuit, sont peut-être la cause principale des affections intestinales, et surtout de la dysenterie qui précède fréquemment la malaria, lorsqu'elle ne la complique pas. La débilité qui résulte de ces affections et surtout de la dysenterie est souvent une cause indirecte de la malaria, en créant l'état de réceptivité sans laquelle celle-ci ne se fût pas produite.

Le changement fréquent de linge s'impose également. La chemise de laine vive, d'un tissu lâche et léger et de couleur claire, préférablement grise, est celle qui convient le mieux à l'Algérie. On changera cette chemise à la fin de la journée, surtout si la chemise est trempée de sueur en été et d'humidité en hiver. Les changements répétés de linge et de vêtements ainsi que ceux des objets de literie, sont nécessaires, verrons-nous plus loin (1), durant les manifestations aiguës de la malaria, chez les malades atteints de la forme chronique, et comme moyens de prophylaxie.

Ceinture. — La ceinture de laine est préférable à la ceinture de flanelle ou de coton. La ceinture de laine vive, infiniment supérieure à toutes les autres, sera d'un tissage assez lâche pour permettre l'évaporation lente de la sueur et la circulation de l'air.

Les ceintures de laine morte, épaisses, lourdes et d'un tissage serré, les ceintures épaisses de coton ou de flanelle, provoquent les démangeaisons et les éruptions sudorales, et elles laissent longuement macérer le corps, d'où le danger des affections contre lesquelles elles sont généralement portées : diarrhées, dysenterie, congestions rénales et lumbago.

La ceinture que nous recommandons ne sera pas portée en contact direct avec la peau, mais par-dessus la chemise de laine, ou mieux le pantalon. Cette ceinture sera assez large pour protéger l'abdomen, les reins et la base du thorax, et elle sera plus utile en été qu'en hiver, mais elle devrait être portée en toute saison. La démangeaison qu'elle occasionne est moindre qu'avec les ceintures d'un tissage serré, et elle est combattue par les soins de toilette qui s'imposent à tous.

La dysenterie, causée par les vicissitudes atmosphériques, parmi lesquelles il faut compter surtout les écarts nycthéméraux qui se rapportent à la température et à l'état hygrométrique de l'air, d'où les fréquents refroidissements de l'abdomen, doit aussi son origine aux boissons insalubres, à la qualité, à la quantité et à la nature des

(1) A l'article consacré aux moyens accessoires du traitement de l'empoisonnement malarien aigu et chronique.

fruits ingérés sans discernement, à tous les écarts de régime agissant sur l'impressionnabilité nervoso-anémique produite par le climat, aux miasmes de la putréfaction animale. Nous constatons qu'elle a diminué dans l'armée et parmi la population civile depuis l'introduction et l'usage répandu des ceintures, mais nous sommes persuadé que cette maladie, ainsi que la malaria d'ailleurs, serait bien moins fréquente encore, surtout dans l'armée, si les ceintures étaient faites dans les conditions hygiéniques que nous mentionnons ici.

Hygiène alimentaire. — Le régime alimentaire est souvent défectueux en Algérie. Le choix et les heures de la nourriture ne sont pas toujours appropriés à l'habitation. Ainsi l'on ne saurait trop recommander de prendre une nourriture légère mais suffisamment substantielle au commencement de la journée : une bonne soupe et un verre de vin rouge par exemple, ou mieux une tasse de chocolat, de cacao ou bien un bol de lait avec un ou deux œufs et du pain, suivant les âges, les moyens, la possibilité de choisir ses aliments et le travail à exécuter.

A jeun, la résistance vitale, déjà faible dans ce pays, est encore amoindrie, les forces étant déprimées.

Simplicité, sobriété et variété dans l'alimentation. — L'alimentation doit être appropriée aux circonstances dans lesquelles on se trouve, si elle est destinée à être vraiment réparatrice ; une large place étant laissée aux appétences individuelles et de race. C'est ainsi que les repas, en Algérie, doivent être simples, légers, mais fréquents, et se composer d'aliments convenablement variés, suffisamment relevés et d'une digestion facile. La sobriété dans la nourriture est un gage de la conservation de la santé.

Un même régime alimentaire est inapplicable aux diffé-

rentes races. — Le régime doit être différent chez l'Européen et chez l'indigène, et parmi les Européens il doit varier d'une nation à une autre et encore plus d'une race à une autre ; mais quoique le régime alimentaire soit naturellement subordonné aux besoins et aux habitudes acquises, au genre de vie, à la nature des ressources locales, cependant les données générales que nous rappelons s'appliquent à tous.

Féculents. — Les féculents, débarrassés de leur enveloppe corticale, représentent avantageusement l'élément carboné de la nourriture ; ils produisent relativement peu de chaleur, et ils ne nécessitent, pour être transformés en glucose, qu'un travail de la digestion lent et gradué, ainsi qu'un exercice modéré. Il est bien entendu que la fécule de blé, la plus riche, l'orge, le riz, le maïs, le bechna, pas plus que la pomme de terre ni la patate, ne devront remplacer le pain dans l'alimentation.

Pain. — Le pain blanc, généralement préféré, sera souvent remplacé avec avantage par le pain fait avec la farine entière, c'est-à-dire simplement privé de son. Ce pain se conserve mieux, et il est plus nutritif.

Le blé produit une moitié de tuzelle, un quart de minot et un quart de son.

Haricots et légumes azotés. — Les légumes secs et surtout les haricots décortiqués tiennent le second rang après le pain parmi les aliments féculents azotés.

Légumes verts. — Les légumes verts sont rares en été, excepté dans les endroits privilégiés où il y a de l'eau ; ils sont utilement ajoutés aux autres aliments, car le régime ne doit pas être exclusif ; mais ils doivent généralement être employés avec modération, bien cuits et convenablement assaisonnés.

Salades. — Les salades composées de plantes amères

sont également utiles, le jus de citron remplaçant avantageusement le vinaigre dans bien des cas.

Graisses. — Les graisses, pour être brûlées dans l'organisme, nécessitent de l'exercice et elles accroissent alors la chaleur animale ; elles ne sont pas indiquées, surtout en été, chez ceux qui ne se livrent pas à un exercice suffisant, car elles favorisent la tendance à l'obésité. La résistance vitale est moindre chez les obèses dans les pays chauds, les dégénérescences viscérales, notamment la dégénérescence graisseuse du cœur, sont relativement fréquentes dans les pays malariens.

Durant les grandes chaleurs, les graisses sont nuisibles, même chez les travailleurs, chez lesquels elles augmentent la température du corps. Les féculents remplaceront les graisses, dont abusent surtout les indigènes.

Sucres. — Les sucres pris au delà d'une certaine quantité sont également nuisibles (1) ; ils ne permettent pas l'espacement suffisant des repas, lorsqu'ils entrent largement dans l'alimentation.

Viandes de boucherie. — Les viandes de boucherie seront préférablement maigres, molles, aqueuses et tendres, rôties, ou *cuites au naturel à l'étuvée*, coupées en tranches et sans addition de graisses, ou bien légèrement bouillies et suffisamment relevées, circonstances favorables à leur digestion.

En Algérie la viande de mouton est généralement supérieure à celle du bœuf. Les viandes provenant de bêtes trop jeunes doivent êtres exclues de l'alimentation. Les viandes légèrement salées ou fumées prises sans excès ne

(1) Excepté, ainsi que les graisses, dans certaines maladies pulmonaires et dans l'anémie apyrétique avec persistance de l'intégralité fonctionnelle du foie et du pancréas, et dans plusieurs autres maladies également en dehors du cadre de notre sujet.

sont pas indigestes. La cuisson de toute viande doit être complète. Le jus de viande est utile. Les sauces, ainsi que la cuisine compliquée, sont à éviter.

Produits de la ferme. — En été la volaille supplée souvent à la viande de boucherie. Le lait, le fromage de lait caillé, les œufs, sont classés parmi les meilleurs aliments

Poisson. — Le poisson de rivière, représenté par deux ou trois espèces de qualité inférieure, est rare en Algérie. Le poisson de mer lui est infiniment préférable. Le poisson salé, les harengs, la morue, les sardines, les anchois, ne doivent figurer dans l'alimentation qu'à titre d'exception.

Charcuterie. — La charcuterie, dont abusent les colons alsaciens-lorrains, doit être consommée avec mesure pendant l'été ; et elle doit être évitée à moins d'être d'une qualité irréprochable, ce qui n'est pas toujours le cas.

Il en est de même de la choucroute, d'un usage également répandu chez ces colons.

Fruits. — Parmi les fruits algériens, l'orange, le citron, les raisins, les figues sèches, les dattes, l'olive préparée, sont utiles à divers titres. Ils entrent largement dans l'alimentation des indigènes.

Autant ces fruits mûrs sont avantageux, autant leur manque de maturité les rend nuisibles ; les diarrhées, la dysenterie, sont en partie dues à la tendance de l'indigène à cueillir tous les fruits avant qu'ils aient accompli la dernière phase de leur maturation.

Nous ne mentionnons les melons et les pastèques que pour en regretter l'usage trop fréquent. Les poires et les pommes sont rares et de mauvaise qualité, ainsi que les fruits sauvages. Les cerises, les groseilles, les fraises, les framboises surtout, sont des fruits de luxe. Les abricots et les pêches sont plus abondants ; les premiers, pris avec modération, et bien mûrs, ne sont pas nuisibles chez les personnes bien portantes ; les seconds sont généralement inférieurs et véreux.

Lorsque les fruits ne sont pas suffisamment mûrs ou qu'ils occasionnent la diarrhée, leur usage sous la forme de fruits cuits ou de compotes s'impose.

C'est à tort qu'on attribue aux figues de barbarie la propriété d'arrêter la diarrhée. Si ces fruits constipent souvent ceux qui se portent bien, ils augmentent la durée et la gravité des affections intestinales chez les malades.

Aliments relevés. — Il convient, avons-nous vu, de relever les aliments, sans aller jusqu'à l'excès, comme le font les Espagnols et les Arabes.

Conserves alimentaires. — Les conserves suppléeront au manque de ressources alimentaires qui se trahit principalement pendant les grandes chaleurs. Les légumes Chollet, et autres préparations analogues, rendront de grands services.

Boissons prises entre les repas contre la soif. — Pendant l'été il faut savoir sinon résister à la soif entre les repas, du moins boire modérément, afin d'éviter une transpiration trop abondante, trop prolongée ou trop fréquemment reproduite. Les spoliations sudorales exposent à des répercussions viscérales, elles appauvrissent le sang, dépriment l'innervation vasomotrice, et elles augmentent le besoin de boire, qui est en raison directe des pertes ainsi subies.

Il convient, surtout lorsque l'on a très chaud, de retenir chaque gorgée dans la bouche pendant une ou deux secondes avant de l'avaler.

Boire comparativement peu, peu à la fois et lentement, afin de ne pas avoir bientôt soif, le conseil est d'autant meilleur que le cercle est plus vicieux.

Boissons prises aux repas. — Les aliments ne devront

pas être noyés dans les liquides, pour ne pas fatiguer inutilement l'estomac et entraîner la dyspepsie ; et les liquides ne devront être pris qu'au milieu ou vers la fin des repas, conformément à la coutume des indigènes. La mastication est ainsi plus complète et l'effet de cette opération est d'autant plus marqué que la masse alimentaire est moins promptement délayée à l'excès.

Aliments liquides et boissons pris contre la fatigue. — Contre la fatigue une tasse de bouillon, une soupe, une tasse de chocolat, de cacao à l'eau, de café, de thé, ou même une tisane aromatique : feuilles d'oranger, verveine, thym, marjolaine, serpolet, eucalyptus, bues un peu chaudes, et par petites gorgées, rafraîchissent plus à la longue que les boissons froides, et surtout que les boissons alcooliques ; malgré l'action calorifique passagère exercée par cette nourriture légère ou par ces infusions. Cette indication est doublement utile dans les régions où l'eau est de mauvaise qualité. Les Chinois, les Indiens le savent, sans parler des musulmans auxquels l'usage de l'alcool est interdit.

On réservera l'alcool pour la fin des repas, si toutefois on en use. Pris ainsi l'alcool est utile à la digestion, d'après Germain Sée, pourvu que l'on se conforme aux règles de quantité et de qualité qu'il énonce, 20 grammes d'une liqueur alcoolique non sucrée et de bonne qualité, soit environ 5 grammes d'alcool éthylique à 90 degrés : « Le « danger existe lorsqu'on prend cette quantité avant le « repas, et surtout lorsqu'on la dépasse..... C'est unique- « ment une question de mesure. » Nous l'admettons, sans cependant étendre l'usage de l'alcool à tous les malades, ni même à tous ceux qui se portent bien. Chez beaucoup des premiers l'alcool est contre-indiqué, et les derniers n'en ont souvent nul besoin. La tendance à l'abus de l'alcool est tellement fréquente chez l'homme que les proportions ci-dessus indiquées sont généralement dépassées, un peu plus tôt ou un peu plus tard, par ceux qui en commencent l'usage. Cette observation générale s'applique surtout à l'Algérie, où ce goût, trop souvent héréditaire chez certains colons, est aussi prononcé que dans le Nord, tout en entraînant des conséquences bien autrement funestes.

Nous avons dit que dans un pays malarien la malaria dominait toute la pathologie. Nous ne croyons pas être trop sévère en mentionnant qu'elle a un puissant auxiliaire dans l'alcoolisme dans tout pays malarien où l'usage de l'alcool est aussi répandu qu'en Algérie, surtout si l'alcool y est de mauvaise qualité, alcool de grain ou autre; et cette observation est encore plus vraie si, comme il n'arrive que trop fréquemment, des essences toxiques y sont surajoutées.

Au lieu de ces funestes stimulants, pourquoi ne pas faire usage de boissons chaudes, telles que celles que nous avons mentionnées plus avant; ou bien d'eau rougie, de thé ou de café froids et légers, d'une infusion aromatique froide; boissons qui seraient coupées ou non de jus de citron.

Tisane d'eucalyptus. — La tisane d'eucalyptus est d'une certaine utilité. Cette plante possède des vertus thérapeutiques indéniables. Elle aide à combattre la malaria, sans pouvoir la guérir seule, bien entendu. On choisira de préférence les feuilles des arbres jeunes, ou des jeunes pousses, pour en faire des infusions.

Boissons estivales hygiéniques adoptées dans les armées. — Une boisson d'été rafraîchissante et d'une grande utilité hygiénique est celle employée dans l'armée et dans les hôpitaux militaires français ; elle est obtenue par la solution dans l'eau de la glycirrhyzine ammoniacale de Roussin. Non seulement cette boisson est peu coûteuse, mais elle est infiniment préférable à ces limonades dites gazeuses qui empâtent la bouche et la rendent acide par suite de la formation de ferments divers, décomposant les matières sucrées contenues dans ces limonades.

Sels rafraîchissants dits de fruits. — Parmi les troupes anglaises, dans les hôpitaux militaires et parmi la population européenne des colonies anglaises, on emploie largement et avec avantage des sels effervescents dits de fruits, composés de tartrates, citrates et carbonates alcalins. Ces sels connus sous le nom de sels de Lamplough, d'Enos et d'autres fabricants dégagent de l'acide carbonique, et ils sont utiles pour stimuler l'appétit et aider à la digestion, tout en donnant à l'eau une agréable saveur rappelant celle des eaux minérales, plus coûteuses et d'un transport difficile ; ces sels sont surtout utiles en ce qu'ils permettent d'éviter le dangereux coupage de l'eau avec les alcools.

Boisson tonique restaurant presque immédiatement dans les cas de lassitude, de prostration. — De toutes les préparations qui, sans être agréables au goût, rendent les plus grands services comme boisson d'épargne, digestive, tonique par rapport au système nerveux central et au système sympathique, nous recommandons la solution arsenicale amère décrite au chapitre du traitement. Quelques gouttes, une vingtaine, ou une demi-cuillerée à café au plus, prises dans un demi-verre d'eau sucrée ou non, d'eau de seltz, constituent le moyen le plus efficace et le plus prompt que nous connaissons de rendre au corps la vigueur perdue par les chaleurs ou par les fatigues. La solution arsenicale amère ne pourra être laissée sans précautions entre les mains de personnes ignorantes et surtout dans les familles où il y a des enfants. Il conviendra que l'étiquette porte, imprimées ou écrites en caractères lisibles, la formule et les quantités de cette solution que l'on ne devra pas dépasser dans les vingt-quatre heures, sans l'ordonnance d'un médecin.

Comme prophylactique contre la malaria nous reconnaissons à cette solution un avantage inappréciable. Elle est encore très utile pour ne pas dire indispensable dans le traitement des formes aiguës et dans la cachexie.

Cette boisson tonique par excellence devrait remplacer ce stimulant temporaire, déprimant à la longue, et si généralement funeste, l'alcool.

Rappelons encore quelques faits de connaissance banale, qui trouvent leur place dans un chapitre destiné à être lu par des personnes auxquelles ces faits ne sont pas toujours familiers, en même temps qu'il sera lu par des confrères.

Caractères généraux des eaux potables. — Une eau pour être potable doit être fraîche, incolore et limpide, légère, c'est-à-dire suffisamment aérée, sans odeur ni saveur ou d'une saveur franche et agréable, et posséder la propriété de bien cuire les légumes et de dissoudre le savon.

Toute eau employée pour la boisson en Algérie devra être consommée peu de temps après qu'elle aura été puisée à la citerne, au puits, à la source ou à la rivière; aucune eau ne devra même séjourner longtemps avant de servir aux différents usages domestiques, surtout pendant l'été; une eau peut être limpide et cependant être contaminée, fait que l'on ne soupçonnera pas toujours à sa saveur, quoique une eau savoureuse ne soit généralement pas malsaine.

Si la pureté d'une eau est tant soit peu douteuse, la filtration est indiquée, et à défaut de filtration l'ébullition.

Fraîcheur. — Il convient de ne pas boire froid en hiver et de boire frais en été. L'abus de la glace est une cause de la dyspepsie et de diverses maladies gastro-intestinales.

L'eau fraîche en été calme la soif, ranime les forces et

tonifie l'estomac; la glace paralyse, anémie puis congestionne l'estomac; elle l'irrite et le débilite à la longue; et lorsque le corps est en sueur son usage entraîne plus d'un danger immédiat (1). D'un autre côté une eau tiède dont la température se rapproche de celle de l'air semblera toujours fade, quelle que soit sa valeur potable au point de vue chimique; bue sans plaisir, elle est par cela même indigeste, et son faible pouvoir désaltérant, conduit à en boire des quantités, ce qui ajoute encore à la difficulté de sa digestion. A moins de recourir aux infusions déjà mentionnée, une eau fraîche est une nécessité durant l'été, de même qu'une eau de bonne qualité.

Clarté. — La coloration d'une eau naturelle employée à la boisson est toujours nuisible, et elle est très fréquemment due à une ou à plusieurs espèces ou formes organiques.

Limpidité. — Une eau qui n'est pas transparente est généralement impropre à la boisson, le trouble étant fréquemment dû à la quantité de matières terreuses ou bourbeuses tenues en suspension.

Légèreté. — Une eau pour être légère doit être aérée; elle l'est suffisamment au point de vue potable, le seul qui nous occupe, lorsqu'elle contient par litre plus de 20 centimètres cubes d'un mélange gazeux composé d'acide carbonique, d'azote et d'oxygène. Les proportions relatives dans lesquelles ces gaz se trouvent dans les eaux varient grandement d'après la provenance de ces eaux, leur nature et leur température; l'air dissous dans l'eau étant plus riche en oxygène que l'air atmosphérique d'environ un tiers, et l'acide carbonique étant le gaz le plus abondamment con-

(1) C'est certainement une des causes principales de la dyspepsie si commune aux États-Unis, une autre cause étant l'abus du pain chaud, du thé ou du café chaud, souvent pris entre deux gorgées d'eau glacée...

tenu dans la plupart des eaux. Plus une eau contiendra de matières organiques, d'espèces animales et de formes végétales, plus elle sera privée d'oxygène, et plus elle sera riche en gaz carbonique, lequel sera également plus abondant, s'il s'agit d'un cours d'eau, lorsque celui-ci est froid, que son courant est faible et qu'il coule sur un fond uni; et, s'il s'agit d'une eau potable quelconque, lorsque la température de l'eau est basse et la pression atmosphérique élevée.

Manque d'odeur et de saveur. — Quant aux autres caractères d'une eau potable il est évident qu'une telle eau ne saurait avoir d'odeur; de même sa saveur est indéfinissable, franche et agréable toujours, quelquefois piquante, si l'eau contient une certaine quantité d'acide carbonique libre.

Adaptation à la cuisson des légumes et au savonnage. — Enfin toute eau potable doit bien cuire les légumes secs et dissoudre le savon sans en perdre inutilement par décomposition et par précipitation; l'eau qui ne remplit pas ces conditions est certainement une eau impropre même aux usages de la cuisine.

Après le sulfate et le carbonate de chaux contenus dans les eaux qui servent à la boisson, rappelons que l'on y constate encore fréquemment le sulfate de magnésie, les chlorures de magnésium, de sodium et de calcium, l'acide silicique et divers silicates. A l'exception des deux premiers sels, sur lesquels les sucs digestifs n'exercent pas d'action appréciable, et qui sont par cela même inutiles et souvent nuisibles à l'organisme, ces sels, ainsi que les autres substances minérales que l'on peut trouver dans ces eaux, existent généralement en trop faible quantité pour que l'on ait à compter avec leur présence.

Parmi les substances minérales contenues dans les eaux

douces, on peut encore trouver des carbonates de magnésie et de soude, et, en plus petite quantité et moins fréquemment, de potasse, des nitrates, des phosphates, l'alumine, le fer, l'iode, et en général tous les éléments qui constituent les terrains géologiques ou qui en dérivent.

Revue des eaux potables. — Eau de pluie. — Citernes. — Nous commencerons la revue des eaux potables par l'eau de pluie, d'abord parce qu'elle est la plus pure, et ensuite parce qu'elle est la source de toutes les autres.

Les citernes sont rares en Algérie, où l'eau de pluie est peu utilisée pour la boisson.

Recueillie avec soin et convenablement filtrée, cette eau pourra être largement utilisée un jour, remplaçant avec avantage certaines eaux inférieures, saumâtres ou autres, de consommation habituelle.

La quantité d'eau qui tombe pendant l'hiver dans le bassin maritime de l'Algérie est généralement supérieure à celle de toute l'année en France ; on n'aura donc pas besoin de recueillir toute cette eau.

Remarquons d'abord que les parcelles minérales, ainsi que les espèces de forme organiques, sont plus nombreuses dans l'air par un temps sec et chaud et lorsque l'air est agité, soulevant facilement les poussières éparses des terrains. Il s'ensuit que l'eau de pluie recueillie après un temps sec, où l'air est en mouvement, contient une plus grande quantité de ces corps, parmi lesquels Ehrenberg a reconnu jusqu'à trois cents espèces différentes de forme organique. Un litre d'eau de pluie lave trois cents litres d'air, d'après Frankland (1). L'eau provenant de la condensation des brouillards, agit de la même manière, par rap-

(1) P. Frankland. *The distribution of microorganisms in air, proceedings of the Royal Society*, London, 1886, p. 526.

port aux corps contenus dans ces vapeurs. L'eau de pluie recueillie dans les villes ainsi que celle qui tombe dans les régions fortement malariennes, est nécessairement inférieure à l'eau recueillie dans les campagnes où l'air est pur. Enfin, l'eau de pluie est moins aérée quand la température est élevée (1).

La meilleure saison pour recueillir l'eau de pluie est le printemps, parce que cette eau, destinée à être consommée pendant la saison sèche, ne séjournera pas longuement dans la citerne, et ensuite parce que, à cette époque, l'atmosphère, constamment lavée pendant l'hiver, durant lequel également le sol est resté trempé, ne contient qu'une quantité peu considérable de micro-organismes et de poussières minérales. On évitera seulement de recueillir les pluies d'orage.

On pourra même, vu l'abondance des jours pluvieux et la quantité d'eau tombant pendant la fin de la saison humide en Algérie, ne recueillir l'eau qu'après un jour de pluie, et remplir ainsi, peu à peu, la citerne avec une eau choisie parmi les pluies de l'année.

L'eau de pluie est plus légère que l'eau des puits, des sources, et même que celle de certaines rivières, et elle est plus pure en général. Hippocrate et les anciens la considéraient comme une eau sans rivale. C'est encore l'opinion de bien des modernes, parmi les plus autorisés.

(1) D'après les expériences faites dans le cours de l'année 1853 par le regretté Péligot, que nous avons eu l'honneur d'avoir pour président de classe lorsque nous faisions partie du jury de l'Exposition universelle de 1878, à Paris, l'eau de pluie et l'eau de Seine diffèrent entre elles dans les proportions suivantes, quant à leur richesse *comparative* en gaz atmosphériques : eau de pluie, par litre, c. c. oxygène, 7. 4, contre, eau de Seine, 10.1; azote, 15.1 contre 21.4; acide carbonique, 0.5 contre 22.6. Total pour l'eau de pluie centimètres cubes 23, contre, eau de Seine, 54,1. Poggiale avait trouvé des chiffres légèrement moins élevés pour chacun des gaz contenus dans l'eau de Seine.

Sans entrer dans les détails de la construction des citernes et tout en renvoyant aux auteurs qui ont spécialement traité le sujet, notamment Salvadori et les architectes vénitiens, rappelons seulement que toute citerne doit être bien aérée, et que l'eau y doit être à l'abri de la lumière ; de plus, toute citerne doit être curée à des intervalles réguliers. L'eau s'y conserve bien dans ces conditions, pourvu qu'elle soit isolée et préservée de toute contamination provenant d'infiltrations adventices (1).

Une citerne bien construite vaut généralement mieux qu'un puits. « Pour les puits, les difficultés de l'exécution et les dangers qu'elle présente, les frais presque toujours supérieurs à ceux qu'on avait prévus, l'incertitude du résultat — une sécheresse tant soit peu prolongée, venant démontrer l'inanité des efforts, quand on se croit arrivé au but, quand on croit avoir atteint l'eau — telles sont les chances que doit affronter le propriétaire qui veut creuser un puits.

Il n'en est pas de même s'il s'agit d'une citerne ; ici on opère à coup sûr ; tout dépend de la superficie du toit qu'on veut utiliser et de la quantité de pluie qui tombe dans la localité. La pluie est un phénomène météorologique dont l'apparition liée aux conditions physiques du globe, est, par cela même, aussi constante et aussi bien réglée, pour ainsi dire, que le cours des astres. Après le beau temps vient la pluie, comme après le jour vient la nuit.

« Le simple cultivateur qui voudrait se ménager une source permanente d'eau pure, limpide et toujours fraîche, n'a donc qu'à isoler, autour de son habitation, une superficie de 16 mètres carrés, pour y loger sa citerne. Une fois la citerne construite, il lui suffira de soigner son toit, c'est-

(1) L'eau de citerne s'est conservée à l'état potable pendant des siècles, ainsi que l'a prouvé à Alger même l'eau de la citerne romaine découverte en creusant pour établir les fondations du portail de la cathédrale.

à-dire de maintenir en bon état la couverture et les canaux ou conduites qui le lient à la citerne (1). »

L'épuration préalable de l'eau qui se rend à la citerne sera obtenue par la filtration à travers une couche de sable, l'établissement de citerneaux, de cassettoni autour de la citerne.

Des localités comme Courbet, pour ne citer qu'une commune voisine de Ménerville pourvue d'une eau saumâtre, amenée à grands frais d'une certaine distance, pourraient avantageusement remplacer cette eau malsaine par un système de citernes établies d'après les principes reconnus aujourd'hui comme étant les plus pratiques pour obtenir une bonne eau de boisson.

Ces observations visent plutôt les diarrhées et la dysenterie que la malaria, laquelle cependant est influencée indirectement, dirons-nous encore, par les affections intestinales ou par toute autre cause d'affaiblissement organique; alors se manifeste la diminution de la résistance vitale, d'où résulte l'état de réceptivité malarienne. « En ce qui concerne la malaria, la preuve semble faite : l'eau d'alimentation n'y est pour rien (2). » Directement non, cela paraît prouvé (3).

En résumé, en choisissant parmi les pluies de l'année celles qui fournissent l'eau la plus pure, c'est-à-dire les pluies de la dernière partie de la saison humide ; en ne recueillant l'eau de pluie qu'après que la précipitation a commencé depuis quelques heures, laissant écouler l'eau qui a lavé les toits, ce qui sera facile au moyen d'un robinet

(1) Grimaud, de Caux. Des eaux publiques et de leur application aux ressources des grandes villes, des communes et des habitations.

(2) Dr Ad. Nicolas, ouvrage déjà plusieurs fois cité.

(3) Se rapporter aux nombreuses expériences faites à ce propos, notamment à celle de Minzi, à laquelle il a déjà été fait allusion, et que nous rapportons plus loin.

s'adaptant au conduit qui mène de ceux-ci *au sable et aux substances filtrantes interposées entre l'eau de pluie et la citerne*, en ayant une citerne étanche, aérée et à l'abri de la lumière ; en la curant soigneusement en temps opportun ; en filtrant l'eau qui y sera puisée comme il convient de filtrer, durant l'été surtout, toute eau de boisson en Algérie, en ne laissant jamais séjourner cette eau avant de la boire, et enfin en évitant l'usage des baquets en bois, on aura une eau potable, irréprochable.

Les colons qui réclament cette eau au gouvernement ont à leur portée une eau qui, toutes précautions de récolte et de conservation étant prises, est certainement une des meilleures qui existent.

La non-conservation d'une eau dépend grandement de la quantité et de la nature des micro-organismes et des poussières microscopiques qu'elle recèle ; sa conservation, de la quantité et de la nature des substances salines et autres qu'elle contient.

L'eau de pluie est relativement pure, il s'agit simplement de la conserver ; la science moderne, et l'expérience, à défaut de science, en fournissent les moyens. Les vastes citernes des anciens, Indiens, Phéniciens, Carthaginois, Romains, constituaient, au point de vue de l'industrie, comme à celui de l'art, des œuvres admirables qui n'ont jamais été égalées depuis.

Eau de source ou de fontaine. — Après l'eau de pluie l'eau de source et de fontaine est généralement la plus pure. On lui reconnaît, a-t-il été dit, l'origine météorique commune à toutes les autres eaux potables. Le débit des sources, comme celui des torrents, des ruisseaux, des rivières, des fleuves et des puits communiquant avec une nappe souterraine d'eau courante (les seuls dont nous nous occupions ici), varie donc nécessairement avec le régime pluvioménétrique de la région. Les eaux de pluie s'infiltrent à travers les couches perméables des terrains et arrivent aux couches argileuses ou à celles du terrain primitif; elles forment dès lors des ruisseaux, des rivières, des nappes profondes qui jaillissent, en totalité ou en partie, lorsqu'elles rencontrent une ouverture naturelle ou artificielle située à un niveau inférieur à la leur.

L'eau des sources, ainsi que l'eau des puits, se trouble après de longues pluies, lorsqu'elle se charge de carbonate et de sulfate de chaux (1), de silice, d'argile; sa composition ordinaire dépend de la nature des couches souterraines que ces eaux traversent ou sur lesquelles elles coulent ou se rassemblent. Si ces couches appartiennent au terrain primitif, granit, gneiss ou couches volcaniques siliceuses, ces eaux constituent les eaux de roche, les plus pures et les plus froides. Si le terrain est secondaire ces eaux sont fraîches, carbonatées, et elles sont encore pures, douces et potables, à moins de contenir des quantités incrustantes de sulfate de chaux, et à moins que la quantité totale des sels qu'elles retiennent en solution ne dépasse 0 gr. 30 cent. par litre. La température des eaux de source ou de fontaine diminue à raison d'environ un degré par 200 mètres d'altitude, d'après M. Daubrée.

Les eaux de sources contiennent généralement peu d'oxygène (à l'opposé des eaux de rivière qui en contiennent le plus); l'oxygène de l'eau de source a été employé par les matières animales, végétales et minérales; ces eaux contiennent par contre beaucoup d'acide carbonique, acide qu'elles perdent en partie à mesure qu'elles deviennent ruisseau et rivière.

(1) L'eau de source et de puits la plus séléniteuse n'est jamais saturée de sulfate de chaux, contenant rarement plus de 1 gramme de ce sel par litre, l'eau pouvant en dissoudre trois fois autant.

Le caractère le plus saillant des eaux de roche est, après leur pureté et leur basse température, la constance de cette température, dont les variations annuelles constatées au thermomètre ne sont souvent que de 1 ou de 2 degrés.

Le grand inconvénient qui s'attache à la meilleure de ces eaux consiste dans leur faible degré d'aération ; on y remédiera en conduisant ces eaux sur un lit de cailloux ou en leur ménageant une faible chute à leur émergence du sol ou à proximité de celle-ci.

Eaux de ruisseau et de rivière. — Pour une raison déjà donnée dans ce chapitre et se rapportant à la vulgarisation incidente et utile, croyons-nous, de faits qui ne sont pas encore assez universellement connus du public extra-médical, il convient de rappeler le mode de formation et la composition des eaux de rivière et de torrent.

Ruisseaux, rivières, fleuves et torrents sont également formés par les pluies, lesquelles tiennent en solution des substances atmosphériques et telluriques.

Au point de vue potable l'eau de ces cours d'eau suit l'eau de source, occupant le troisième rang après les eaux de pluie; la quantité de matières dissoutes qu'ils contiennent, quoique supérieure a celle des eaux de pluie, y est cependant faible en général.

Ces eaux contiennent non seulement de l'acide carbonique, de l'azote et de l'oxygène, mais encore de l'ammoniaque; de ce dernier gaz moins cependant que l'eau de pluie, et surtout moins que la pluie d'orage. Une partie de l'ammoniaque a été cédée par la pluie aux terrains qui la reçoivent, et de la quantité contenue dans les cours d'eau une partie s'est perdue avec l'évaporation de l'eau à la chaleur.

Les ruisseaux sont plus chargés de sels que les rivières et les fleuves, et parmi ces sels le plus constant et le plus abondant est le carbonate de chaux lequel, à mesure que l'eau perd une partie de son acide carbonique se dépose avec les matières organiques sous la forme de limon ; l'alluvion étant formée par les terrains de transport, composés de parcelles minérales et de détritus divers.

Nous avons rappelé que les eaux courantes pouvaient contenir les diverses substances qui composent les différents terrains géologiques, dont quelques-unes sont utiles et les autres nuisibles.

Quant aux matières organiques, il est évident que leur présence en quantités notables est toujours malfaisante; elles pourrissent l'eau d'autant plus vite qu'elles sont plus abondantes, et cette décomposition est due à la nature encore plus qu'à l'abondance de ces matières. La lumière, la chaleur surtout, aident puissamment à cette décomposition. Les matières animales sont plus nuisibles que les matières végétales. Les premières peuvent exercer une action spéciale sur la maladie que nous traitons et nous en avons un exemple dans la typhomalaria, les secondes une action indirecte et nous en avons un exemple dans les complications intestinales de la malaria (1).

Les matières organiques animales, les formes végétales, ainsi que les gaz et les sels sont plus ou moins abondants, plus ou moins variés suivant les cours d'eau, et dans le même cours d'eau suivant l'étiage, la force du courant, la saison, la température, la constitution du fond et celle des rives, le point du cours d'eau où l'eau est puisée.

Les forts cours d'eau, ceux qui traversent ou avoisinent des centres de population importants sont naturellement les plus chargés de matières organiques.

(1) L'analyse chimique est insuffisante pour classer une eau à ce point de vue. Des eaux ne contenant que peu de proto-organismes ont « fréquemment occasionné des maladies » Seligmann.

Les cours d'eau coulant sur un lit pierreux, sablonneux, ceux qui proviennent des sources jaillissant des terrains primitifs, sont clairs et limpides, frais et purs. Les cours d'eau qui s'alimentent directement des eaux pluviales sont moins purs, mais ils contiennent encore des eaux potables si les sels enlevés aux terrains calcaires et aux terrains meubles ne sont pas en quantité excessive.

Pour qu'une eau de rivière soit légère, il faut qu'elle contienne par litre au moins 30 centimètres cubes d'un mélange composé des gaz mentionnés ci-dessus, et qu'elle ne contienne pas une quantité incrustante de sels calcaires; si en même temps elle ne contient pas des matières organiques nuisibles, elle constitue une eau potable de choix.

En hiver, chaque pluie entraîne une quantité de terre végétale, de graviers, d'argile, de détritus arrachés aux terrains, et l'eau de la plupart des rivières algériennes est constamment trouble durant cette saison. En été, les rivières contiennent peu d'eau, l'eau est moins trouble, mais elle est encore moins pure au point de vue hygiénique, les matières organiques y étant bien plus abondantes. Pendant les grandes chaleurs, ces eaux exhalent fréquemment une odeur désagréable, surtout lorsque la rivière n'a qu'un faible courant et qu'elle ne contient que peu d'eau.

Une eau limoneuse n'est pas toujours par ce seul fait malsaine. L'eau d'une rivière est quelquefois plus saine lorsqu'elle est trouble (1).

En Algérie, parmi les rivières qui s'écoulent librement

(1) Il en est ainsi de l'eau du Rhône, « qui est d'autant plus pure chimiquement qu'elle est plus impure dans son aspect. » Louis Figuier, *Merveilles de l'industrie*, eaux potables, page 160. L'eau du Mississipi n'est pas désagréable à boire, quoiqu'elle contienne par mètre cube 803 grammes de matières dissoutes ou en suspension; les riverains se contentent souvent de la décanter, mais il convient de la filtrer pour la rendre potable.

pendant toute l'année, le volume des eaux n'est généralement pas considérable et, en dehors des ruisseaux et des torrents des divers massifs montagneux, la vitesse d'écoulement est médiocre. Les bords des cours d'eau sont souvent vaseux, et la différence qui existe entre les niveaux des eaux pendant la saison des pluies et pendant la saison de sécheresse constitue souvent un danger après le retrait des eaux.

La purification de ces eaux par l'ébullition et surtout par la filtration est indiquée, avant qu'elles puissent servir à la boisson.

Eau des torrents. — L'eau des torrents, eau qui provient plus directement des précipitations pluviales, est boueuse en hiver, limpide en été, et elle engendrerait des diarrhées, des affections strumeuses, le goitre ? Cette eau, bien que souvent chargée de silicates, est cependant, même dans ces conditions, préférable à certaines eaux plus généralement employées ; la pollution par les habitants ou par le bétail est d'autant moins à craindre que le courant est plus rapide, abstraction faite de la différence des usages chez les Kabyles et les Arabes. Les maladies intestinales reprochées à ces eaux sont plutôt dues à leur basse température qu'à leur composition, du moins dans la majorité des cas. Quant à la scrofule et au goitre, qui n'est pas rare en Kabylie, on peut également invoquer d'autres causes comme engendrant ces maladies ; l'étiologie de celles-ci est complexe et la question est encore loin d'être tranchée.

La prudence commande de s'abstenir de boire ces eaux lorsque le corps est en sueur ; en été il convient de les exposer pendant quelques moments au contact de l'air et de les filtrer préalablement à leur usage comme eau de boisson.

Eau des puits d'eau vive. — L'eau des puits est rarement appropriée à la boisson de l'homme. Elle est cependant bien plus fréquemment employée en Algérie que l'eau de citerne.

Cette eau a la même origine météorique que toutes les eaux potables ; les pluies tombant sur des endroits élevés s'infiltrent dans les terrains perméables et s'arrêtent au contact d'un terrain argileux ou du roc, où il se forme des cours d'eau ou des nappes souterrains. Ces eaux sont peu aérées, elles contiennent du carbonate de chaux et, à l'opposé des eaux de source, elles sont généralement dures ou séléniteuses, parce qu'elles ont, au contraire de celles-ci, séjourné longuement en contact avec les terrains tertiaires ou d'alluvion. Lorsque ces eaux dures contiennent des matières organiques il se produit du sulfure de calcium qui, au contact de l'oxygène de l'air et de l'acide carbonique, produit de l'acide sulfhydrique. La contamination de l'eau des puits par les produits de la putréfaction des matières animales voisines, ou par les souillures provenant de la décomposition des végétaux, ou bien de leur germination, est fréquente en Algérie, comme partout. Pour la commodité, les puits sont trop souvent placés dans le voisinage des poulaillers, des écuries, des étables, ou même des amoncellements de fumier et des fosses d'aisance attenantes aux habitations.

L'eau de puits n'est potable que si le terrain dans lequel le puits est creusé est sablonneux; lorsque ce terrain est argileux l'eau est saumâtre. Pour qu'un puits fournisse de l'eau potable il faut qu'il communique avec une nappe souterraine d'eau courante, qu'il soit creusé dans un terrain filtrant bien, que son eau soit à l'abri de toute cause de souillure. Il serait préférable de l'établir près d'un cours d'eau coulant dans un terrain sablonneux, si l'on avait le choix ; dans ces conditions il arrive généralement que l'eau aérée de la rivière se rend au puits par le terrain intermédiaire. Cependant il arrive quelquefois que les puits creusés au bord des cours d'eau s'alimentent moins de ce cours d'eau que des infiltrations latérales des eaux se rendant à la rivière, qui est le canal naturel de drainage des terrains environnants.

Il arrive encore souvent que des puits creusés dans la même localité fournissent une eau d'une composition absolument différente. Ce fait est presque constant dans le département d'Alger et notamment dans la région de Ménerville, où les couches de terrains se juxtaposent sans ordre marqué, où dans une même concession on rencontre fréquemment trois ou quatre terrains différents. Dans ces conditions il convient avant de creuser un puits non seulement de connaître la constitution géologique de la région, mais d'opérer un forage explorateur, ce qui fournit un renseignement local d'une toute autre valeur.

Nous ne parlerons pas des puits bien plus fréquents alimentés par des eaux souterraines stagnantes; ni des puits arabes du désert, bien plus nombreux anciennement que de nos jours.

En creusant profondément, on trouve de l'eau presque partout en Algérie, mais rarement de l'eau potable; et même lorsque l'eau des puits est potable, elle est généralement inférieure aux eaux de source, de rivière et de pluie.

En résumé pour qu'un puits fournisse une eau appropriée à la boisson, il faut : que le puits communique avec une nappe souterraine d'eau courante, que l'eau ait longuement coulé dans un terrain filtrant bien et qu'elle ne soit pas dure, que le puits soit à ciel ouvert et que l'on y puise au baquet et non pas avec une pompe à soupape dormante, que le puits soit construit loin des habitations et des causes diverses de pollution agissant sur son eau, et qu'il soit protégé contre les infiltrations latérales par des parois cimentées, l'eau n'arrivant au puits que par le seul fond recouvert de pierres et de graviers servant de filtre à l'eau déjà filtrée par son passage à travers des couches sablonneuses ou graveleuses profondes. Tout puits doit réunir ces conditions, ou bien être creusé dans un terrain approprié sur les bords d'une rivière dont l'eau est pure.

Eau des marécages. — « Dans une étude spéciale sur cette question, dit Boudin, votre rapporteur croit avoir démontré combien la puissance fébrigène de l'eau des marais prise en boisson est problématique, relativement à l'influence de l'atmosphère palustre ; combien les faits les plus souvent invoqués à l'appui du danger de cette eau, notamment la relation du cas de l'*Argo* (1), sont passibles d'une sévère critique ; combien sont communs les exemples de populations n'ayant à leur disposition que de l'eau saumâtre et vivant indemnes de fièvre, grâce aux avantages de leur résidence et de la pureté de l'air qu'elles respirent ; combien, en revanche, il est fréquent de voir de telles agglomérations munies d'eau irréprochable, comme les habitants de Rome, comme les équipages de certains navires remontant les fleuves d'Afrique, être décimées par le mauvais air où elles sont plongées (2). »

« Nous avons même rappelé les résultats négatifs des expériences pratiquées avec le liquide à bon droit le plus suspect, celui qui résulte de la condensation du brouillard des pays à fièvre. Minzi (3) en a recueilli, en certaines localités notamment insalubres, aux environs immédiats soit de Rome, soit de Terracine, des quantités suffisantes

(1) Boudin. *Traité de géographie et de statistique médicales*, 1859.

(2) Léon Colin. Rapport à l'Académie de médecine de Paris, *Bulletin* 1881.

(3) Déjà cité.

pour en avaler lui-même plusieurs onces, ainsi que huit autres personnes qui se prêtèrent à cette expérimentation ; bien que l'on eût choisi la saison la plus changeante de l'année (seconde quinzaine d'août), cette ingestion ne fut suivie d'aucun accident.

« Mais qu'on ne nous attribue pas l'opinion que, dans un pays marécageux, l'usage interne de l'eau stagnante soit indifférente au point de vue du développement des fièvres. Devant le poison palustre, toute cause d'affaiblissement, comme l'inappétence, la diarrhée qu'entraîne si fréquemment l'eau saumâtre, augmente les chances d'intoxication. D'ailleurs, si l'on peut révoquer en doute la puissance fébrigène des eaux marécageuses, l'expérience ne prouve que trop la part qui leur revient dans la production de maladies tout aussi graves, plus graves même que l'impaludisme (?), notamment dans celle de la dysenterie » (1).

Les eaux des marais, ainsi que les eaux fortement saumâtres, sont en effet impropres à la boisson, et ni l'ébullition, ni la distillation, ni la filtration n'en font des eaux potables (2).

(1) Léon Colin. De l'ingestion des eaux marécageuses comme cause de la dysenterie et des fièvres intermittentes, *Annales d'hygiène*, 1872.

La dysenterie qui commence à se manifester à bord d'un navire pourvu d'une eau irréprochable prouve que l'origine parasitaire due à une eau malsaine n'est pas constante. Il est vrai que l'on ne peut davantage invoquer une origine tellurique si la maladie éclate après un certain temps écoulé depuis le départ du navire. L'influence météorique reste seule avec ce que l'on a appelé l'origine spontanée, que nous avons nommé subjective, ou individuelle, et qui dépend également de causes physiques et de causes morales. La débilité se complique de diarrhée, puis se produit la dysenterie. (*Transformisme.*)

(2) Et cependant les micro-organismes contenus dans l'eau des marais ne diffèrent pas de ceux que contiennent certaines eaux limpides : « Quelque « multipliées qu'aient été mes recherches, on a vu que je n'ai pu trouver « ni microphyte, ni microzoaire caractérisant l'eau des marais; on peut « dire que les eaux potables les plus limpides, aussi bien que les eaux de

L'ébullition, les infusions aromatiques, qui tuent les micro-organismes sans dépouiller ces eaux des produits qui les souillent et sans les rendre notablement moins nauséeuses, sont des moyens inefficaces de purification ; quant à la distillation, elle ne leur donnera pas une saveur permettant de les boire sans répugnance, et d'ailleurs l'opération ne peut être pratiquée en toute circonstance. La filtration parfaite, avec ou sans décantation préalable, permet seule, exceptionnellement et en cas de force majeure, l'utilisation temporaire de ces eaux.

Admettons, ce qui nous paraît incontestable, que l'origine tellurique des miasmes malariens soit prouvée, et que cette origine se manifeste plus fréquemment qu'ailleurs dans les régions paludéennes, les germes paludéens étant analogues sinon identiques aux miasmes telluriques, quoique possédant une puissance pathogène supérieure, qui semble moins due à une distinction d'espèce qu'à une question de pullulation. Il est alors difficile de ne pas reconnaître que ces miasmes, qui ont l'atmosphère pour véhicule principal, doivent communiquer à l'eau des marais qu'ils infestent des propriétés nuisibles, quoique l'intoxication par la voie stomacale, certaine dans bien des cas de dysenterie, ne soit pas prouvée pour la malaria.

Les miasmes paludéens et alluvioniques constituent une sorte d'aggravation des miasmes telluriques, les propriétés de ces miasmes étant les mêmes, le degré de nocuité seul étant différent, sans tenir compte de la question de la forme ou des formes, si longuement débattue, si diverse-

« marais les plus bourbeuses, peuvent nourrir les mêmes infiniment « petits. » Maurel, *Dict. encyclop. des scienc. méd.*, article *Guyane*, 1886 ; Contribution à l'étiologie du paludisme, *Archives de méd. navale*, 1887, t. XLVII et XLVIII.

ment appréciée et si loin d'être tranchée actuellement (1).

En attendant les observations qui se rattachent à ce dernier caractère, n'y a-t-il pas lieu de croire à la similitude, sinon à l'identité des espèces? Pour nous, l'origine paludéenne et alluvionique, c'est l'origine tellurique dans des circonstances d'infection particulièrement puissantes.

Purification de l'eau. — Les eaux chargées de matières organiques devront être bouillies ou mieux filtrées, même avant d'être employées aux soins du corps. La décantation après le repos est évidemment insuffisante pour obtenir leur purification. Le traitement de l'eau destinée à la boisson par les substances chimiques diverses employées en vue de les purifier (alun, etc.) est généralement inefficace et souvent nuisible, malgré la précaution prise de filtrer l'eau après l'addition d'une ou de plusieurs de ces substances, qui d'ailleurs ont chacune une solubilité différente qu'il est facile de dépasser.

L'auteur que nous avons souvent eu l'occasion de citer, le Dr Ad. Nicolas, propose d'utiliser « les propriétés germicides des substances analogues à la saccharine pour obtenir la purification désirée ».

(1) Consulter sur les bactéries de l'eau : Chantemesse et Widal, *Annales d'hygiène publique et de médecine légale*, 1887; — Wolfhügel et Riedel, *Die Untersuchung der Bacterien in Trinkwasser*, *Arbeiten aus dem kaiserlichen Gesundheit'samte*, 1886, I, p. 455; — Pasteur et Joubert, *Comptes rendus de l'Académie des sciences*, 1878; — Brouardel. *Annales d'hygiène et de médecine légale*, 1887;—Certes, *Analyse micrographique des eaux*, Paris, 1883; — Miquel, *Annuaire de l'observatoire de Montsouris*, 1880 et 1881; — *Journal de pharmacie et de chimie*, 1888; — Macé. *Bactériologie*; — Malpert, Neuville, Examen bactériologique des eaux naturelles, dans les *Annales d'hygiène*, 1887, traduit de la *Zeitschrift für analytische Chemie von Fresenius*, 1886; — Arloing, analyseur bactériologique pour l'étude des germes de l'eau, dans les *Archives de physiologie*, 1887, n° 7, p. 273; — Meade Bolton, Ueber das verhalten verschiedener Bacterienarten in Trinkwasser, in *Zeitschrift für Hygiene*, 1, 1886, p. 76; — Prudden, *New-York medical records*, march 26 and april 2, 1887;—Frankel, Ueber des Bacteriengehaltes des Eises, in *Zeitschrift für Hygiene*, I, 2e p., p. 302, 1886.

Schonbein a le premier signalé un fait confirmé par les intéressantes expériences de Medlock et de Muspratt sur les eaux chargées de matières organiques, comme le sont celles de la Tamise, celles de l'Amstel et celles de la Mersey, c'est que le fer, ainsi que d'autres métaux d'ailleurs, convertit l'ammoniaque, ou les matières organiques azotées, en acide azoteux, lequel oxyde les matières organiques, qui disparaissent dans ces eaux en présence de ces métaux.

Distillation. — La distillation est une opération longue et relativement coûteuse ; elle n'est pas pratique pour l'eau employée à la boisson en Algérie, un appareil de distillation ne se trouvant pas habituellement dans les habitations ; et lorsque celles-ci en possèdent ces appareils sont employés à distiller toute autre chose que de l'eau. D'ailleurs, au point de vue de la production d'une eau potable, le résultat est peu satifaisant : l'eau distillée est lourde, parce qu'elle est privée d'air, et indigeste parce qu'elle est privée de sels ; de plus, la distillation dans les grands alambics ajoute à l'eau des produits dont il faudra ensuite la débarrasser par la filtration, sels de plomb, acides gras, produits empyreumatiques. C'est donc, en résumé, à la filtration qu'il faudra recourir pour obtenir une eau pure et appropriée à la boisson, lorsque la nature ne fournit pas spontanément cette nécessité première de l'existence.

Filtre Chamberlan. — Le filtre Chamberlan est certainement un de ceux auxquels on doit accorder la préférence parmi tous les filtres du commerce. Il retient les microbes, que ceux-ci soient ou ne soient pas directement dangereux par eux-mêmes au point de vue malarien, et il n'agit pas sur les matières dissoutes.

Malheureusement le débit de ces filtres dépend de la pression, et le transport ainsi que l'installation des grands modèles ne peuvent se faire partout. L'installation des petits modèles est facile, un entonnoir et un tube en caoutchouc, un réservoir quelconque placés au-dessus du filtre, une conduite d'eau fermée par un robinet suffisent.

Nous renvoyons aux auteurs qui ont traité les filtres et aux catalogues spéciaux pour les détails sur la construction de ces filtres.

Filtre Maignen. — Le filtre Maignen retient les matières dissoutes et les matières organiques. La première de ces propriétés est désavantageuse lorsqu'il s'agit d'une eau potable par elle-même, où les matières salines sont utiles à l'organisme ainsi qu'au goût. Ce filtre sera employé lorsque, forcé de se servir d'une eau, on la soupçonnera de contenir en solution des substances minérales nuisibles ; il est surtout utile dans le laboratoire, dans l'industrie.

Petits filtres en charbon comprimé. — Un petit filtre en charbon de terre comprimé est peu coûteux pour l'usage domestique Ces filtres sont distribués aux troupes anglaises dans plusieurs colonies. Ils sont pratiques et ils peuvent remplacer les filtres Chamberlan, lorsque les moyens de se procurer ces filtres supérieurs font défaut, lorsqu'il faut transporter un filtre sur soi, ou lorsque la pression nécessaire à son fonctionnement ne peut être commodément obtenue. Malheureusement ce filtre est facile à casser, s'engorge après un certain temps et dès lors ne peut plus servir.

Petits filtres contenant du poussier de charbon de bois ou du noir animal. — Le filtre en charbon de terre comprimé ci-dessus serait avantageusement remplacé, croyons-nous, par l'appareil suivant, comprenant : Une partie supérieure se composant d'un grand cylindre creux à plateau supérieur fixe perforé au centre et selon l'axe d'un prolongement sphérique médian, sur lequel serait retenu par son élasticité un tube aspirateur en caoutchouc de bonne qualité; une partie inférieure se composant: d'une rondelle en caoutchouc et d'un court cylindre à double fond et mobile se vissant sur le grand cylindre au moyen d'un court pas de vis ; ce double fond comprenant lui-même deux minces disques en porcelaine dégourdie (ce qui lui assurerait les avantages du filtre Chamberlan), le disque inférieur fixe faisant corps avec le court cylindre et le disque supérieur mobile y pénétrant à frottement doux. Le poussier de charbon de bois ou le noir animal seraient placés dans l'espace libre du double fond et légèrement comprimés par le disque mobile que fixerait solidement contre la rondelle de caoutchouc le pas de vis. L'arrivée de l'eau dans le filtre et son passage à travers les disques stérilisants et la substance filtrante seront déterminés par le vide produit par l'aspiration exercée au moyen du tube en caoutchouc. En pinçant entre deux doigts le tube en caoutchouc après chaque aspiration, on pourra accumuler une certaine quantité d'eau dans le filtre.

Les avantages de ce dernier filtre sont les suivants : stérilisation et filtration complètes, prix minime, petit volume, d'où transport facile, nettoyage commode, renouvellement rapide de la matière filtrante, commune (1).

Nous espérons voir introduire l'usage de ces filtres parmi les troupes de terre et de mer tenant garnison dans les colonies, ainsi que parmi la population civile d'Algérie, de la Cochinchine et du Sénégal.

Fatigues. — Nous avons vu que toutes les fatigues excessives, surtout les fatigues nerveuses, sont à éviter, la malaria étant essentiellement liée à un trouble de l'innervation.

(1) E.-P. et R. B. inv.

Le travail intellectuel, qui est peut-être la moins nuisible parmi les fatigues nerveuses et qui est certainement la moins fréquente de ces fatigues, surtout en Algérie, ne devra cependant jamais être porté trop loin, ni être trop longuement soutenu durant l'été. Chacun, à ce moment, a éprouvé la sensation qui se traduit par la torpeur relative de l'intelligence en même temps que par l'alanguissement général du corps. Durant les grandes chaleurs, la mémoire est moins prompte, l'esprit est moins vif, le raisonnement moins facile, et le jugement même est peut-être moins juste. La dégénérescence physique des habitants des pays chauds d'origine aryenne est moins marquée que leur dégénérescence intellectuelle et morale. L'Algérie n'est assimilable à ces pays que pendant trois mois de l'année, heureusement. Il y a cependant pour toute l'anné une différence indéniable entre la capacité de travail intellectuel et physique de l'Européen en Europe et en Algérie. Cette capacité étant moindre, les excès de travail de toute sorte, de table, de boisson, et tous les excès ont des conséquences plus rapides et plus funestes en Algérie. Il est inutile de dire que les excès de lit sont également nuisibles. La gravité de la malaria, de même que sa fréquence, est en raison directe de la débilité du sujet, du manque de résistance vitale constitutionnelle ou acquise due à une cause de dépression quelconque; cette gravité et cette fréquence sont loin de ne dépendre que des actions et des influences cosmiques déjà décrites, exercées à un moment donné sur de nombreux organismes avec des résultats bien différents.

Heures de travail et du repos. — Les heures qui doivent être consacrées au travail diffèrent suivant les régions et surtout suivant les saisons.

En été, il ne faudra pas travailler dehors pendant la nuit,

à moins d'urgence et sans prendre un peu de nourriture et toutes les précautions nécessaires contre le refroidissement. Il vaut mieux ne pas voyager la nuit, comme le font cependant la plupart des indigènes. Ces indications s'appliquent principalement à certaines plaines, surtout si à cette saison il y règne des brouillards nocturnes. Il convient autant que possible de ne pas coucher dehors dans les parties basses, dans la broussaille ou dans les endroits réputés malsains et qui ne seraient ni bas ni broussailleux, et de ne pas coucher sur un sol fraîchement remué ou près d'un défrichement récent, ni directement sur la terre humide.

En Algérie, il n'y a que peu de crépuscule au coucher du soleil et le frais humide de la nuit succède souvent rapidement à la chaleur excessive du jour. L'heure à laquelle cette chaleur se fait sentir est bien variable et la fraîcheur peut manquer, bien entendu, ou ne se manifester que tard dans la nuit et même vers le crépuscule matinal. On se couvrira davantage dès que la sensation de froid se fera sentir, en endossant un vêtement si l'on n'est pas couché et en ramenant sur soi une couverture si l'on est au lit.

Le matin il convient, avons-nous vu, de prendre une nourriture suffisante avant de se rendre au travail; celui-ci ne devra pas commencer avant que le soleil n'ait bien éclairé les parties où l'on travaille et il devra être interrompu pendant le moment le plus chaud du jour, durant lequel, suivant les individus et les circonstances, on prendrait quelquefois deux ou trois heures de repos ou même de sommeil. Nous ne sommes partisans du sommeil de jour que dans les cas où l'organisme faible ou délicat le réclame impérieusement. Il vaut généralement mieux suivre la coutume d'Amérique, de se coucher et de se lever de bonne heure, que celle d'Espagne, de dormir une partie de la journée et de veiller une partie de la nuit. La somme de travail que l'on peut obtenir par une répartition intelligente des heures de repos et du travail est remarquable (1).

Le travail devra cesser avant la tombée de la nuit, les moments précédant le jour et ceux qui précèdent la nuit pouvant être des heures également dangereuses.

Lorsqu'il faut passer la nuit dehors dans un pays malarien un feu est souvent utile, non pas uniquement parce que le froid l'indique, mais parce que la chaleur d'un feu favorise la résistance à l'action tellurique et aux influences météorologiques locales ; la chaleur et les courants aériens qu'elle produit augmentent les oxydations atmosphériques, tout en détruisant les microorganismes contenus dans l'atmosphère insalubre (2).

Sevrage des nourrissons. — Pour ce qui est des enfants il convient de ne pas les sevrer à un âge trop tendre, quatorze à dix-huit mois d'allaitement étant utiles suivant les sujets et les circonstances, et de ne pas les sevrer en été, ni à l'époque pénible de la dentition ; toute cause d'affaiblissement prédisposant les enfants à la malaria, qui est plus fréquente et plus grave même chez eux que chez les adultes.

Au moment du sevrage, les enfants seront progressivement conduits à s'assimiler les aliments constituant un régime ordinaire, et le régime mixte devra être institué et suivi pendant un temps plus ou moins long suivant les bébés, les cas où les complications individuelles, les saisons et suivant les circonstances où se trouve la famille de l'enfant. Nous recommandons comme nourriture de *transition* la crème de pain longuement bouillie connue des mères pauvres de Paris, additionnée d'un jaune d'œuf avant

(1) On en voit des exemples dans les colonies hollandaises, dans la Guyane et à Java.

(2) Léon Colin, ouvrage cité.

d'être donnée au bébé, aromatisée convenablement et suivant le goût de l'enfant, additionnée même d'un peu de phosphate bicalcique neutre assimilable de P. Thibault, excellente préparation, également utile pour les nourrices et décrite au chapitre du traitement. Une demi-cuillerée à café, deux fois par jour sera suffisante pour les nourrissons soumis au régime mixte, et le produit pourra être ajouté au lait bouilli, à une soupe au tapioca et au lait, aussi bien qu'à la crème de pain ci-dessus recommandée.

Signalons à ce propos une préparation pour le biberon, simple et d'un grand mérite, adoptée en Amérique, de même qu'en Angleterre où elle n'a subi que de faibles modifications de détail, le principe restant le même, celui de la séparation des éléments caséeux contenus dans le lait par l'interposition de particules amidonnées, ce qui empêche la coagulation du lait de vache en masses épaisses et indigestes. Environ 1 gramme de gélatine pure (ou un morceau de 5 centimètres carrés du produit feuilleté vendu par la droguerie) est légèrement macéré dans de l'eau froide, puis bouilli pendant un quart d'heure dans un verre d'eau, ou jusqu'à ce qu'il se dissolve. On ajoute alors lentement, en remuant constamment le tout, la moitié autant de lait et si l'on peut se le procurer une cuillerée à soupe de crème de lait avec deux morceaux de sucre, et on aromatise suivant le goût du bébé; le lait contiendra une demi-cuillerée à café ou un peu plus de fécule délayée à froid dans un peu d'eau avant d'être ajoutée au lait, ce qui a pour but d'empêcher la formation de grumeaux. Le Dr Routh recommande l'addition d'une ou deux cuillerées à soupe d'eau de chaux, dans les cas d'athrepsie (1).

(1) Dr Routh. *Infant feeding*, 2e édition, London, p. 397.
Le Dr Smith. *Wasting deseases of children*, London, 1868, page 33,

On évitera autant que possible d'élever les enfants au biberon. Le lait de chèvre, même pris au pis, ne remplace pas le lait d'une nourrice. Les meilleures nourrices sont indigènes, Kabyles et Arabes, ensuite les Espagnoles habitant le pays; les nourrices qui viennent d'Europe perdent fréquemment une partie ou la totalité de leur lait; ou bien leur lait s'affaiblit, il ne nourrit plus et provoque les diarrhées ainsi que d'autres maladies (1).

Aucun enfant ne devra être emmailloté, ce qui échauffe et débilite les enfants, leur occasionnant des maladies de peau et d'autres affections.

Les bains tièdes ou les lotions sont encore plus indiqués chez les enfants que chez les adultes. L'eau tiédie au soleil, mais qui ne devra pas y séjourner par trop longtemps, suffira à cet usage, en été.

Les lotions du corps devront même être pratiquées plusieurs fois par jour s'il y a lieu, afin d'éviter les érythèmes, les gerçures longues à se cicatriser en été, la gale bédouine et les éruptions sudorales, si fréquentes et si pénibles chez les jeunes enfants.

recommande de donner parties égales d'eau de chaux et de lait, dans l'athrepsie.

A practical treatise on the deseases of children, by Forsuth Meigs and William Pepper, 6th edition, Lindsay and Blakiston, Philadelphia, p. 332 and following.

(1) L'examen minutieux de la nourrice indigène est nécessaire à cause de la fréquence d'une tare constitutionnelle.

CHAPITRE TROISIÈME

ANATOMIE PATHOLOGIQUE : SANG ET LYMPHE, LOCALISATIONS MORBIDES; SYMPTOMATOLOGIE.

Sang, Hématies. — La couleur du sang malarien ressemble à celle du sang veineux, il y a diminution de l'oxyhémoglobine, de l'acide carbonique et de l'azote ; les hématies sont moins nombreuses, crénelées, et elles revêtent l'aspect muriforme que l'on rencontre dans d'autres intoxications; elles sont pâles, agrandies ou diminuées de volume, envahies par des granulations pigmentaires, et se dissocient facilement. A part des hématies plus ou moins décomposées, le microscope a révélé dans ce sang bien des corps différents, depuis les algues de Salisbury, de Magnin, de Balestra, depuis le champignon d'Ecklund, jusqu'aux corps décrits par Lavereau sous les trois formes de croissants, de sphères (pigmentés en cercle, comparables à la phase pseudo-filaire de certaines grégarines, et pourvus de trois ou quatre filaments rapides), de corps irréguliers formés de protoplasme et pigmentés sans ordre (1). Richard (2), puis Marchiafava et Celli y découvrent des

(1) Laveran. *Traité des fièvres palustres*, Doin, 8, place de l'Odéon, Paris.

(2) Richard. Micro-organismes de la fièvre palustre. *Comptes rendus de l'Académie des sciences*, 1882, nº 8.

cellules nues présentant des mouvements amibiformes (1), libres dans le sérum ou contenues dans les globules. Ceci, Cuboni, Marchiafava y avaient vu en 1881 et en 1882, au début des attaques malariennes, des bactéries formées de bâtonnets ou de longs filaments onduleux, isolés ou réunis en chapelets, accompagnés de spores libres ou adhérents, corps pareils aux bacilles décrits par Klebs et par Tommasi Crudeli comme existant dans la vase des régions marécageuses. Ces exemples suffiront, croyons-nous, à rappeler combien la micrographie du sang malarien est encore obscure, pour ne pas dire confuse.

Leucocytes (phagocytes). — Les leucocytes sont plus nombreux dans le sang malarien et ils sont fréquemment pigmentés. Peut-être, plus tard, les recherches micrographiques révéleront-elles d'autres faits concernant les modifications subies par les globules blancs, car « le jour est proche, peut-être, où, reportant sur la lymphe les recherches que l'on applique au sang, on y trouvera l'explication des désordres fébriles dans les modifications des leucocytes, qui paraissent de plus en plus représenter l'agent vital par excellence; l'hématie véhicule d'oxygène, demeurant, d'ailleurs, l'agent vivifiant de la nutrition dans les leucocytes, n'agit sur les nerfs terminaux que par leur intermédiaire. Tout porte à croire, si l'on juge par les travaux récents de Metschnikoff et de Gallemaerts, en particulier, que les leucocytes s'assimilent les microbes (phagocytes (2).

Localisations morbides. — Les localisations, les congestions, les inflammations viscérales malariennes sont dyscrasiques, pigmentaires, ecchymotiques.

(1) Marchiafava et Celli. Neue untersuchungen über der malaria infection, *Fortschritte der Medicin*, 1884-85.

(2) Dr Ad. Nicolas, ouvrage déjà fréquemment cité, p. 200.

Nous commencerons la revue rapide de ces localisations par le cerveau, et nous terminerons en rappelant les diverses colorations et manifestations cutanées dues à l'intoxication aérotellurique protéiforme.

Cerveau et système nerveux. — La malaria dépend surtout d'un trouble fonctionnel du système nerveux, a-t-il été dit; cependant, en dehors de certaines complications, les autopsies n'ont révélé que des altérations superficielles et légères : des injections, des pigmentations, des ecchymoses. La cellule nerveuse est plus ou moins rapidement atteinte dans l'intoxication malarienne, ainsi que dans les divers empoisonnements d'ailleurs, et nous ne pouvons insister sur ce fait. L'excitation des nerfs vasomoteurs est bientôt suivie du relâchement parésique, ou même paralytique, des vaisseaux, du trouble de la nutrition et de la calorification ; le sang vicié dans son intégralité irrite les nerfs vasomoteurs, souvent jusqu'au point de produire une altération caractérisée par la réaction acide. Tous les organes des sens peuvent être atteints dans leur fonctionnement (1).

Cœur et organes de la respiration. — En dehors des atteintes portées au fonctionnement du cœur et des poumons dans les diverses formes aiguës fébriles ces organes participent naturellement aux désordres nutritifs de l'organisme, surtout marqués dans les formes graves et pernicieuses, et si accentués dans la forme chronique.

Estomac et intestins. — Les localisations stomacale et intestinales des différentes formes malariennes n'entraînent que des injections, des ecchymoses, des érosions

(1) J. Renaut. *Dict. encyclopédique des sciences médicales*, art. Sang et Nerfs, 1878. Hématies, 1887. Nos instruments de précision sont encore bien insuffisants pour révéler ces altérations nerveuses que trahit la chimie.

superficielles, en dehors des complications, et surtout de la dysenterie.

Variété pseudo-typhoïde, et localisations infectieuses entraînant la putridité. — Les complications pseudo-typhoïdes de la malaria résultent d'une localisation abdominale. La maladie se distingue de la dothiénentérie : par la douleur plus accentuée produite en exerçant une pression au niveau de la rate et du foie (la congestion de la rate étant cependant à peu près générale dans la fièvre typhoïde et augmentant jusqu'à la troisième semaine, tandis que la douleur produite par l'exploration de la fosse illiaque droite est souvent peu accusée ou peut même manquer dans la dothiénenterie, comme dans la variété pseudo-typhoïde de la malaria); par l'état différent de l'ensemble de l'abdomen où la dépression peut se voir dans la malaria lorsqu'il y a de la diarrhée, ainsi que dans la forme chronique de la malaria, l'abdomen restant plus ou moins souple au contraire, quoique ballonné, lorsqu'il y a de la constipation à la première période; par la plus grande fréquence des vomissements que l'on remarque dans cette dernière maladie, les vomissements étant rares dans la fièvre typhoïde vraie; par la stupeur moindre ou les rêvasseries moindres, par l'hypostase pulmonaire moindre, par le nombre moindre et la nature des selles, par la nature et la fréquence différentes des hémorragies intestinales malariennes (les hémorragies dothiénentériques se produisant préférablement à des époques déterminées, ainsi qu'il en est des épistaxis); par la marche typique de la température dothiénentérique telle que cette marche a été formulée dans les aphorismes de Wunderlich, en opposition avec le peu d'étendue et l'irrégularité générale que l'on observe dans les oscillations thermiques de la malaria pseudo-typhoïde; par le dycrotisme plus marqué du pouls dans la dothiénentérie, le pouls étant fréquemment filant dans la malaria et offrant la discordance entre le pouls radiale et le pouls cardiaque (1).

Quant aux ressemblances entre ces maladies il faut dire que l'aspect général des malades, et même le décubitus dorsal, qui existe fréquemment dans l'un comme dans l'autre cas, sont, jusqu'à un certain point, des symptômes trompeurs.

Sans parler de l'origine contagieuse de la fièvre typhoïde par la transmission de source fécale, pulmonaire, ou même par les linges contaminés, ni de son origine extrinsèque, fréquente, émanations d'égouts, de cloaques, de fosses de vidange, *eau de boisson ou aliments souillés* par les produits de la décomposition animale, nous croyons que cette maladie *reconnaît, dans certains cas, une troisième origine qui est spontanée ou plutôt subjective (individuelle)*.

Chez le malade atteint de fièvre malarienne subcontinue ou continue la localisation abdominale peut bien être le point de départ de la fièvre typhoïde, transformation constatée par Léon Colin (1), Parola (2). D'autre part, la fièvre typhoïde, lorsqu'elle existe dans une région malarienne, subit souvent, ainsi que toute autre maladie d'ailleurs, *l'influence du milieu*.

Ces faits qui « n'empêchent nullement l'existence à part et même l'existence fréquente de la dothiénentérie

(1) Les quelques autopsies que nous avons vu pratiquer en Amérique ne révélèrent pas l'ulcération des plaques de Peyer, ni des follicules clos, mais seulement leur injection érosive. Cette injection érosive se retrouve dans la dysenterie, où l'ulcération en question se manifeste quelquefois.

(2) Léon Colin. *Traité des fièvres intermittentes*, 1870; — *Traité des maladies épidémiques*, 1879.

(3) J. Parola. *Sagio di climatologia et di geographica nosol. dell' Italia*, 1881; — *Dictionnaire encyclopédique des sciences médicales*, article Rome, 1877; Saisons, 1878; Miasmes, 1873; Dysenterie, 1885.

dans les régions malariennes (1) » ont entraîné la confusion regrettable des idées, due à la difficulté réelle de certains diagnostics.

En résumé, l'état typhoïde est le résultat de causes multiples, mais non distinctes, où toujours domine la putridité. Cette fièvre est fréquemment modifiée par l'intoxication malarienne, qui est alors la cause indirecte de la fièvre typhoïde, lorsque le germe de cette dernière maladie est engendré dans l'organisme sous l'influence de la malaria, ainsi que le veut Léon Colin.

Rate. — Le rôle physiologique de la rate est complexe ; en effet, si la rate semble plutôt élaborer les globules blancs, il convient de reconnaître que la rate aide également à la rénovation des hématies. Notre maître Peter a récemment fait remarquer que la rate (dans le foie, cette relation est moins constante et moins uniforme) augmente de volume en raison directe de l'élévation de la température du corps, et que ce fait est dû non pas seulement à ce que la rate reçoit naturellement un plus grand nombre de globules durant un temps donné lorsqu'il existe de la fièvre, mais surtout à ce qu'elle les retient, d'où l'engorgement. Elle ne revient pas complètement sur elle-même après chaque accès, et dans la forme chronique de la malaria elle s'hypertrophie lentement, ne reprenant que difficilement son volume primitif lors même que le malade est soustrait à l'action et aux influences infectieuses. Cependant l'hypertrophie reste fonctionnelle, à moins de complications.

Donc la rate emmagasine les globules à l'abri du courant circulatoire dans l'intoxication malarienne et, si elle ne les répare pas, elle les réserve pour le travail de la réparation.

(1) Dr Ad. Nicolas, ouvrage déjà cité.

La rate, qui s'engorge durant la période de frisson, ainsi que le foie et les divers parenchymes, est alors le siège d'une congestion active ; elle est le siège d'une stase fébrile durant l'hyperthermie, mais son engorgement, dans ces deux cas, semble être moins lié à l'intensité du frisson et au degré d'élévation de la température du corps ou à la persistance de la fièvre, qu'il n'est lié à la quantité du miasme malarien agissant sur l'organisme, au degré de la résistance individuelle opposé à la maladie, c'est-à-dire lié à l'état variable de la vitalité du sujet, à l'hyposthénie, aux *troubles fonctionnels de l'innervation.* De là peut-être, en partie du moins, les différences dans les formes cliniques de la malaria observées durant une même épidémie, dans une même localité, chez les individus appartenant à une même famille, habitant le même local, soumis d'ailleurs au même régime et ayant les mêmes habitudes.

« On pourrait, en voyant concentré dans la pulpe splénique l'effort de la nature médicatrice contre l'impaludisme, » (nous regrettons toujours ce mot exclusif) « conclure que l'élément lésé n'est pas surtout l'hématie, et que le trouble manifesté par le leucocyte dans l'accès malarien, alors que la désorganisation du globule rouge met l'oxygène en liberté, n'est pas un phénomène contingent, quoique les transformations amiboïdes des leucocytes se ralentissent à la fin de l'accès, lorsque les sueurs profuses, concentrant le plasma, ont fixé dans une certaine mesure l'oxyhémoglobine.

« Quoi qu'il en soit, la tuméfaction de la rate, congestive ou hypertrophique avec pigmentation, est caractéristique de la malaria et liée, sans doute, à l'altération du sang qui serait la lésion initiale » (1).

(1) Dr Ad. Nicolas.

En résumé, le rôle de la rate dans la malaria peut être caractérisé en deux mots : c'est surtout un rôle d'emmagasinement protecteur pour les globules rouges du sang, empêchant la destruction d'un nombre considérable de ces éléments et prévenant ainsi l'hyposthénie qu'entraînerait la perversion ou simplement le ralentissement de la nutrition intime. Les grosses rates et les foies hypertrophiés se rencontrent surtout dans la cachexie lente ; la stéatose splénique et hépatique dans les intoxications à marche rapide, suraiguë (1).

Foie. — Le foie se congestionne activement durant le frisson et il participe aux stases organiques dues à l'atonie vasculaire qui se manifeste pendant le stade de chaleur.

Les fonctions hépatiques sont troublées par l'état d'appauvrissement du sang, et quelquefois par l'obstruction irrégulièrement fluxionnaire des cellules, des canalicules, et rarement des conduits excréteurs du foie, l'obstruction se manifestant surtout dans les attaques malariennes où le refroidissement joue un grand rôle ; l'ictère vrai qui peut se produire dans les formes bénignes est liée à la polycholie, lorsqu'il n'est pas lié à l'état catarrhal des voies.

Le trouble fonctionnel le plus grave du foie se rapporte à la sélection excrémentitielle d'où résulte l'urée ; « que la production de l'urée se trouve entravée dans le foie malade au moment où les combustions organiques sont partout accrues, par suite de la mise en liberté de l'oxygène dans la désintégration des globules, et la surcharge, dans

(1) La typhomalaria serait pour quelques auteurs une périsplénite et une périhépatite avec fausses membranes péricapsulaires et épaississement de la trame de ces organes. *Dictionnaire encyclopédique des sciences médicales*. Obédenare, art. Région danubienne.

le sang, des produits d'oxydation incomplète : tyrosine, leucine, etc., est d'autant plus fâcheuse que le rein, compromis lui-même, accomplit mal son travail d'élimination (1). »

Dans la cachexie, la congestion passive a précédé la stéatose oligocythémique du foie accompagnée de l'hypertrophie, de l'induration et de la pigmentation de l'organe : « mais ici, les congestions réitérées, et peut-être l'irritation continuelle du poison malarien et l'abondance relative des globules blancs du sang, ont déterminé un état subinflammatoire, une hépatite interstitielle subaiguë, qui est l'une des origines de la cirrhose hépatique (2). »

Reins. — Les reins se congestionnent dans les formes fébriles comme les autres organes abdominaux, surtout la rate et le foie, et aux mêmes moments que ceux-ci, la congestion active accompagnant, précédant même le frisson de concentration ; la stase atonique se produit au moment de l'hyperthermie.

L'urine devient rare, albumineuse dans les formes graves, épaisse, rouge foncé fébrile, brune, plus ou moins hémaphéique, mélanurique (un pigmenturique) (3) ; elle contiendrait plus d'urée durant le frisson, et, généralement, plus d'urée en proportion de la rareté de l'urine, moins d'urée ou pas d'urée durant l'accès grave et l'accès

(1-2) Dernier auteur cité.

(3) Il faut noter que les reins sont surtout lésés dans les rechutes. Le foie est l'organe le plus nettement atteint dans les cas ordinaires, ensuite ou conjointement la rate, enfin, les reins, l'utérus, etc.

La couleur rouge de l'urine fébrile étant fréquemment due à l'hydrobilirubine (urochrome, urobiline), qui colore probablement l'urine normale, en même temps qu'au pigment biliaire qui ne serait autre chose que l'hématoïdine ; le sang fournissant directement la matière colorante de la bile, et par conséquent de l'ictère hémaphéique.

pernicieux, plus d'urée après l'accès passé. Enfin, il y a fréquemment anurie plus ou moins durable (1).

Il est toujours utile d'examiner les urines, les variations biliphéiques fournissant des indications utiles sur le degré, l'intensité de la maladie, sans toutefois que l'on puisse en tirer un élément de diagnostic permettant d'affirmer l'état physiologique, ou au contraire le trouble fonctionnel de l'organe.

L'albuminurie passagère n'est pas liée à la néphrite, mais, d'après Frerichs, à la mélanémie.

Le rein éprouve la puissance de l'intoxication malarienne encore plus peut-être que le foie, tout au moins il l'éprouve d'une manière différente : « Les troubles du foie traduisent plutôt l'inertie fonctionnelle ; les troubles du rein suggèrent l'idée d'une irritation par le sang altéré, et si les obstructions irrégulièrement disséminées du foie n'abolissent pas complètement l'uropoïèse, l'anurie prolongée supprime absolument l'élimination excrémentitielle dans l'accès grave.

« Le peu d'urine expulsée est pauvre en urée, contrairement à ce qui existe dans les fièvres bénignes, où l'exagération des combustions se révèle par l'accroissement de l'urée dans l'urine (2). »

L'hématurie se produit quelquefois au début sous la forme d'une hémorragie congestive, de concentration, même en dehors de la forme ictéro-hématurique de la malaria ; elle peut se produire encore comme hémorragie dyscrasique dans les formes graves, pernicieuses, rémittentes, *précédant, accompagnant ou suivant d'autres hémorragies dyscrasiques quelconques.*

(1) M. Féréol a communiqué en date du 14 mai 1890 à la Société de médecine l'observation d'un goutteux n'ayant passé que quelques gouttes d'urine durant une semaine.

(2) James Tison. *Malarial hœmaturia, medical news*, march 1883.

James Tison (1) reconnaît une première forme bénigne, étudiée par Dressler (2) et Harley (3), caractérisée par des urines sanglantes périodiques, ou revenant par intervalles et paroxystiques, chez les malariens ou d'anciens (?) malariens, les urines étant albumineuses, rouges, mais contenant peu ou pas de globules rouges. Enfin, une forme hématurique noire, tropicale, aussi grave que rare. « Dans les deux formes, il s'agit d'une hémoglobinurie et non d'une hématurie (4). »

Système tégumentaire. — Il n'est guère d'endroit plus favorable que Vichy pour noter les couleurs et les nuances nombreuses qu'imprime aux téguments l'intoxication malarienne. Depuis la teinte cireuse et le jaune safran jusqu'au vert olive, depuis le blanc cireux jusqu'au gris ardoisé et même bleuté, toutes les variétés de coloration de la peau s'y présentent à l'observateur, les colorations les plus étranges parmi celles que nous avons vues se rencontrant chez les Turcs, les Arméniens, les Persans.

La couleur de la peau varie dans les différentes formes aiguës de la malaria, du pâle grisâtre au jaune bilieux, et elle varie encore davantage dans la forme chronique de l'empoisonnement. Ces nuances, ces différences de couleur, ont une grande importance, car elles indiquent non seulement l'état général du sang, mais les localisations morbides qui se produisent préférablement dans tel ou tel organe, suivant les sujets et les circonstances.

La couleur des formes graves et de la forme chronique de la malaria est due à la pigmentation splénique (qui se

(1) James Tison. *Malarial hœmaturia, medical news*, march 1883.

(2) Dressler. *Virchow's archiv*, 1854.

(3) Harley. *Medical and surgical transact.*, 1865.

(4) Forgue et Boinet. *Dictionnaire encyclopédique des sciences médicales*, article Hématurie, 1887.

rencontre d'ailleurs également, quoique à un moindre degré, dans bien des lésions de l'organe, et qui n'a, par conséquent, rien de pathognomonique et n'indique nettement que la destruction des hématies pigmentées); à la suffusion de la bile qui a subi une altération jaune brun ou noirâtre qui reste plus ou moins obscure et qui, lorsqu'elle se manifeste dans la cachexie, est liée à la cirrhose hypertrophique du foie, à l'anémie chlorotique qui se manifeste quelquefois d'une manière dominante dans cette cachexie, aux ecchymoses qui se produisent au déclin des cas graves, lorsque des hémorragies multiples, surtout fréquentes dans les variétés bilieuses, adynamiques, indiquent le degré avancé de la décomposition du sang.

En dehors des colorations ou des décolorations des téguments dues à la malaria, la surface du corps est fréquemment le siège de diverses éruptions, parmi lesquelles on remarque surtout l'urticaire, l'herpès.

Les éruptions successives d'urticaire ont fréquemment précédé ou accompagné les attaques d'empoisonnement malarien aigu ou les paroxysmes des formes gastrique, gastro-intestinale, arthralgique et autres (1). Les éruptions d'herpès sont plutôt critiques et elles précèdent ou accompagnent préférablement une amélioration des symptômes de l'empoisonnement.

Sans vouloir multiplier indéfiniment les formes déjà si nombreuses reconnues à la maladie, il est utile de signaler ces symptômes cutanés et surtout l'éruption urticarienne assez fréquente pour constituer, à un moment donné, la règle et non l'exception dans quelques régions et dans certaines constitutions médicales.

(1) Les arthritiques semblent être plus exposés que d'autres à la malaria; il en est de même des dyspeptiques divers, en dehors de l'arthritisme.

Signalons encore parmi les manifestations cutanées imputables aux influences malariennes les sudamina, liés à des sueurs abondantes ou prolongées et qui se rencontrent même en dehors de la variété pernicieuse sudorale et de la variété arthralgique; les taches rosées, les petites hémorragies sous-épidermiques et endermiques, taches ecchymotiques, purpura dyscrasique grave; enfin les sueurs teintées de différentes couleurs, roses, orangées, brique, brune, etc., surtout abondantes aux plis articulaires, bizarre indication de l'état et de la circulation du sang, plus fréquentes chez les femmes, celles qui manifestent des congestions utérines malariennes, et chez celles qui sont prédisposées à la cachexie, à l'anasarque anémique, aux stéatoses généralisées.

Enfin, on remarque quelquefois de l'hyperesthésie cutanée au niveau de l'abdomen, des cuisses ou ailleurs, les surfaces qui sont le siège de ce symptôme étant généralement peu étendues.

SYMPTOMATOLOGIE MALARIENNE

L'empoisonnement dû à la malaria se distingue de tous les autres par la diversité de ses formes. Cette distinction de la malaria n'est, il est vrai, pas toujours facile, surtout lorsqu'il s'agit de poser le diagnostic différentiel entre certaines formes de la malaria et les maladies infectieuses du premier groupe, qui offrent avec la malaria plus d'un caractère commun pouvant induire en erreur, bien que le médecin expérimenté puisse généralement distinguer la maladie.

Types et formes malariens. — La malaria offre donc bien des caractères différents suivant les pays, les régions, les années, les saisons, les sujets, les circonstances d'âge, de santé, d'hygiène, et même de traitement. Elle constitue la maladie protéiforme par excellence, sans que cependant cette multiplicité des types et des formes empêche de reconnaître la même maladie dans le dédale plus ou moins sombre des symptômes.

Unité malarienne. — De prime abord, la différence de nature et d'origine semblerait acquise à des manifestations morbides aussi dissemblables entre elles que le sont les types fébriles périodiques, les variétés pernicieuses avec localisations diverses, les variétés pseudo-rémittente ou continue, les empoisonnements malariens apyrétiques; mais on reconnaît généralement aujourd'hui qu'il n'en est rien. C'est toujours la même unité pathologique que l'on rencontre, et que l'on est forcé d'admettre. Le syndrôme, l'évolution, l'efficacité du traitement spécifique le prouvent.

L'unité génésique et étiologique de ces types et de ces formes morbides est donc admise, si diverses que soient les variétés; elle s'impose dans toutes les parties du monde, en attendant que l'on admette l'unification, proposée et déjà entrevue comme possible, des différentes maladies infectieuses du premier groupe; laquelle unification dépend surtout de la solution du problème de la contagiosité de ces maladies.

Dans le tableau qui indique la classification que nous avons proposée pour les maladies infectieuses du premier groupe, ou d'origine cosmique, nous avons mentionné les opinions les plus récentes se rapportant à cette question de contagiosité, et nous ne pouvons y revenir ici que pour rappeler incidemment cette classification, utile actuellement, croyons-nous, mais sujette à être modifiée sans doute, à mesure que ces questions si difficiles seront élucidées.

Nous ne pouvons nous attarder sur les types communs de la malaria, ni rappeler, autrement que pour les quelques lecteurs n'appartenant pas au monde médical qui parcourraient cette monographie, la fréquence prédominante des formes intermittentes et même périodiques; la diminution dans le nombre des cas rémittents, subcontinus ou continus à mesure que les observations se rapportent à des latitudes de plus en plus élevées, à des saisons plus froides, à des sujets moins débilités; la grande fréquence et la multiplicité des formes fébriles de la maladie. De même nous ne rappellerons que pour mémoire, encore une fois et sans nous y appesantir davantage, le rapport manifeste qui existe entre le nombre et la gravité des cas, ainsi que des récidives d'une part, et la débilité congénitale ou acquise du sujet d'autre part; le rapport entre l'état général de celui-ci et la perniciosité, qui semble dépendre bien plus de cet état que des causes extrinsèques; enfin le rapport que l'on découvre entre la cachexie malarienne et la chaleur du climat, celle-ci, étant généralement unie à la plus grande puissance exercée par l'action et les influences aéro-telluriques à mesure que l'on se rapproche des tropiques.

Rythme fébrile. — Chez les nouvellement arrivés (1) en Algérie, la maladie est surtout intermittente et périodique et elle revêt préférablement une des variétés normales fébriles, étant souvent quotidienne; la fièvre est quelquefois légère, erratique, atypique d'abord, et ne se règle qu'après un ou plusieurs jours. Les arrivants peuvent cependant contracter la maladie sous une des variétés dites rémittentes bilieuses (2), et la variété pseudo-typhoïde notamment est assez fréquente dans ces conditions, surtout dans les centres de population où les causes qui engendrent la

(1) Ces expressions : nouvellement arrivés, habitants, permettent d'éviter les mots acclimatés, non acclimatés que nous n'employons pas pour des raisons données au chapitre traitant de l'acclimatement.

(2) La rémittence régulière et périodique est : « Une conception plutôt théorique; ce sont des fièvres continues à reprises, où le poison malarien maintient son action désorganisatrice malgré les restaurations globulaires incomplètes. » Dr Ad. Nicolas. Nous partageons absolument cet avis.

putridité viennent s'ajouter aux causes ordinaires, déjà suffisamment complexes, qui produisent l'infection malarienne. Quant à la variété tierce, elle se montre soit d'emblée, soit après une ou plusieurs rechutes de fièvre quotidienne, dont chacune laisse l'organisme plus exposé à l'action et aux influences qui causent l'endémo-épidémie. La variété quarte se manifeste plus tard.

Lorsque les accès, quels qu'ils soient d'ailleurs, se succèdent, ils augmentent d'intensité, et ils entraînent fatalement, la débilité du sujet, ce qui l'expose davantage à un accès pernicieux; lequel peut cependant se produire à la première attaque; de même les variétés de la forme dite rémittente bilieuse se montrent surtout chez les habitants déjà affaiblis par leur séjour prolongé dans une région malarienne, quoiqu'elles puissent, avons-nous vu, se produire à un autre moment. Observons encore que la cachexie n'est pas toujours précédée par des attaques franches, mais qu'elle succède quelquefois à une anémie insidieuse; elle s'établit alors sans secousses, doucement mais sûrement; il y a un empoisonnement lent et continu, sans réaction de la part de l'organisme.

Frisson. — Le frisson, signe de contraction périphérique et de concentration centrale, peut manquer, quoique rarement, chez les adultes, au début des formes fébriles. Ce frisson résulte de l'excitation des nerfs vasomoteurs et il est suivi, plus ou moins rapidement et d'après une loi bien connue, de leur pseudo-paralysie; les viscères se congestionnent d'abord, puis ils participent à la stase circulatoire.

L'action et les influences infectieuses excitent rapidement la cellule nerveuse, surtout par l'intermédiaire du sang pulmonnaire et grâce à l'état de *réceptivité* (état vital hypo-électrique, ataxie nerveuse) (?), à ce moment, il y a frisson; la concentration centrale sanguine et lymphatique qui accompagne le resserrement des vaisseaux superficiels produit la congestion, et il y a chaleur ; enfin le relâchement parésique ou pseudo-paralytique des tuniques vasculaires entraîne la stase veineuse, accompagnée de sueurs. Tel est le cycle malarien, sujet à de nombreuses variations individuelles et locales. Tel est aussi le cycle, essentiellement nerveux, que l'on constate fréquemment en dehors de la malaria et qui rappelle toujours, plus ou moins, les symptômes dus à la paralysie du grand sympathique.

Le retour du frisson dans le cours de l'accès malarien fébrile caractérise la rémittence ; sa persistance, son exagération constituent l'algidité, qui se produit préférablement dans les récidives, les cas où la restauration des globules est incomplète, et nulle quelquefois. Le collapsus est un épiphénomène qui paraît absolument distinct de l'algidité.

Douleurs. — La céphalalgie, la rachialgie (1), les douleurs articulaires et dans la continuité des membres, le lumbago malarien, si l'on peut s'exprimer ainsi, se produisent conjointement, tour à tour, ou séparément, suivant les cas, les régions, les années, les saisons ; il en est de même des autres douleurs que l'on doit rapporter à la maladie. Ces douleurs manquent rarement ; intenses, elles constituent un des symptômes des formes graves, où l'intoxication surcharge les vaisseaux de produits morbides, déchets de la combustion organique, lorsqu'il y a une insuffisance marquée de l'uropoïèse.

Inquiétude, exagération des réflexes. — L'inquiétude du malade, le malaise nerveux, peut se traduire par une simple agitation, ainsi qu'on l'observe dans d'autres maladies infectieuses ; le sujet éprouve le besoin invincible de

(1) La douleur siège préférablement : au front, au sommet ou sur les parties latérales du crâne, d'un seul ou bien des deux côtés, au niveau du cervelet, du bulbe, à la région lombo-sacrée.

changer fréquemment de position, ce qui a lieu surtout pour les membres inférieurs; ou bien ces changements se font spontanément, brusquement, et il y a exagération des réflexes et ataxie; le besoin de contraction s'accentue dans le système musculaire à mesure que la maladie progresse et que, d'un autre côté, la suspension de l'innervation cérébrale augmente. Ces secousses partielles peuvent être remplacées par un tremblement léger qui est indépendant du stade de frisson.

Ces phénomènes constituent souvent dans leur ensemble une sorte de faux délire.

Délire. — Le délire malarien peut revêtir une forme douce ou intense, depuis la simple mussitation, dénotant l'hébétude, jusqu'au délire maniaque avec aberration des sens de la vue, de l'ouïe et même de l'odorat, du goût et du tact.

Convulsions. — Les convulsions dues à la malaria se rencontrent préférablement chez les enfants, et surtout chez ceux du premier âge, quoiqu'elles ne soient pas absolument rares chez l'adulte, où elles constituent une variété pernicieuse. Chez l'enfant, les convulsions peuvent éclater sans symptômes précurseurs, sans que l'enfant ait attiré l'attention sur son état; il peut n'être que souffreteux durant une partie de la journée, les convulsions subites remplaçant le frisson d'un paroxysme malarien ordinaire, verrons-nous.

Adynamie. — L'adynamie manifestée dans les variétés de la forme dite rémittente bilieuse n'offre en elle-même rien qui doive être signalé. Elle est liée aux ictères hémoglobinique et biliphéique, quelquefois aux hémorragies diverses.

Coma. — L'état soporeux, le coma malarien n'ont rien de caractéristique; ils se manifestent avec une excessive rapidité dans la variété apoplectique de la forme cérébrale ou suivent les convulsions dans la forme bulbo-spinale qui se montre chez l'adulte, et surtout dans l'intoxication qui se produit chez les enfants du premier et du second âge. Les *circonstances de lieu et de temps*, les commémoratifs, quelquefois l'exploration de la rate, du foie, l'état des artères, l'âge et la constitution du sujet, aideront à établir le diagnostic. Ce n'est pas ici le moment de se conformer à la recommandation du proverbe relatif à une abstention prudente dans le cas de doute; le traitement spécifique, appliqué de suite, a seul quelque chance de détourner le coup. Lorsqu'il se manifeste plus tard, le coma paraît cependant être rarement lié à l'urémie; l'albuminurie, l'anurie prolongées sans urémie, étant fréquemment observées dans l'intoxication malarienne.

Dypsnée. — L'oppression se révèle souvent dans la malaria durant les paroxysmes de la forme fébrile aiguë, en dehors des variétés pneumonique, pleurétique et pleuro-pneumonique; elle est fréquemment liée à une sensation de barre que les malades accusent au niveau du tiers antéro-supérieur du thorax, à la diminution de l'amplitude des mouvements respiratoires; elle dépend de l'innervation défectueuse de l'organe, de la désorganisation du sang, et elle se rencontre dans des intoxications de natures bien différentes. Cette oppression s'accentuant dans les cas de localisation thoracique, il y a de la dyspnée intense; cette dypsnée se rattache quelquefois à l'urémie.

Vomissements. — Les vomissements de la malaria aident à poser le diagnostic; si l'on s'inspire du milieu et parfois de l'époque à laquelle ils se produisent, de leur fréquence et de leur persistance en dehors des causes connues qui produisent les contractions de l'estomac. Leur nature est variable et ils n'ont toutefois rien de caractéristique.

Les vomissements sont nerveux, plus ou moins glaireux, aqueux ou réflexes, bilieux; plus rarement ils revêtent le caractère sanguinolent, ce qui peut avoir lieu lorsque les efforts ont été grands ou persistants, ou que, vers la période ultime, le sang est déjà grandement décomposé et que les stases et les hémorragies partielles sont multiples.

Les vomissements constituent une variété assez fréquente de la forme spasmodique larvée, dont nous avons encore observé plusieurs cas intéressants durant le cours de cette année.

Selles miasmatiques. — Le dévoiement dû à l'atonicité de l'intestin, la diarrhée décolorée, quelquefois accompagnée de toux et de douleurs sourdes à exacerbations périodiques siégeant au tiers inférieur et à la partie postérieure du thorax et liées à des localisations thoraciques de la malaria, légères, mais à longue portée, la diarrhée bilieuse, qui alterne quelquefois avec la rétention biliaire imprimant son caractère aux selles décolorées, la diarrhée colliquative, la diarrhée séreuse intense avec rectite, la diarrhée dysentérique, ne sont pas spéciales aux régions les plus fortement malariennes, quoique ces désordres y soient plus fréquents. Ils précèdent souvent ailleurs les manifestations de la maladie, ils les accompagnent, ou ils les suivent, sans offrir par eux-mêmes rien de caractéristique, ni qui doive être mentionné ici, *si ce n'est leur fréquence et leur persistance dans un foyer malarien*, surtout à l'époque des plus grandes vicissitudes atmosphériques, des grands écarts nycthéméraux de la température, des écarts de régime les plus communs et les plus invétérés.

Dyscrasie hydropigène. — L'anasarque anémique, la leucophlegmasie, la dyscrasie hydropigène s'observent surtout après des rechutes, dans la forme chronique, dans les régions les plus fortement malariennes, chez les alcooliques; mais, dans certaines constitutions médicales, elles peuvent se passer de ce concours de circonstances, et se manifester assez rapidement après quelques rares attaques aiguës.

CHAPITRE QUATRIÈME

LA MALARIA CHEZ LES ENFANTS

L'empoisonnement malarien est encore plus fréquent chez les enfants du premier âge que chez les adultes, avons-nous dit, et il se manifeste fréquemment chez eux des symptômes qui aident à obscurcir le diagnostic.

Fréquence de la maladie chez les nourrissons et chez les enfants du premier âge. — C'est à cause de ces deux faits : fréquence de l'empoisonnement chez les enfants au-dessous de sept ans et difficulté réelle de reconnaître facilement la maladie dans certains cas, que nous croyons devoir ajouter à ce travail un article sur la malaria dans le premier âge.

Les femmes atteintes de la maladie avortent souvent, la congestion infectieuse se produisant dans l'utérus et dans ses annexes aussi bien que dans les autres organes. L'observation ne s'applique pas seulement à la malaria d'ailleurs, mais à toutes les autres maladies du même groupe, et l'on a récemment signalé des métrorragies et des avortements qui se sont produits sous l'influence de la grippe, dernier anneau de cette chaîne morbide (1).

La malaria paraît pouvoir être contractée dans l'utérus,

(1) The grippe as a cause of abortion and miscarriage, Dr W.-H. Banks, Mifflintown Pa, *Medical and surgical reporter*, 26 april 1890, Philadelphia.

dans certains cas où les enfants offrent immédiatement après leur naissance les signes indubitables de la maladie.

« Nous avons personnellement été témoin de plusieurs cas semblables où les symptômes et l'effet rapide de la quinine ne laissaient aucun doute sur le diagnostic (1). »

Types et formes. — « Durant les premières années de l'enfance la malaria se montre sous la forme fébrile intermittente et sous la forme rémittente, » disent W. Pepper et F. Meigs... « La malaria sous toutes ses formes offre d'ailleurs chez les enfants des paroxysmes et des intermittences moins marqués que dans un âge plus avancé. »

« Le type fébrile quotidien est le plus fréquent chez les enfants avant sept ans, le tierce est plus rare, le quarte est absolument rare... Le stade de frisson manque souvent ou bien il est masqué... L'enfant peut pâlir, être plus allangui, offrir le refroidissement des extrémités, les ongles peuvent bleuir ; le frisson vrai est rare, et le stade de froid est toujours de courte durée, de quelques minutes à un quart d'heure... » « La fièvre qui suit est généralement peu intense... ; dans d'autres cas, elle s'allume d'une manière marquée, la respiration devient plus fréquente, le pouls s'accélère. »

Fréquence des convulsions au début d'un paroxysme. — « Au début de l'attaque, il y a quelquefois du délire et il n'est pas rare de voir les convulsions se produire à ce moment. Ce fait de la possibilité des convulsions remplaçant le frisson comme symptôme initial du paroxysme malarien au début de la fièvre ne doit jamais être perdu de vue dans le diagnostic. »

(1) (2) Drs J. Forsyth Meigs and William Pepper. *A practical treatise on the diseases of children*, sixth edition, Philadelphia, 1877, p. 689. Nous avons encore récemment été témoin d'un cas de cette nature.

« La fièvre a une durée très variable et elle se termine rarement d'une manière brusque, comme cela a lieu chez les adultes, par une défervescence soudaine et par des sueurs profuses. Au contraire, dans bien des cas, l'enfant paraît plus ou moins fiévreux pendant toute la durée des vingt-quatre heures, mais une observation attentive révèle une augmentation de la chaleur du corps à une heure quelconque de la journée, et cette recrudescence de fièvre est fréquemment précédée ou suivie d'une courte période pendant laquelle l'enfant est pâle et alangui, avec le front et les mains froides et moites. Il faut ajouter à cette irrégularité dans les symptômes et dans la durée du paroxysme le fait de la variabilité de l'heure à laquelle l'attaque se produit. Chez les enfants de cinq ans et au delà, l'attaque peut se manifester aux heures ordinaires, dans l'après-midi, mais chez les enfants plus jeunes, elle peut se produire bien plus tard dans la journée, ou même, ainsi que nous l'avons vu plus d'une fois, à une heure avancée de la nuit (1). »

Invasion brusque. — Nous avons fréquemment vu des enfants qui, n'ayant été que souffreteux, irritables et plus ou moins fiévreux durant la journée, étaient soudainement pris de convulsions, de vomissements, passaient une ou deux garde-robes involontaires et tombaient rapidement dans le coma interrompu par des convulsions et précédant inévitablement la mort, à moins d'un diagnostic rapide et certain permettant une intervention également prompte et très fréquemment efficace.

Difficulté du diagnostic. — La grande difficulté de ces cas réside dans le fait même de l'obscurité des symptômes pouvant attirer l'attention des parents sur la nature de la

(1) Drs Forsyth Meigs and William Pepper, ouvrage cité ci-dessus.

maladie, l'imminence d'une complication redoutable ou plutôt d'une localisation nerveuse qui est la règle dans les cas où l'infection suraiguë chez les jeunes enfants n'est pas reconnue à temps. Le médecin est appelé *pour des convulsions* et malheureusement, s'il n'a pas l'expérience voulue de cette forme infantile de l'infection, expérience qu'il est rarement possible d'acquérir (personnellement) en France, mais que tout médecin doit avoir en Algérie, il ne méconnaîtra, lui aussi, que trop souvent la cause du symptôme. Nous avons quelquefois vu donner du chloral dans ces cas, pour seul traitement; rien que du chloral... Il est inutile de signaler le résultat de cette erreur (1).

Dans les cas où l'infection est entravée à temps, on remarque fréquemment l'évacuation d'une urine claire et abondante comme symptôme critique indiquant la fin d'une attaque.

Complications chez les jeunes enfants. — Les complications les plus fréquentes chez les jeunes enfants sont de nature intestinale, bronchiques ou pulmonaires, surtout dans la forme bulbo-spinale de la maladie.

La malaria chez les enfants du second âge. — A partir de six ou sept ans l'intoxication malarienne aiguë se trahit par des symptômes qui diffèrent moins de ceux qui se manifestent chez l'adulte. La variété convulsive reste pendant des années la variété la plus fréquente, du moins en Algérie, d'après notre observation.

La forme larvée, plus ou moins apyrétique ou même apyrétique, est rare; la variété névralgique à peu près

(1) Nous nous rappelons avoir vu donner encore durant cette dernière endémo-épidémie deux lavements de chloral coup sur coup à un enfant de un an; chaque lavement contenait 4 *grammes de chloral*. Il est vrai que le premier lavement fut en partie rendu; mais le second fut conservé de force. Voir l'observation LIV.

inconnue chez les enfants. Nous avons constaté les variétés spasmodiques encore cette année chez de très jeunes filles, surtout la toux, les vomissements, la chorée et même l'hystéricisme malariens.

Forme chronique chez les enfants. — La forme chronique chez les enfants ressemble généralement à celle de l'infection chronique qui se produit plus ou moins rapidement chez les adultes et il n'y a aucune raison de la différencier. Elle offre les deux variétés indiquées dans le premier chapitre au tableau synoptique de l'aérotellurisme protéiforme. L'apparence des petits malades est celle de la cachexie paludéenne ordinaire, les symptômes sont les mêmes ; le pronostic et le traitement sont semblables dans les deux cas. L'hydrémie est plus prompte et plus fréquente que chez l'adulte (1).

Anatomie pathologique. — Il convient de remarquer que chez les enfants les granulations pigmentaires dues à la décomposition du sang ont été moins fréquemment observées à l'autopsie, et que la pigmentation est moins générale dans les organes, qu'elle est moins complète. L'ascite ainsi que les divers œdèmes sont également moins fréquents, quoiqu'ils ne soient nullement rares. La modification que subit le sang est plutôt caractérisée par l'hydrémie, avons-nous vu. Les lésions anatomo-pathologiques du rein se présentent moins souvent, quoique des accidents urémiques aient pu être constatés dans quelques cas.

Traitement. — Le traitement des formes aiguës, ainsi que celui des variétés chroniques, ne diffère pas sensible-

(1) Chez les enfants anémiés par la malaria, l'insomnie, les troubles gastro-intestinaux, le terrain est tout préparé pour l'évolution de la méningite tuberculeuse, en dehors des manifestations méningitiques de la maladie.

ment du traitement que l'on emploie chez les adultes. Le traitement symptomatique est le même que chez ceux-ci. Cependant on tiendra toujours compte de l'irritabilité excessive de l'estomac chez les jeunes enfants. Le bromhydrate basique nous semble être le meilleur sel de quinine à administrer dans les formes aiguës; l'hypophosphite, chez des enfants plus âgés, surtout chez les filles; le valérianate dans la forme chronique, lorsque la quinine est indiquée pour parer aux attaques subaiguës qui viennent quelquefois varier irrégulièrement le tableau de la cachexie, et chez les jeunes filles à l'âge critique.

La quinine, quel que soit le sel choisi, devra fréquemment être donnée par le rectum, en lavement ou sous la forme de suppositoires; la pommade est rarement efficace. Ces modes d'administration sont traités ailleurs. Les reconstituants : hypophosphites, fer, arséniate de strychnine même, les bains stimulants, le changement d'air et le régime alimentaire, ainsi que les soins hygiéniques divers, aideront puissamment à triompher de l'infection chronique. L'état de cachexie est même, croyons-nous, plus facilement et bien plus rapidement modifié chez les enfants que chez les adultes. C'est ici encore le cas de rappeler toute l'importance des *petits moyens* accessoires du traitement.

Les révulsifs locaux sur le foie, sur la rate, les vésicatoires et plus rarement les pointes de feu, produisent, d'après notre expérience, un résultat à la fois excellent et rapide dans les engorgements, les stases et dans l'hypertrophie de ces organes. Les vésicatoires au cantharidate de soude sont les seuls que nous employons. Nous les laissons durant le temps strictement nécessaire pour que leur action commence à se manifester, nous les enlevons alors et nous laissons continuer le processus vésicant sous l'influence de l'humidité et de la chaleur produites par un cataplasme, ce qui évite aux enfants plusieurs heures de douleur et permet généralement d'employer les vésicatoires chez les jeunes sujets les plus irritables. En se servant des vésicatoires de A. Beslier, deux, trois ou quatre heures suffisent pour que l'action vésicante commence à se faire sentir ; dès que l'enfant se plaint ou peu après on enlève la toile vésicante et l'on applique le cataplasme que l'on peut arroser au besoin avec une décoction de racine de valériane. Si on a enlevé le vésicatoire trop tôt on en sera quitte pour le réappliquer pendant un temps très court, après avoir employé le cataplasme pendant une heure ou deux. En tâtonnant ainsi on arrive à supprimer à peu près toute douleur, et par conséquent toute action réflexe qu'eût pu entraîner la douleur.

Pour les autres détails sur le traitement de la malaria aiguë et chronique chez les enfants, consulter les observations et le chapitre consacré au traitement.

CHAPITRE CINQUIÈME

OBSERVATIONS

I. — Observation de Mme Rey.

Mme Rey, âgée de vingt-huit ans, espagnole, tempérament nervoso-bilieux, demeurant à Ménerville, est atteinte de l'empoisonnement malarien pour la première fois : frisson prolongé pendant une heure et demie, fièvre, puis sueurs abondantes, malaise général, inquiétudes et besoin continuel de changer les membres de place dans le lit.

Cette malade se soigne d'abord selon les traditions populaires : vomitif, purgatif (occasionnant une perte de deux jours), puis tâtonnements pendant plusieurs jours avec la quinine, enfin abandonnée. Nourrissant un enfant de dix-huit mois, elle voit son lait se tarir, et l'enfant est forcément sevré.

Au moment où nous examinons cette femme, elle est déjà profondément affaiblie : décubitus dorsal, teint jaune clair de l'anémie ictérique, lèvres et gencives pâles, décolorées. La fièvre a été continuelle avec des rémissions le matin, irrégulières, peu marquées, les exacerbations étant suivies de sueurs abondantes. Embarras gastrique prononcé, nausées et vomissements, congestion de la rate, et du foie, céphalalgie et vertiges dès le début, urines rares, hémaphéiques. Éruption herpétique.

Traitement. — Injections chaque jour, pendant deux jours, de 1 gramme de bichlorhydrate de quinine sous la peau. Lavements savonneux et de sel de cuisine; puis vésicatoire sur la rate, et plus tard sur le foie. Sulfite de magnésie, 10 grammes par jour pendant un jour ou deux, dans un litre d'eau, à boire par gorgées durant les vingt-quatre heures. Sulfate de quinine par la bouche, en petites quantités, pendant deux ou trois jours encore. Puis bi-carbonate de soude.

Enfin, comme traitement reconstituant, la malade ne tolérant pas l'iodure de fer, et se plaignant de l'amertume de la solution d'arséniate et de strychnine que nous prescrivons volontiers dans ces cas, nous lui ordonnons un vin de Malaga avec élixir de coca, arséniate de soude et citrate de fer, agréable à prendre et qu'elle continue à boire pendant un mois. Puis, pendant trois semaines, une pilule bleue à 25 centigrammes, une fois chaque semaine, trois heures au moins après le dîner, suivie le matin d'une purgation saline légère de 40 grammes de sulfate de magnésie avec 2 grammes de chlorate de potasse.

II. — Observation de Mlle Rey.

Mlle Rey, espagnole, enfant de treize ans, fille de la précédente, non réglée, tempérament nervoso-bilieux, habitant la commune de Ménerville, a déjà été atteinte légèrement par l'empoisonnement l'année dernière.

Appelé en toute hâte le soir, vers quatre heures, auprès de cette enfant, malade depuis trois semaines, nous la trouvons sur les genoux de sa mère et en proie à un violent délire, poussant des cris déchirants, les bras tordus fréquemment portés à la tête, qu'elle rejette constamment en arrière, en se courbant *momentanément* avec la rigidité de l'opisthotonos. Face pâle, yeux hagards, ventre rétracté, peau sèche, fièvre. Dans l'impossibilité de faire desserrer les dents à cette enfant, ou de lui administrer un lavement, nous la faisons placer sur le lit où elle prend la position *en chien de fusil*, et tenir par son père, et nous procédons immédiatement à l'injection sous-cutanée de un gramme de la solution de bichlorhydrate de quinine, que nous portons toujours sur nous depuis quelques semaines. En moins d'une heure, un peu de calme se manifeste chez cette enfant, et nous pouvons lui faire administrer un lavement évacuant, puis une demi-heure après, un demi-lavement phéniqué. Dès lors, fomentations sur toute la surface du corps avec l'alcool camphré étendu de deux ou trois fois autant d'eau ; compresses froides sur la tête trempées dans de l'eau, exprimées et arrosées de quelques gouttes d'éther, les cheveux, que cette enfant avait très épais, étant coupés sur le devant ainsi que les parties latérales du crâne. Vésicatoires sur la rate et sur le foie conservés quatre heures puis enlevés; applications de cataplasmes, trempés dans une décoction forte de racine de valériane, sur les régions qui ont subi un commencement de vésication.

A partir de ce moment, deux fois par jour pendant trois jours, injections de 50 centigrammes de bichlorhydrate de quinine. L'administration de l'oxalate de cérium employé contre les vomissements en petites quantités et dès que la malade put le prendre par la bouche obtint le résultat ordinaire. Une purgation saline fut donnée le quatrième jour. Durant la convalescence, notre solution arsenicale amère, des pilules de proto-iodure de fer, le bicarbonate de soude et le citrate de fer dans du vin de Malaga furent donnés pendant deux mois. Il fallut, pour combattre l'état bilieux, décelé par le teint et par les urines, donner à cette enfant une pilule bleue de dix centigrammes une fois par semaine pendant trois semaines, tard le soir, chaque pilule étant suivie au matin d'une purgation saline légère.

Pas de rechute jusqu'à ce jour, trois mois après cette attaque, l'enfant séjournant toujours à Ménerville, en plein foyer infectieux et dans de mauvaises conditions d'hygiène domestique.

III. — Observation de l'enfant Sch...

L'enfant Sch..., âgée de quatre ans, demeurant à Ménerville, à côté de nous, est malade depuis quelques jours, atteinte, me dit-on, d'une fièvre continuelle. On lui a donné un vomitif au début, une ou deux purges salines légères, peu de quinine, celle-ci étant invariablement vomie.

Prise de convulsion puis de coma dans le courant d'une après-midi, cette enfant semblait mourante pour sa mère. Nous la trouvons dans l'état comateux, après les grandes convulsions, la face pâle, les pupilles plutôt dilatées, fixes. Vomissements depuis le début de l'empoisonnement, nous dit-on, après l'alimentation; et depuis vingt-quatre heures presque continuels, jusqu'à l'heure où nous la voyons : alimentaires, puis bilieux, glaireux, sanguinolents (?). En découvrant l'enfant, nous constatons l'évacuation inconsciente de l'intestin et de la vessie. Peau froide, visqueuse, d'un blanc sale; respiration incomplète, précipitée; pouls misérable, intermittent.

Nous crûmes également l'enfant perdue; le collapsus

auquel nous assistions et qui avait suivi les grandes convulsions, devant, croyions-nous, précéder de peu la mort; notre opinion fut communiquée aux parents, à leur demande, et nous les avertîmes que nous n'avions guère plus d'espoir qu'eux-mêmes. Nous procédâmes cependant immédiatement et dans chaque région ischio-trochantérienne à une injection de trois ou quatre gouttes d'éther pur, puis vingt minutes après, à deux injections de dix gouttes chacune d'une solution de bichlorhydrate de quinine au 1 : 4. Frictions d'alcool camphré, lavements d'eau phéniquée à 1/100, fer chaud rapidement appliqué au creux de l'estomac, compresses froides humides sur le crâne, en permanence, et constamment arrosées de quelques gouttes d'eau éthérée.

A notre grande satisfaction les symptômes graves cédèrent progressivement. Une seconde injection de 50 centigrammes de bichlorhydrate de quinine fut faite vers le matin. Ce traitement fut continué pendant deux jours. Ni convulsions ni coma. Contre les vomissements nous donnâmes une goutte de la solution de chlorhydrate de cocaïne normale, à 1/20, dans un peu d'eau sucrée, un quart d'heure avant de manger chaque fois, et nous recommandâmes une alimentation progressive et légère : œufs crus battus, lait de poule froid, lait bouilli froid coupé d'eau de Vichy, bouillon froid dégraissé. Élixir de coca arsenié-ferrugineux au malaga à petites doses répétées souvent. Petit vésicatoire Beslier sur la rate.

La convalescence fut lente, mais régulière, et le traitement arsenial amer et ferrugineux-iodé fut recommandé et suivi ; l'enfant « changeant d'air » et se rétablissant dès lors sous l'influence de ce changement, aussi bien sinon mieux que sous l'influence du traitement et de la nourriture appropriée.

Pas de rechute, durant les deux mois et demi qui se sont écoulés depuis cette attaque.

IV. — Observation de M. Ber...

M. Ber, âgé de vingt ans, tempérament nerveux, habitant la ferme de A. M..., commune de Palestro, est malade depuis une semaine. Atteint légèrement par la malaria il y a plusieurs années, ce malade n'a présenté depuis aucun symptôme d'empoisonnement. Rate et foie normaux, avant l'attaque.

A la demande de M. P..., notre confrère, qui fut appelé au loin par son service, nous nous rendîmes à la ferme, emportant, vu la distance qui la sépare d'une pharmacie et à tout hasard : de l'éther, une solution phéniquée, de la farine de moutarde et de graine de lin, la solution de bichlorhydrate de quinine injectable décrite au chapitre du traitement, et de l'oxalate de cerium.

Le malade avait pris spontanément un vomitif et un purgatif au début ; ensuite 2 ou 3 grammes de quinine, dans l'espace de quatre jours.

Ayant déliré une partie de la veille et durant toute la nuit précédente, livré à des vomissements fréquents, le malade était depuis lors en proie à des crampes dans les mollets et les cuisses. Les bras étaient ramenés vers le thorax, le pouls était petit, vers 130, la température oscillait autour de 40 degrés, urines rouges, rares, épaisses, et enfin plus ou moins supprimées. Abdomen rétracté, constipation, face pâle, pupilles contractées, légèrement convergentes, aspect de la face angoissé. La céphalalgie avait été intense depuis plusieurs jours, nous dit-on. La langue était sèche et râpeuse, l'haleine forte, les lèvres brunes et fendillées. Le malade était couché de côté, les genoux ramenés vers la poitrine. L'ensemble des symptômes trahissait une manifestation encéphalique, surtout méningitique de l'intoxication malarienne.

Traitement : quatre injections sous-cutanées, de un centimètre cube chacune, entre le grand trochanter et l'ischion, deux de chaque côté, avec la solution de bichlorydrate de quinine (au 1 : 4 dans de l'eau distillée saturée de camphre). Encore deux injections dans la nuit; plus tard, compresses froides d'eau ammoniacale coupée d'eau en permanence sur le crâne, les tempes. Affusion d'eau ammoniacale camphrée étendue d'eau sur tout le corps. Lavement évacuant, puis demi-lavement phéniqué à 1 : 100. Les affusions et les lavements phéniqués doivent être continués toutes les six heures — cataplasmes sur l'abdomen.

Dès qu'il est possible de l'administrer, oxalate de cerium par doses de 6 centigrammes de demi-heure en demi-heure jusqu'à concurrence de six ou de huit doses, ou mieux jusqu'à la cessation des vomissements.

Le lendemain, injections de bichlorhydrate de quinine faites par l'oncle du malade (à qui nous laissons une seringue à cet effet, sachant la confier à des mains expérimentées). Le lendemain et le surlendemain, administration de 2 grammes de sulfate de quinine pris par la bouche. Petit vésicatoire sur la rate, engorgée.

A partir de ce moment, le malade suit le traitement reconstituant suivant : trois cuillerées à café par jour, chacune dans un peu d'eau sucrée ou non et un peu avant de manger, de la solution d'arseniate de soude et de sulfate de strychnine dont nous donnons la formule au chapitre du Traitement. Puis, avec la nourriture, après quelques jours, deux pilules de proto-iodure de fer deux fois par jour.

Ce jeune homme promptement rétabli, se porte, dit-il, mieux que depuis bien des années. Il nous a fait, trois semaines après son attaque une première visite, parcourant à cheval une trentaine de kilomètres (1).

V. — Observation de Mme Var...

Mme veuve Var..., âgée de trente ans, tempérament lymphatique, habitant la commune de Ménerville, est bien constituée. Aucune atteinte antérieure d'empoisonnement par la malaria.

Cette dame est prise vers la nuit, au retour d'un séjour de plusieurs jours fait à l'embouchure d'un petit fleuve, de malaise général, frissons, nausées. Le lendemain, la céphalalgie étant vive, la langue saburrale, les nausées persistantes et la fièvre marquée, la malade prend une purgation saline, aussitôt vomie. Il en est de même de deux cachets de sulfate de quinine.

Le surlendemain appelé auprès de la malade, nous la trouvons dans un état d'agitation extrême, de subdelirium par moments, le regard inquiet, avec léger strabisme interne double, pupilles contractées ; les douleurs étaient depuis longtemps vives à la nuque, dans l'abdomen, les reins, le creux de l'estomac, les articulations, le long du rachis ; vomissements fréquents, constipation, urines rares, rouge brun, chargées, odorantes; température axillaire 39°,8, pouls 100 environ.

Traitement : oxalate de cerium en pilules à 6 centigrammes, une toutes les demi-heures jusqu'à six ou huit,

(1) Afin d'éviter des redites, voir pour les détails thérapeutiques de chaque observation le chapitre consacré au traitement de l'empoisonnement aérotellurique protéiforme.

ou plutôt jusqu'à cessation des vomissements. Puis analgésine, 3 grammes à prendre en deux fois à un quart d'heure d'intervalle dans un demi-verre d'eau sucrée chaque fois. Deux heures après, quatre injections de la solution de bichlorhydrate de quinine à 1 : 4 faites dans la région abdominale : la malade, malgré qu'elle ait gardé une grande partie de l'analgésine, ne devant vraisemblablement conserver sur l'estomac une dose de quinine qui serait prise par la bouche. Cataplasmes sur l'abdomen. Emplâtres de Wlinsi sur les reins. Eau de Vichy, et fragments de glace que la malade demande avec insistance, donnés en petites quantités. Lavement évacuant.

Le lendemain et le surlendemain, nouvelle injection de bichlorhydrate, deux ou trois heures après une purgation d'eau d'Hunyadi-Janos. Puis contre un état saburral persistant, sulfite de magnésie 10 grammes dans un litre d'eau à boire dans les vingt-quatre heures, remplaçant l'eau de Vichy. Un ou deux lavements phéniqués.

Après trois jours, le traitement reconstituant suivant fut recommandé, la malade étant dans un état de faiblesse notable : arsenic et strychnine, et, aux repas, iodure de fer.

A part une syncope, la malade n'offre dès lors aucun symptôme remarquable que nous devions consigner ici, si ce n'est une éruption d'urticaire et de l'herpès vulvaire.

VI. — Observation de l'enfant Rip...

Rip..., petit garçon de sept ans, Espagnol, est malade depuis plusieurs semaines et non soigné. Sa mère est également atteinte par la forme lente de l'empoisonnement, ainsi d'ailleurs que toute la famille : deux frères et une sœur ; le père seul étant resté valide, ou à peu près.

Appelé durant la nuit auprès de cet enfant, nous le trouvons dans des convulsions persistantes, n'ayant reconnu personne *depuis plusieurs heures*. Température élevée, pouls à 140 et au delà, très petit; face pâle terreuse, strabisme interne supérieur; ventre rétracté, membres tordus, semi rigides ou complètement rigides et dans la flexion. Rate et foie fortement engorgés.

Traitement : Injections immédiates de bichlorhydrate de quinine 75 centigrammes, compresses froides sur la tête, lotions générales d'alcool camphré étendu de deux fois autant d'eau, lavements phéniqués à 1 : 100.

Même traitement pendant trois jours. Quassine et quinine par la bouche dès que ce mode d'administration est possible. Iodure de fer aux repas après quelques jours. Vésicatoires sur la rate et sur le foie. Nous n'insisterons pas davantage sur le traitement de ce cas où la convalescence fut relativement rapide, mais compliquée d'un accident qui ne s'est produit que deux fois chez nos malades dans le cours de plus de trois cents injections faites sur environ quatre-vingts sujets différents, nous voulons parler de la production d'escarres; dues surtout, croyons-nous, à ce que nous dûmes, dans ces deux cas et faute du véhicule ordinairement employé, nous servir d'une solution de bichlorhydrate faite dans de l'eau distillée ordinaire et sans addition de camphre. L'enfant offrait, dix ou douze jours après les injections, un ulcère gangreneux au niveau de chaque fesse avec clapier pour chacun s'étendant sur tout le trajet de l'aiguille.

Ces ulcères à marche envahissante avaient succédé à la chute de l'escarre produite par l'injection. Un lavage, l'attouchement léger avec une solution de sulfure de calcium dissous à saturation dans de la teinture d'iode, et l'attouchement léger deux ou trois jours après avec une solution de nitrate d'argent au 1 : 25, avec extraction à la pince du tissu cellulaire gangrené et pansement boriqué, triomphèrent rapidement de ces accidents, qui, abandonnés à eux-mêmes pendant quelques jours seulement, peuvent acquérir rapidement de la gravité (1).

VII. — Observation de l'enfant Cal...

Petite fille de quatre ans, robuste et en pleine santé. Cette enfant tombe subitement malade. On lui administre l'inévitable vomitif et un peu de quinine. Deux jours après, au milieu de la nuit, convulsions intenses, l'enfant en proie aux grandes convulsions est cyanosée. Les parents la croient perdue. Nous jugeons aussi la situation comme étant des plus graves, et nous procédons de suite, dès que le médicament dont notre trousse était momentanément dégarnie nous fut apportée de chez le pharmacien, à deux injections de bichlorhydrate de quinine dissous encore cette fois dans de l'eau distillée ordinaire, ces deux injections comme d'habitude répondant à 50 centigrammes de bichlorhydrate. Compresses froides éthérées sur le front et le sommet du crâne. Lavement évacuant puis, une demi-heure après, demi-lavement phéniqué à 1 : 100. Lotions camphrées ammoniacales sur tout le corps.

Ces convulsions graves avaient cessé dans moins d'une demi-heure après les injections. Vers quatre heures du matin, à notre retour, nous trouvons l'enfant endormie et nous nous retirons en recommandant de ne pas la déranger, de renouveler les compresses durant son sommeil, et à son réveil, de procéder à de nouvelles lotions, de donner

(1) Voir à ce sujet le chapitre du Traitement.

encore un lavement phéniqué et de surveiller constamment l'enfant en lui administrant un peu plus tard, si l'enfant était inquiète, 1 gramme d'analgésine dans un demi-verre d'eau sucrée, à boire en deux fois à un quart d'heure d'intervalle; puis deux heures après l'analgésine, le linge de l'enfant étant changé, de lui administrer dans un peu d'eau sucrée un tiers de gramme du bichlorhydrate de quinine qui restait (l'enfant n'étant *pas difficile*, nous dit la mère et prenant tout ce qu'on lui donne).

Le lendemain, ainsi que pendant deux jours, bromhydrate basique de quinine (1). Puis solution arsenicale avec citrate de fer. Rechute légère trois semaines après cette attaque, et deux escarres comme dans l'observation précédente et pour la même raison, le sang de cette enfant n'étant manifestement pas encore décomposé au moment des injections.

Même traitement des ulcères gangreneux, même résultat rapide contre cet accident.

VIII. — Observation de l'enfant Gar...

Petit garçon âgé de neuf ans, habitant Ménerville, tempérament lymphatique. Malade depuis une semaine environ. Céphalalgie, embarras gastrique, nausées et vomissements, affaissement général.

Appelé au milieu de la nuit, nous nous rendons accompagné du pharmacien, ami de la famille, auprès de celle-ci, que nous trouvons affolée en présence d'une hémorragie nasale intarissable.

L'enfant avait durant ces quelques jours suivi le traite-

(1) Nous nous servons du bromhydrate basique, suffisamment soluble.

ment ordinaire que les malades ou les parents appliquent si souvent d'une manière spontanée : vomitif au début, purgatif le lendemain, puis tâtonnements avec la quinine, donnée à des doses insignifiantes, sans oublier les tisanes d'orge, de mauve, de bourrache et d'autres délayants.

Nous trouvons l'enfant assis dans son lit, la tête soutenue contre la poitrine de son père et perdant continuellement par les deux narines du sang foncé de couleur, se caillotant mal, les taches répandues un peu partout, le sang sur les bords de la cuvette s'effritant à la dessiccation, sans cohésion.

Cette cuvette demi-pleine de ce sang indique assez, avec l'état du pouls, le facies de l'enfant et l'état général lypothimique, l'abondance et la persistance de l'épistaxis, qui à ce moment avait duré depuis sept heures du matin, nous dit-on. Nous faisons appliquer de suite de la glace sur la nuque, le cou, le rachis (système Chapman), des compresses très froides en permanence sur le front, le sommet du crâne. Injection de suite de bichlorhydrate, 50 centigrammes en deux seringues de Pravaz ; administration de la solution de fer, de quinine et de potasse dont la formule est donnée au chapitre du Traitement, à prendre par gouttes, quinze à la fois, toutes les demi-heures, dans un peu d'eau sucrée. Repos absolu, naturellement, et éloignement des membres de la famille et des curieux nuisibles, une seule personne à la fois restant auprès du malade qui sera tenu dans la demi-obscurité, avec de l'ouate dans les oreilles, la tête haute, les pieds, les jambes et les cuisses froides enveloppées dans de la laine. Petits bourdonnets de ouate trempés dans de l'essence de térébenthine, puis exprimés avant d'être simplement introduits d'avant en arrière dans les narines, recouvertes de coton hydrophyle aux orifices. Vésicatoire sur la rate et sur le foie laissés seulement pendant trois ou quatre heures et appliqués comme il est indiqué à l'article relatif à la malaria chez les enfants. L'hémorragie s'arrête complètement après environ deux heures. Le traitement est continué, mais avec une diminution dans la quantité de la solution de fer et de quinine ci-dessus mentionnée et une modification dans les moments de l'administration du médicament. Continuation des injections de bichlorhydrate et du reste du traitement pendant quatre jours encore, sans toucher aux tampons des narines, qui doivent tomber d'eux-mêmes, à la longue. Lavement savonneux, puis phéniqués, nourriture liquide, froide, substantielle en petites quantités, prise fréquemment dans le cours de la journée. Bouillon froid dégraissé concentré ; lait de poule froid, lait bouilli froid ; œufs crus battus surtout. Jus de citron froid avec eau et sucre comme seule tisane. Vin de coca arsenical en très petites quantités, à doses pour ainsi dire fractionnées. Vésicatoire sur la rate, le foie.

L'enfant se rétablit assez rapidement, eu égard à la perte de sang faite, et surtout à la cause dyscrasique de cette perte, le sang étant corrompu par le poison de la malaria. Il put être mené à la montagne, où le bon air, aidé de l'iodure de fer et de la solution arsenicale amère que nous employons si souvent dans ces cas, et avec tant de succès, achevèrent de la rétablir.

Deux mois et demi se sont passés sans qu'il y ait eu récidive, l'enfant ne pouvant cependant, malgré l'utilité qu'il y aurait à le faire, changer de résidence.

IX. — Observation de Mme Gar...

Mme Gar..., âgée de trente-deux ans, tempérament bilieux, habitant Ménerville, est alitée depuis quelques jours : accès irréguliers de malaise, courbatures, maux de tête qu'elle attribue à la migraine à laquelle elle est sujette, perte d'appétit, langue chargée, constipation, alternant avec quelques rares selles infectes, cauchemars. Peu à peu, l'embarras gastro-intestinal s'accentue. Céphalalgie intense, persistante. Teinte subictérique puis franchement ictérique de la peau. Douleur au niveau de la rate et du foie, qu'elle sent être volumineux, ce qui pour la rate s'aperçoit nettement sous les téguments. Petites hémorragies nasales. La douleur de tête, dans les membres, la lassitude, les vertiges et les cauchemars, l'ictère, ainsi que tous les symptômes, augmentent dès lors rapidement. La fièvre, qui semble à la malade être continuelle, ne dépasse pas 38°,5 au moment où nous voyons la malade, dix heures du matin.

La malade a pris au début un vomitif, puis plusieurs purgatifs huileux, qu'elle ne peut conserver sur l'estomac, un peu de quinine pendant un jour ou deux; enfin elle fait appeler le médecin.

Nous trouvons cette femme se plaignant de douleurs vives dans l'abdomen et les membres; face jaune, langue saburrale, sueurs froides, vomissements bilieux et glaireux, faiblesses, vertiges lorsque nous la tenons assise dans le lit, tendance marquée à la syncope.

Injections sous-cutanées de bichlorhydrate de quinine correspondant à 50 centigrammes en deux seringues de Pravas. Vésicatoire étroit depuis le creux de l'estomac jusqu'au delà de la vésicule biliaire le long des côtes, 12 centimètres sur 4 centimètres de largeur. Pilules d'oxalate de cérium à 6 centigrammes chacune, une toutes les demi-heures contre les vomissements, jusqu'à concurrence de six ou de huit pilules, ou mieux jusqu'à la cessation des spasmes infectieux du viscère. Lavement évacuant puis phénique; cataplasmes sur tout l'abdomen après que le vésicatoire est resté appliqué quelques heures et avant que la vésication ne soit achevée. Eau de Vichy. Le lendemain, une purgation d'eau de Hunyadi-Janos tiède avec du jus de citron. La purge n'agissant pas, nous faisons administrer un lavement térébenthiné, lequel entraîne l'expulsion d'une quantité de matières pierreuses de la consistance du mastic desséché, et de même couleur, fractionnées en petites masses depuis la grosseur d'un pois jusqu'à celle d'une forte cerise; pas de calculs biliaires. Injections de bichlorhydrate continuées le lendemain et le surlendemain à petites doses. Sulfite de magnésie contre l'état saburral de l'estomac, 10 grammes par jour, puis 20 grammes, dose laxative, dans un litre d'eau à boire dans la journée. Vésicatoire sur la rate, notablement hypertrophiée chez cette malade. Enfin, après huit ou dix jours, le traitement reconstituant : citrate de fer, arsenic et coca, quassine, bicarbonate de soude, une pincée, une demi-heure avant de manger, trois fois par jour; et une pilule bleue à 25 centigrammes deux fois par jour pendant plusieurs semaines, le soir trois heures après avoir mangé, avec purgation saline légère le lendemain matin. L'iodure de fer remplace bientôt le citrate, et la solution arsenicale amère est donnée dès que l'estomac de la malade le permet. Une rechute très légère en huit mois de temps. La malade a le teint comparativement clair et reposé, et elle « se porte mieux que depuis des années », dit-elle. Elle est restée forcément à Ménerville jusqu'à cette date (20 mai).

X. — Observation de l'enfant Cam...

Cette enfant, jeune fille d'environ dix ans, est malade depuis une semaine ; elle nous est apportée de Belle-Fontaine, village situé à 6 kilomètres d'ici, en pleines convulsions. Nous étions malade au lit, atteint d'une rechute de malaria, surtout produite par le surmenage. Cette enfant était depuis plusieurs heures en proie aux grandes convulsions lorsqu'elle nous fut présentée et posée sur le lit où elle fut maintenue par sa mère et par une autre femme qui l'accompagnait. L'enfant eut, pendant que nous l'examinions, une selle involontaire, brunâtre, infecte. La face devint alors très pâle ; les cris aigus, qui se mêlaient aux convulsions, cédaient à un commencement de collapsus ; les pupilles se dilataient à vue d'œil. Nous fîmes de suite deux injections, de 25 centigrammes chacune, de la solution de bichlorhydrate que nous devons toujours, depuis le mois de juillet, tenir chez nous en quantité suffisante pour parer aux cas urgents qui se manifestent constamment. Deux heures plus tard, nous fîmes une troisième injection et, ne pouvant nous occuper davantage de ce cas, vu l'état où nous nous trouvions nous-même, nous conseillâmes à la mère de l'enfant de la transporter à l'hôpital de Mustapha, si dans trois heures l'enfant était devenue transportable, un train partant pour Alger dans trois heures. L'enfant sortit de l'état de collapsus qui avait suivi les convulsions ; celles-ci ne se renouvelèrent pas, la mère put la conduire à Mustapha où elle fut admise dans le service du Dr C... et se rétablit bientôt, sous l'influence d'un traitement approprié.

XI. — Observation de l'enfant Ber...

Enfant de deux ans, habitant Ménerville, fatigué par une coqueluche datant de deux mois. Vomissements alimentaires, puis bilieux, diarrhée jaune, puis verte. Athrepsie.

Fièvre type double quotidienne, puis irrégulière, plus ou moins continuelle. Foie et rate hypertrophiés.

Traitement: Sirop de grindelia robusta contre les quintes de toux spasmodiques, quatre cuillerées à café durant le jour et quatre durant la nuit (1). Une goutte de la solution au vingtième (normale) de chlorhydrate de cocaïne dans l'eau distillée, à prendre dans une cuillerée d'eau sucrée, un quart d'heure avant de manger, quatre fois par jour. Nourriture liquide, froide : bouillons concentrés et dégraissés de volaille, de viande de bœuf et de jarret de veau ; œufs frais battus, laits de poule froids, lait bouilli, froid, pur, et quelquefois coupé d'eau de Vichy, cacao de Van Houten à l'eau pris froid, excellente nourriture légère, pourvu que l'on fasse bouillir pendant une minute et que l'on ajoute à l'eau bouillante deux fois la quantité de cacao pulvérisé indiqué sur les boîtes. Contre l'athrepsie, élixir de coca arsenié mêlé à du vin de Malaga pris en très faibles quantités; phosphate de chaux gélatineux. Contre l'élément malarien, injection chaque jour de 25 centigrammes de bichlorhydrate de quinine, l'enfant ne pouvant, vu les vomissements et l'état de l'intestin, prendre la quinine autrement. L'expérience de l'ingestion stomacale avait été faite avec le bromhydrate aussitôt rejeté, et le traitement intestinal avait été tenté avec des suppositoires que la diarrhée continuelle contre-indiquait, et sur lesquels on n'insista pas, après une ou deux tentatives infructueuses. Deux lavements antiseptiques par jour, et deux d'eau de riz très épaisse. Eau de riz comme boisson : (le riz broyé, après avoir été rapidement lavé et macéré dans de l'eau pendant plusieurs heures, en remuant souvent; passez à travers une passoire ou un linge à larges mailles, assez de

(1) Nous faisons expédier le médicament de Paris, n'en trouvant pas à Alger.

riz étant employé pour rendre l'eau épaisse, sucrez et aromatisez à la canelle). Une goutte de laudanum fut plus tard ajoutée à des lavements d'eau de riz.

Bientôt, malgré une amélioration dans les symptômes spasmodiques de la coqueluche, et dans la diarrhée athrepsique, la fièvre, domptée pendant quelques jours, se montre plus intense, elle est subcontinue, la langue est noirâtre ainsi que les lèvres, l'abdomen ballonné, la rate et le foie très douloureux; le sommeil est remplacé par la somnolence inquiète, cette variété grave de l'agrypnie, interrompue par des cris, des plaintes, de la toux, qui n'a même plus le caractère marqué de la coqueluche.

A l'auscultation, nous trouvons, cette fois, les symptômes manifestes de la broncho-pneumonie. Révulsifs légers en cuirasse : (farine de moutarde mêlée à de l'eau à parties égales, appliquée sous forme de pâte étalée à froid en couche mince sur une serviette enveloppant le thorax, laissée pendant deux ou trois minutes en contact avec la peau ou jusqu'à ce que celle-ci soit légèrement rougie). Solution antifébrile et décongestionnante, à prendre par demi-cuillerées à soupe, six fois par jour : aconitine cristallisée d'Adrian, 2 milligrammes; digitaline amorphe de Homolle et Quevenne, 15 décimilligrammes; arséniate de soude, 1 centigramme pour 310 centimètres cubes d'eau distillée, sucrée et aromatisée avec deux gouttes d'essence de citron. La solution doit donc durer huit jours.

Quelques symptômes s'amendent : coqueluche, vomissements, diarrhée, oppression, mais la fausse péri-pneumonie ne cède pas, et l'état fébrile persiste malgré tous nos efforts; l'athrepsie s'accentue, naturellement.

Le changement d'air, notre dernière ressource, s'imposait, et nous recommandâmes le transport de cet enfant dans une villa de Mustapha supérieur située dans d'excellentes conditions hygiéniques. L'enfant y fut porté, et quelque temps après, il dut entrer à l'hôpital de Mustapha, dans le service du Dr C..., sur la recommandation de notre confrère, le Dr S..., d'Alger.

Les injections de bichlorhydrate furent continuées sous les auspices du Dr S..., et malgré les soins assidus de ces confrères distingués dans leur profession, cet enfant, trop profondément atteint dans sa vitalité, dépérit de jour en jour et mourut, enfin, dans le train, en revenant à Ménerville, réduit à une émaciation complète.

Coqueluche, puis broncho-pneumonie, empoisonnement aérotellurique grave (surtout dans ces conditions), entérite, athrepsie, tels furent les ennemis contre lesquels on eut à lutter simultanément ou tour à tour. L'issue fatale était sans doute inévitable, et nous le regrettons d'autant plus que le père de cet enfant est un ami pour lequel nous avons la plus grande estime.

Remarquons, incidemment, que chez cet enfant il n'y eut jamais de symptômes méningitiques franchement accusés, *a fortiori* pas de symptômes persistants de cette localisation morbide, du moins pendant le séjour de cet enfant à Ménerville.

XII. — Observation de l'enfant Her... (août)

Enfant de cinq ans, habitant Ménerville, atteinte de coqueluche depuis deux mois, dix à douze quintes *par nuit*. Diarrhée, inappétence, pas de sommeil ; nuits très agitées, naturellement.

Appelé une après-midi auprès de cette enfant, nous la trouvons en proie au délire, la face pâle, les pupilles contractées : photophobie, strabisme interne convergent ; chaleur intense au sommet du crâne, au front. Cette enfant, d'une maigreur extrême, est couchée *en chien de fusil*, criant au moindre dérangement, portant souvent les mains à la tête. Elle a vomi depuis plusieurs jours toute nourriture, tout médicament administré par les parents ; diarrhée séreuse.

Après avoir coupé les cheveux de cette enfant, nous lui appliquons des compresses froides sur la tête, en permanence, arrosées de quelques gouttes d'éther, après avoir été exprimées. Injections soir et matin de 25 centigrammes de bichlorhydrate de quinine. Lavements d'eau légèrement phéniquée, alternant avec des lavements d'amidon, quatre fois par jour, deux lavements le matin, deux le soir. Quatre fois par jour, lotions ammoniacales camphrées sur toute la surface du corps. Conjointement avec ce traitement, nous lui passons un pinceau trempé dans la solution de chlorhydrate de cocaïne à 1 : 20 sur la paroi postérieure du pharynx deux ou trois fois par jour, puis nous recommandons 5 milligrammes du sel de cocaïne dans une cuillerée d'eau sucrée, un quart d'heure avant de manger, quatre à six fois dans les vingt-quatre heures. Eau de Vichy et lait bouilli froid par petites gorgées, Wine-Whey, bouillon froid dégraissé, cacao froid à l'eau, œufs crus battus froids, pepsine. Les aliments sont tolérés lorsqu'ils sont donnés en petites quantités à la fois. Le sirop de grindelia triomphe de la coqueluche. L'engorgement du foie et surtout de la rate nécessitent l'application de deux petits vésicatoires Beslier retirés après quatre heures environ, les régions simplement rubéfiées étant recouvertes d'un cataplasme, sous lequel se forment, sans douleur, les phlyctènes.

L'usage des injections hypodermiques dut être continué pendant cinq ou six jours, l'enfant se refusant à prendre tout médicament d'un goût désagréable, toute pilule, et ne pouvant prendre des cachets; et l'administration de la quinine par la voie rectale (à laquelle nous eûmes plus tard recours), étant, à cause de l'indocilité de l'enfant, impossible en ce moment.

Nous joignîmes à ce traitement l'usage de l'aconitine, dont nous donnâmes deux granules de 25 décimilligrammes chacun dans les vingt-quatre heures, perdus dans des petits bonbons granulés d'anis d'un volume à peu près égal, seul mode d'administration possible avec cette enfant réfractaire. Durant la convalescence, c'est-à-dire deux jours après que les symptômes de l'intoxication aiguë eurent disparu, nous soumettons cette petite fille à un traitement reconstituant: élixir de coca arsénié avec citrate de fer dans du vin de Malaga, avec addition d'un peu de glycérine pure. Cacao, crème, consommés, œufs frais battus, laits de poule, viandes fines hachées, cuites; arrow-root.

L'enfant reprend des forces peu à peu, recouvre lentement son embonpoint, lorsque subitement il se manifeste une rechute, avec retour de tous les symptômes primitifs, à l'exception de ceux de la coqueluche. Nous avons recours alors aux lavements de bromhydrate de quinine, de sulfate dissous dans de l'eau à l'aide de l'addition d'une faible quantité d'acide tartrique, après avoir employé, sans en tirer grand avantage les suppositoires à la quinine, tels que nous les indiquons dans le chapitre que nous avons consacré au traitement des accidents malariens.

Les cuisses de l'enfant étaient tenues serrées, attachées ou maintenues par les parents pendant deux heures après chaque lavement de quinine, lequel n'était donné qu'une demi-heure après l'administration d'un demi-quart de lavement contenant une goutte de laudanum, précaution sans laquelle les lavements, pas plus que les suppositoires, n'offraient des chances d'être gardés.

Nous croyons inutile de donner plus de détails sur cette observation, ni de décrire plus longuement les moyens que nous employâmes contre cette rechute. Notons cependant que le traitement fut, comme la première fois, efficace. L'enfant est vivante, mais réduite à une grande faiblesse, et, ne pouvant malheureusement changer d'air, elle sera sujette à d'autres récidives, très probablement.

XIII. — Observation de l'enfant Maj...

Petit garçon de neuf ans, habitant Ménerville, atteint de fièvre depuis trois jours.

Appelé un matin auprès de cet enfant, nous le trouvons en proie à la fièvre avec le pouls à 140 et la température à 39°,8. Inquiétude du regard, langue saburrale. Subdélirium la nuit, etc.

Traitement : un vomitif léger, puis un 1 gr. 50 centigrammes d'analgésine pris en deux fois à un quart d'heure d'intervalle dans un peu d'eau sucrée chaque fois. Trois heures après, 50 centigrammes de dibromhydrate de quinine. L'enfant se refusant à prendre ce dernier médicament, nous devons faire une injection de bichlorhydrate, puisée dans la trousse hypodermique, que nous portons sur nous depuis quelques mois. Le lendemain, l'enfant, plus raisonnable, prend le bromhydrate par la bouche. Lavements phéniqués, lotions d'alcool camphré sur le corps. Purgation saline légère le matin, dans le genre du Seidlitz-Powder, avec du bicarbonate de soude et du jus de citron, qui se trouvaient à la maison. Régime léger mais substantiel et facile à suivre, Eau de Vichy. L'enfant continue l'usage du bromhydrate par la bouche pendant un jour ou deux encore, puis il prend de la quassine, de l'arséniate de soude, du lactate de fer. Un petit vésicatoire sur la rate engorgée et le changement d'air complètent le traitement.

Cette observation, banale, n'a été citée que pour donner un exemple de la forme très ordinaire qu'offrait généralement la malaria dès cette époque, chez les enfants. L'observation représente toute une série de cas peu différents les uns des autres, et comparativement de peu d'intérêt.

XIV. — Observation de l'enfant Jul. Jul...

Petit garçon de sept ans, habitant Ménerville chez ses parents espagnols, logés dans un gourbi. Malade depuis plusieurs semaines, nous dit-on.

Appelé la nuit, vers dix heures, auprès de cet enfant, nous constatons : une fièvre intense ; la tête est brûlante, la face pâle ; les pupilles sont contractées ; le globe de l'œil est convulsé. Les convulsions ont été générales avant notre arrivée. Grande gêne respiratoire, encore actuellement. Il y a eu des vomissements glaireux, des selles spontanées brunes, d'une forte odeur. L'enfant est couché sur le côté, les genoux ramenés sur l'abdomen, et il crie au moindre dérangement.

Nous procédons immédiatement à une injection sous-cutanée de 35 centigrammes de bichlorhydrate de quinine prise dans notre trousse toujours prête ; 1 centigramme de chlorhydrate de cocaïne est donné vers le matin dans un peu d'eau sucrée, puis 50 centigrammes de bromhydrate de quinine dans de l'eau un quart d'heure après. Ce sel est gardé. Dès lors le bromhydrate est donné deux fois par jour pendant quatre jours. Un vésicatoire sur la rate et un sur le foie engorgés, laissés, comme il a été dit dans d'autres observations durant le temps nécessaire pour produire un commencement de vésication, puis remplacés par un cataplasme de farine de lin, complètent le traitement, avec une demi-cuillerée de la solution arsenicale amère, donnée trois fois par jour dans un peu d'eau, et une pilule de Gilles à chaque repas.

Guérison rapide, c'est-à-dire pas de rechute jusqu'à présent.

XV. — Observation de l'enfant Jul. Jul...

Petite fille de cinq ans, sœur du précédent : a éprouvé les premiers symptômes de l'empoisonnement aéro-tellurique à peu près à la même époque.

Lorsque, appelé en toute hâte vers minuit auprès de cette enfant, nous la voyons pour la première fois durant sa maladie, nous la trouvons dans le coma, à la suite de convulsions graves, les membres supérieurs et inférieurs étant restés tordus. Pupilles complètement dilatées; respiration abdominale et costale supérieure très peu marquée; face cyanosée, selles et urines involontaires longtemps avant notre arrivée; pouls à peu près nul, onduleux, mou, irrégulier et intermittent.

Nous avertissons la famille de l'état désespéré où se trouve cette enfant, et ce n'est que pour donner satisfaction au vœu de celle-ci et des assistants que, sans espoir, nous procédons à une injection sous-cutanée de quelques gouttes d'éther, injection qui ne fut pas sentie, naturellement, et qui ne produisit aucun effet. L'injection de quinine était inutile; elle fut cependant pratiquée.

L'enfant mourut au matin.

XVI. — Observation de Mme Cau...

Mme Cau..., âgée de soixante-cinq ans, habitant Ménerville, est récemment venue de France, tempérament nerveux, n'a jamais été atteinte de la malaria.

Appelé la nuit auprès de cette malade, alitée depuis deux jours, et qui a pris un vomitif, puis une purge, et pas de quinine, nous constatons une température élevée, des vomissements. Il s'est manifesté en outre du subdélirium de temps en temps, elle a eu une syncope, nous dit-on. La céphalalgie, les douleurs articulaires, au creux épigastrique et aux attaches costales du diaphragme ne manquent pas au tableau. L'auscultation du cœur ne révèle pas des signes de lésion valvulaire, l'action du cœur indique simplement une grande faiblesse du muscle. Constipation, urines rares, foncées. Cette dame ne peut avaler, ni pilules, ni cachets et se refuse à prendre de la quinine sous forme liquide, par la bouche ou bien en lavements. Phénédine, 1 gramme en quatre prises à un quart d'heure d'intervalle dans du sucre en poudre. Deux heures après, injection sous-cutanée de 75 centigrammes de bychlorhydrate de quinine. Compresses froides sur la tête. Lavement évacuant le lendemain à la suite de l'administration d'un verre d'eau de Hunyadi-Janos tiédie qui ne produit pas d'effet, une partie étant rejetée par vomissement. Pilules d'oxalate de cerium à 6 centigrammes, six ou huit en deux heures, puis injection de bichlorhydrate. Eau de Vichy. Aliments légers, froids, liquides, en petites quantités et pris souvent durant la journée.

Le lendemain et le surlendemain, la malade ne vomissant plus, elle consent à prendre du bromhydrate de quinine par la voie stomacale, 1 gramme chaque jour.

Vin de coca arsénié et ferrugineux. Quassine sous forme de granules; petit vésicatoire sur la rate, appliqué durant la convalescence.

Pas de rechute durant deux mois, époque à laquelle cette dame est descendue à Alger.

XVII. — Observation de l'enfant Del...

Enfant de douze ans, tempérament bilieux, habitant Ménerville.

Cette enfant a déjà éprouvé les atteintes de l'empoisonnement miasmatique pendant les années précédentes, et cette année elle a eu une rechute, au mois de juillet, traitée par le sulfate de quinine, après l'administration d'un éméto-cathartique.

Nous la trouvons dans un affaissement complet, sans force, émaciée, jaune olivâtre de peau. Celle-ci, sèche, flétrie, froide, la tête seule étant chaude. Le pouls précipité, très petit. Langue sale; vomissements bilieux. Céphalalgie, douleurs générales, dans les jointures surtout, ainsi que dans l'abdomen. Foie et rate hypertrophiés, indurés, constipation. Traitement : Injection sous-cutanée de 50 centigrammes de bichlorhydrate de quinine. Pilules d'oxale de cerium de 5 centigrammes chacune, de quart d'heure en quart d'heure jusqu'à six, ou jusqu'à la cessation des vomissements. Vésicatoires sur le foie et sur la rate. Compresses froides sur la tête. Lotions d'alcool camphré presque pur sur tout le corps. Eau de Vichy. Alimentation légère. Le lendemain et le surlendemain, 75 centigrammes de bromhydrate de quinine par la bouche en cachets, sel bien toléré, après quelques pilules d'oxalate de cerium. Coca et vin d'Espagne. Lavement savonneux au sous-carbonate de soude plusieurs fois de suite; le lendemain, lavement huileux avec une cuillerée à entremets d'essence de thérébenthine et un jaune d'œuf. Quelques jours plus tard, une pilule bleue à 15 centigrammes prise la nuit, trois heures après le dîner et purgation saline le lendemain; à renouveler une fois par semaine pendant trois semaines.

Sel de Vichy. Un flacon de solution arsenicale amère; iodure de fer au repas durant la convalescence. Puis quinquina avec citrate de fer et arsenic dans du vin de Beni-Chama. L'enfant vient d'éprouver une rechute. Elle ne peut quitter Ménerville, ni l'habitation défavorablement située où elle réside.

XVIII. — Observation de M. Arn... fils.

M. Arn., jeune ouvrier de vingt-trois ans, habitant Ménerville, bien constitué, n'ayant jamais éprouvé que deux attaques très légères de malaria, et cela il y a plusieurs années, est pris subitement de céphalalgie vive, lourdeur extrême des membres, vertiges, vomissements. Il doit quitter son travail et il est soutenu jusque chez lui par deux camarades, qui croient à un coup de soleil.

Nous trouvons ce malade très affaissé, étendu sur son lit et répondant mal aux quelques questions que nous lui posons, et que nous adressons ensuite à son entourage. La peau sèche est pâle et terne, sans chaleur anormale, la tête seule est chaude. Les yeux sont fixes, les pupilles contractées. Les vomissements continuant tous les cinq minutes, nous injectons 1 gr. 50 centigrammes de bichlorhydrate de quinine en six injections dont quatre de suite et deux une heure après, conjointement avec l'administration, assez difficile d'abord, de l'oxalate de cerium par la bouche à doses de 10 centigrammes tous les quarts d'heure; la première et la seconde dose seules étant rendues et le malade conservant environ 80 centigrammes de ce sel. Un vésicatoire Beslier recouvert d'une flanelle chaude est appliqué sur le creux de l'estomac, dont la peau est préalablement rubéfiée avec un sinapisme. Compresses sur la tête, froides, éthérées. Lotions d'alcool camphré, puis ammoniacales, sur tout le corps. Plus tard, eau de Vichy froide, jus de citron, lavement purgatif. Deux injections de un quart de milligramme chacune d'aconitine cristallisée d'Adrian.

Le lendemain de très bonne heure, seconde injection de 1 gramme de bichlorhydrate. Potion à l'aconitine et de digitaline dans l'après-midi. Lavement évacuant, puis phéniqué. Bromhydrate de quinine à prendre par la bouche, 50 centigrammes chaque jour, pendant deux jours encore.

Macération de quinquina dans de l'alcool, à prendre avec de l'eau, arséniate de soude avant les repas. Bicarbonate de soude, jus de citron remplaçant le vinaigre dont ce malade faisait abus en mangeant. Une purgation saline une fois chaque semaine dès que le malade peut reprendre son travail.

XIX. — Observation de M. l'abbé Mas...

L'abbé Mas..., habitant Ménerville, tempérament sanguin, n'ayant jamais subi d'empoisonnement aérotellurique, éprouve depuis quelques jours une lassitude générale, de l'insomnie, de l'inappétence, des lourdeurs de tête, surtout accusées après avoir essayé de manger;

tendance à la constipation habituelle, augmentée ; insomnie, vertiges, langue saburrale.

Appelé un soir vers dix heures auprès de ce malade, nous le trouvons en proie à une fièvre marquée, les yeux brillants, les pupilles légèrement dilatées, les joues rouges, la peau sèche et brûlante au front et au niveau du tronc, les membres plutôt froids, les supérieurs notamment. Le pouls très variable de 70 à 90 est irrégulier, avec des intermittences. Température à 39°,8 environ. Une grande oppression respiratoire, tendances à la syncope. Le malade se plaint d'étouffer et il est maintenu dans son lit dans la position demi-assise. Nausées continuelles et vomissements bilieux. Se plaint du front, de la nuque surtout, du creux de l'estomac, accuse de la douleur dans les articulations et dans la continuité des membres, et une faiblesse de tout le corps, avec fourmillement des extrémités et crampes dans les mollets.

Ces symptômes complexes nous eussent fait hésiter, en dehors d'une constitution médicale comme celle qui régnait à Ménerville en ce moment. L'auscultation du cœur révélait une contraction défectueuse du muscle, les bruits faibles et irréguliers étaient parfois mal frappés, sourds. Rien d'anormal à l'auscultation du poumon, sauf le rythme puéril et l'ampliation incomplète de la poitrine. La vue, la palpation et la percussion de l'abdomen décèlent un engorgement considérable du foie et surtout de la rate ; l'abdomen est ballonné et douloureux. Constipation ; urines rares, rouges, épaisses, presque nulles.

Nous donnons au malade quatre cachets Limousin du plus petit modèle contenant chacun 10 centigrammes d'oxalate de cerium à prendre de quart en quart d'heure, puis une potion à l'aconitine, digitaline et arséniate de soude, à prendre dès que les vomissements auront cessé, et, attribuant l'action défectueuse du cœur à une fièvre syncopale, nous injectons sous la peau 1 gramme de bichlorhydrate de quinine. Le malade ne doit boire que de l'eau de Vichy, ou de la limonade au citron, froide. Un petit vésicatoire est appliqué sur le foie, et un sur la rate. Nous quittons ce malade considérablement soulagé deux heures après.

A peine de retour chez nous et au lit, nous sommes forcés de sortir pour une enfant, la petite Rey..., atteinte de convulsions à la suite d'un empoisonnement miasmatique dû à la malaria, et durant notre absence l'on vient nous demander de nous rendre chez M. Mas... qui vient, dit-on, d'avoir une syncope. Rencontrant le messager, nous nous rendons de suite chez le malade que nous trouvons revenu d'une lypothimie, et en proie à des suffocations pénibles. L'auscultation du cœur révèle encore la même action défectueuse, des irrégularités et des intermittences dans les contractions. Nous injectons à ce moment 5 décimilligrammes d'aconitine et 5 décimilligrammes de digitaline d'Adrian, en supprimant la potion, dont le malade n'avait d'ailleurs pris qu'une cuillerée ou deux. Deux heures plus tard, le malade n'ayant pas dormi et étant toujours en proie à cette angoisse cardiaque et respiratoire, nous auscultons de nouveau le cœur ; la faiblesse et l'irrégularité du pouls sont extrêmes en ce moment et nous percevons encore moins nettement les contractions du viscère. Le malade accuse une douleur précordiale intense, et une grande douleur dans l'épaule gauche et le cou. Application d'un vésicatoire à la pointe du cœur. Injection de 1 gramme de bichlorhydrate de quinine. Lavement évacuant savonneux, puis phéniqué. Le malade se trouve enfin soulagé, mais la température reste au-dessus de la normale et la peau est sèche. Nous prescrivons dans le courant de la journée suivante, 1 gramme de phénédine dans des cachets Limousin, à prendre en deux fois à une demi-heure d'intervalle. Bien-être marqué.

La seconde nuit est moins mauvaise que la première, mais le malade n'a pu dormir, ce qui fait alors cinq nuits sans sommeil.

Le lendemain, le malade se trouvant soulagé peut reprendre la potion d'aconitine, de digitaline et d'arseniate. Un lavement par jour. De l'eau de Vichy comme boisson. Bouillons froids dégraissés.

La céphalalgie persiste mais moins accusée, plus de symptômes fébriles marqués. Des nausées peu accusées, sans retour des vomissements, mais persistance d'une tendance à la lypothymie lorsque le malade s'asseoit dans son lit. Bromhydrate de quinine pendant deux ou trois jours, à raison de 1 gramme par jour environ.

Cet état persista pendant une semaine. Toujours pas d'appétit, nous donnons alors de la quassine et des granules d'arséniate de soude. L'insomnie continuant, il faut ajouter une potion de bromure de sodium pour la nuit. Éruption d'herpès labialis, critique.

Le malade se rétablit peu à peu. Après avoir appliqué un second vésicatoire sur la région du cœur, nous lui recommandons de se rendre, en convalescence, à l'hôpital du Dey, où il passe dix jours.

A son retour, le major ayant approuvé notre traitement, nous recommandons conjointement avec notre confrère, un dépuratif et l'usage de l'eau de Vichy, auquel traitement nous ajoutons quelques pilules bleues, suivies de purgations salines une fois par semaine, pendant trois ou quatre semaines; ces derniers médicaments contre une tendance ancienne à la parésie du foie et à la pléthore abdominale et contre des éruptions successives de furoncles disséminés un peu partout sur la surface du corps.

Le malade se porte bien actuellement.

XX. — Observation de l'enfant Col...

L'enfant Col..., âgé de dix ans, Espagnol, habitant à Ménerville, avec trois membres de la famille entassés dans une chambre sans fenêtre, est malade depuis cinq jours, atteint, comme deux de ces trois membres, mais plus gravement, d'empoisonnement tellurique.

Lorsque nous voyons cet enfant vers neuf heures du soir, il accuse une prostration intense avec subdélirium, ne répondant pas depuis la veille aux questions qu'on lui pose. Couché *en chien de fusil* sur un matelas par terre, il vomit de la bile mêlée à des glaires. Langue épaisse, peau grisâtre, sèche, froide, visqueuse. Il y a photophobie, céphalalgie intense. Aucun commémoratif, les parents ne parlent que le patois valençais.

C'est avec la plus grande peine que, avec l'aide de Lop..., un parent de cette famille, nous pouvons maintenir cet enfant durant le temps nécessaire à une injection de 75 centigrammes de bichlorhydrate de quinine, l'enfant s'opposant de toutes ses forces à l'administration du médicament. Après être resté avec lui deux heures, après avoir appliqué des compresses ammoniacales sur le crâne, procédé à des frictions ammoniacales sur le corps, et administré un lavement évacuant puis phéniqué, car nous sommes obligés pendant ce temps de tout faire ou de tout surveiller nous-même, nous sommes remplacé par Mme Jim..., propriétaire de l'immeuble, qui se rend compte que les recommandations que nous laissons par écrit sont fidèlement suivies. Des pilules d'oxalate de cérium sont données, malgré l'opposition du malade, jusqu'à concurrence d'un demi-gramme de ce sel pris par doses de 5 centigrammes toutes les demi-heures. L'enfant s'endort enfin d'un sommeil naturel. Le lendemain, nouvelle injection de bichlorhydrate aux mêmes doses. Le surlendemain, quinze pilules de sulfate de quinine de Pelletier et Caventoux à 10 centigrammes par pilule, pris dès la première heure et cinq par cinq toutes les demi-heures. Après trois jours, potion arsenicale amère, pilules d'iodure de fer, vésicatoire sur la rate.

Pas de rechute durant un mois, époque à laquelle un autre enfant de la famille étant mort de la malaria à l'hôpital, celle-ci retourne en Espagne, après une triste expérience des quelques mois à peine qu'elle a passés en Algérie.

XXI. — Observation de M. et de Mme Pro...

M. Pro... et Mme Pro..., vieillards de soixante-huit ans et de soixante-deux ans, habitant Ménerville depuis quelques mois, sont malades depuis trois jours. Jouissant d'une bonne santé préalablement, ils n'avaient jamais été atteints par l'empoisonnement aérotellurique.

Appelé auprès de ces malades à quatre heures de l'après-midi, nous constatons chez M. Pro... :

L'état comateux : la face décolorée d'un blanc cireux, le nez pincé, la lèvre inférieure tombante, la langue renversée en arrière, sèche et brunâtre, ainsi que les lèvres, les pupilles dilatées incontractibles, les yeux vitreux. Le pouls tremblotant, irrégulier, intermittent, n'est perceptible que dans les grosses artères; le cœur ne se contracte presque plus. Le corps est livide, cyanosé, couvert d'une sueur visqueuse et froide.

A l'exception du sommet du crâne qui, par comparaison, offre au toucher une chaleur remarquable, et du creux de l'estomac, moins froid que le reste du corps, ce malade est déjà complètement glacé. L'intestin et la vessie se sont vidés spontanément avant notre arrivée.

En présence de ce collapsus, nous prévenons les personnes présentes qu'il n'y a pas d'espoir à conserver, toute intervention humaine devant être inefficace.

Cependant, cédant à la sollicitation générale, nous injectons une seringue d'éther, sans résultat. Nous nous préparions à injecter du bichlorhydrate de quinine à la prière de tous, lorsque le malade meurt vers quatre heures et demie, avant qu'on ait pu lui administrer le lavement phéniqué ordonné et pendant que l'on appliquait de larges sinapismes sur les membres et que l'on procédait à une révulsion faite avec de l'alcool camphré sur le thorax. Un fer trempé dans de l'eau bouillante venait d'être appliqué au creux épigastrique, et un sac contenant de l'eau avec des fragments de glace devait être maintenu en contact avec une serviette humide placée sur le crâne.

Pendant que M. Pro... se meurt, Mme Pro... couchée dans la chambre voisine, et atteinte également d'un accès pernicieux algide, est à l'agonie. Elle vécut une demi-heure de plus que son mari, s'éteignant dans le coma, et présentant les mêmes symptômes. L'intervention auprès de cette malade devait être également inutile ; cependant nous la tentâmes, mais la mort survint également avant que nous pussions agir.

Ces deux malades avaient manifesté en même temps les symptômes de l'empoisonnement aérotellurique, et le matin même avaient encore toute leur connaissance. Ils avaient été traités comme anémiques et avaient pris, à une heure de l'après-midi, en partie, une potion stimulante de Jaccoud. Le diagnostic n'avait pas été posé et le collapsus était survenu durant la seconde attaque d'une intoxication pernicieuse algide.

XXII. — Observation de Mol...

Mol..., employé à la ferme Fol..., âgé de cinquante ans, alcoolique, déjà atteint d'empoisonnement miasmatique il y a trois ans, est malade depuis quatre jours. Appelé la nuit auprès de ce malade, nous le trouvons en proie à des vomissements bilieux depuis deux jours. Céphalalgie vive, douleurs dans les articulations et dans l'abdomen. Foie et rate engorgés. Corps froid, pouls petit, misérable, facies exprimant l'abattement. Langue sale, urines rares, bilieuses ; constipation. Le malade n'a rien mangé depuis le début de l'attaque.

Traitement : quatre injections de bichlorhydrate de quinine à 25 centigrammes chacune. Lavement purgatif, puis phéniqué. Compresses ammoniacales sur le front, le crâne. Lotions d'eau-de-vie camphrée sur le corps, frictions.

Nous laissons une seringue de Pravaz entre les mains exercées de M. Fol..., propriétaire de cette ferme, et nous lui recommandons de procéder à une nouvelle injection de bichlorhydrate de quinine le lendemain matin, ainsi que les jours suivants, en donnant de l'oxalate de cérium, si les vomissements continuent, et dès que ceux-ci auront cessé, de nourrir le malade en lui donnant souvent, mais en petites quantités, une nourriture légère, et concentrée : bouillon froid dégraissé, consommé, œufs crus battus avec ou sans lait, lait bouilli froid, pur ou coupé d'eau de Vichy.

Le lendemain, le malade ayant passé une nuit relativement bonne, M. Fol... ne peut lui injecter que 50 centigrammes du sel de quinine, à cause de l'opposition qu'il rencontre de la part de son employé. Mauvaise nuit. Le surlendemain et les deux jours suivants, *aucune injection* n'est faite. Les symptômes s'aggravent rapidement et à ceux-ci viennent bientôt s'ajouter des symptômes de collapsus.

Habitant à 19 kilomètres, nous ne sommes prévenu de l'état du malade que lorsque celui-ci est à l'agonie, râlant et dans le coma. Ayant plusieurs cas pernicieux à soigner à Ménerville et dans les environs, et ne pouvant nous absenter pendant les trois ou quatre heures nécessaires pour nous rendre à cette ferme, nous recommandons de quérir un de nos confrères.

Le malade meurt peu après, dans le coma algide, sans qu'un médecin ait pu se rendre auprès de lui.

XXIII. — Observation de M. Sol...

M. Sol..., Espagnol, âgé d'environ cinquante ans, fabricant de crin, demeurant au Corso-Tahatani, est malade depuis dix jours.

Appelé vers minuit auprès de ce malade, nous emportons, ce village étant loin d'une pharmacie : une solution de bichlorhydrate de quinine, 2 grammes d'oxalate de cerium, des petits cachets Limousin, 60 grammes de laudanum de Sydenham, 100 grammes de la solution normale d'acide phénique (acide phénique et alcool à 90 degrés ââ), deux vésicatoires Beslier.

Nous trouvons le malade en proie à des vomissements bilieux, glaireux, quelquefois sanguinolents datant de dix jours. Aucun repos ni jour ni nuit. Figure pâle angoissée. Pupilles contractées, sueurs froides et visqueuses sur tout le corps, d'un blanc mat. Aucune douleur à la tête ni autre part qu'à l'épigastre et aux attaches antérieures du diaphragme. Langue jaunâtre épaisse, ventre rétracté. Constipation datant de treize jours, nous dit-on.

La femme de ce malade nous prévient que pour tout le monde son mari a une obstruction de l'intestin, ce qu'elle exprime en disant qu'il est bouché, n'ayant pas eu de garde-robe depuis ces treize jours et vomissant constamment depuis lors, sans symptômes de fièvre ni actuels ni passés, *qu'il ne prendra pas de quinine*, n'ayant pas la fièvre, car il n'a jamais éprouvé ni frissons, ni chaleur, ni sueurs, ni douleurs de tête, qu'il craint par-dessus tout les injections sous-cutanées, ayant vu plusieurs personnes traitées par les injections, à l'Alma ainsi qu'au Corso, qui ont eu des *mauvais ulcères* non guéris depuis trois mois. Quant au malade lui-même, il ne peut guère s'exprimer, la parole éteinte est constamment coupée par des efforts de vomissement qui n'amènent plus guère que quelques filets d'un sang noirâtre. L'auscultation du cœur et de la poitrine ne décèle pas de lésions ; il y a de l'accélération marquée du pouls, petit mais assez régulier.

Nous proposons au malade, et surtout à sa femme, d'administrer des cachets Limousin du plus petit calibre contenant chacun 10 centigrammes d'oxalate de cerium de dix en dix minutes jusqu'à cessation des vomissements, conjointement avec l'application d'un vésicatoire au cantharidate de soude sur l'épigastre préalablement rubéfié, et dès que les vomissements le permettront de donner par la bouche la solution de bichlorhydrate injectable que nous avions apportée et que le malade se refuse à prendre sous la peau. Refus absolu du malade, exprimé surtout par ses gestes. La femme nous dit que son mari, *d'un caractère très ferme*, ne reviendra pas sur sa décision de ne pas prendre de la quinine et nous la prévenons qu'il était bien inutile de nous appeler dans ces conditions et que nous retournons de suite à Ménerville. Nous ne reviendrons que lorsque le malade ne s'opposera plus à ce que nous agissions comme nous le devons.

De retour à Ménerville, nous trouvons à deux heures du matin un enfant, celui de Mme Vid..., âgé d'environ un an mourant dans le coma, après les convulsions dues à un empoisonnement aéro-tellurique aigu. L'on avait administré en notre absence à cet enfant deux lavements de chloral *de 4 grammes chacun et cela à une heure d'intervalle*, pour combattre le symptôme convulsif. L'enfant avait déjà été soigné par nous deux mois antérieurement pour la coqueluche. Nous ne rentrâmes chez nous que vers neuf heures du matin, et à dix heures nous recevions un télégramme du Corso signé du nom de M. Sol..., nous priant de revenir par le train prochain.

Nous descendîmes donc par une pluie battante au Corso-Tahatani où nous ne trouvâmes pas à la gare la voiture de M. Sol... nous attendant, mais entre le village et la gare une dame N..., voisine de M. Sol..., qui nous dit que voyant ce dernier mourant elle avait pris sur elle de nous expédier le télégramme ci-dessus en le signant du nom de Sol. Nous lui dîmes qu'elle avait eu tort et nous nous apprêtions à retourner une seconde fois à Ménerville, lorsque la femme du malade vint nous prier de le voir et promettre pour lui qu'il serait moins déraisonnable. Il ne pouvait d'ailleurs plus parler, il avait eu des lipothymies continuelles, les efforts de vomissements n'ayant pas cessé un instant. La femme, l'entourage, croyaient toujours à une obstruction interne.

Le malade s'opposa cependant encore à prendre la quinine même par la bouche et nous ne pûmes triompher de son opposition qu'après lui avoir signifié qu'il se suicidait par son refus. Enfin nous obtînmes qu'il avalât de cinq en cinq minutes des petits cachets de 10 centigrammes d'oxalate de cerium jusqu'à quinze cachets s'il le fallait, après quoi, ou dès que les vomissements auraient cessé, il devait absolument, s'il persistait à ne pas se laisser injecter le bichlorhydrate, prendre ce dernier sel (le seul que nous eussions sur nous) dans de l'eau par la bouche.

Le résultat dépassa nos espérances. Le malade ne rendit qu'un ou deux des premiers cachets de l'oxalate, et garda dès lors 2 grammes de bichlorhydrate de quinine dissous dans 8 centimètres cubes d'eau saturée de camphre, pris dans un verre d'eau à boire par quart tous les quarts d'heure. Il s'endormit après notre départ pour la première fois depuis près de deux semaines d'un sommeil naturel au sortir duquel, dix ou douze heures après, il put prendre du bouillon froid dégraissé, un peu de vin blanc, de l'eau de Vichy. Dès lors avec un lavement par jour, évacuant, puis phéniqué, et une alimentation légère, liquide, il put se rétablir. Huit jours après à notre passage au Corso au retour d'une visite faite à l'Alma, nous vîmes ce malade devant la fabrique debout appuyé sur une canne surveillant l'ouvrage. Ses jambes étaient infiltrées ainsi que ses cuisses, l'œdème était limité aux membres inférieurs, car nous ne trouvâmes pas d'ascite. Bromhydrate de quinine, 1 gramme par jour pendant quelques jours. Emplâtres de poix sur les reins. Scille, digitale et fer sous forme de pilules. Eau de poireau en quantité comme boisson, ainsi que du lait, etc. Puis solution arsenicale amère. Élixir tannique du Dr Bourlier. Le malade n'a pas éprouvé de rechute depuis deux mois.

XXIV. — Observation de Mme Lop...

Mme Lop..., Espagnole, âgée de cinquante-deux ans, habitant Ménerville, tempérament bilieux, est malade depuis deux jours.

Nous la trouvons une après-midi, à notre première visite, couchée, couverte d'une quantité de couvertures, glacée depuis la veille et vomissant, surtout de la bile. La peau est terne, rugueuse, les petits poils hérissés. La malade se plaint surtout de l'abdomen qui est généralement douloureux, la douleur étant plus marquée à gauche sous les côtes. Il y a également de la céphalalgie. Langue sale. La malade a pris une purge, un demi-gramme de quinine, aussitôt vomis. Une deuxième tentative d'ingestion de quinine faite quelques heures après a également échoué.

Oxalate de cerium, 0 gr. 25 en six pilules à prendre de demi-heure en demi-heure, à moins que les vomissements ne s'arrêtent avant que la malade ait pris les six pilules. Dès que l'estomac le permettra, bromhydrate de quinine 1 gr. 25 centig. à prendre en quatre fois, de quart en quart d'heure dans des petits cachets Limousin. Vésicatoire sur la rate. Cataplasme laudanisé sur le reste de l'abdomen. Briques chaudes arrosées de vinaigre aux pieds et le long des jambes. Lavement d'eau dite sédative, diluée.

La malade prend trois des six cachets d'oxalate et en vomit deux. Le bromhydrate est également rendu. De retour auprès de la malade, nous dûmes lui faire une injection de 1 gramme de bichlorhydrate de quinine sous la peau de l'abdomen. Renouveler et augmenter la quantité d'oxalate de cerium prescrite et insister sur la prise régulière de ce sel par doses de 8 centigrammes de demi en demi-heure jusqu'à ce que toute nausée ait disparu. Le fait de vomir les premières doses ne doit pas empêcher la malade de persévérer jusqu'à effet produit. Le bromhydrate est dès lors toléré et administré pendant trois ou quatre jours. L'eau de Vichy, le jus de citron largement dilué et sucré comme boisson, le régime alimentaire léger mais nourrissant indiqué par les circonstances complètent le traitement. Dès le cinquième jour, la malade prend la potion arsenicale amère que nous avons mentionnée si souvent, de l'iodure de fer ; puis du bicarbonate de soude, et, une fois par semaine, une purgation saline légère.

La malade a éprouvé une rechute il y a deux jours, caractérisée par les mêmes symptômes, mais moins marqués. Le changement d'air est indiqué. Cette malade se rend sur la montagne, où elle suit le traitement qui lui est ordonné.

XXV. — Observation de Mme Gra...

Mme Gra..., âgée de vingt-cinq ans, habitant Alger, aurait eu une attaque de malaria dont elle serait guérie depuis deux ou trois semaines.

Appelé auprès de cette malade, nous constatons de la céphalalgie, et de la lourdeur de tête, des douleurs dans toutes les articulations et les membres, dans les reins. Épistaxis léger, toux sèche. Langue saburrale, perte d'appétit, constipation. Somnolence mais pas de sommeil, ou bien cauchemars. Vertiges et lassitude constants. Nausées. Cette malade, montée à Ménerville pour nous consulter, offre le lendemain les symptômes suivants : pommettes rouges, yeux fatigués, aspect légèrement hébété de la face. Température 38°,5, pouls 110. Sueurs de temps en temps, surtout à la tête et sur la poitrine. Respiration oppressée ;

toux fréquente sans quintes. A l'auscultation, quelques râles disséminés dans les deux poumons et quelques frottements pleuraux à gauche, ceux-ci à la moitié inférieure de la plèvre. Langue blanchâtre, un peu rouge sur les bords et à la pointe, haleine forte, constipation, habituelle d'ailleurs chez cette malade, urines rouges, rares, épaisses, fortes. Abdomen *légèrement* ballonné et douloureux, pas de gargouillement dans la fosse iliaque droite, pas de taches lenticulaires.

Traitement des symptômes ; analgésine, 3 grammes à prendre dans un verre d'eau de Vichy en deux fois à vingt minutes d'intervalle. Lavement évacuant légèrement purgatif, puis phéniqué à 1 p. 100. Mince cataplasme, maintenu sur l'abdomen préalablement graissé avec de l'huile chaude, camphrée ou non. Trois heures après, aconitine et digitaline 1 milligramme de chaque, et révulsion faite avec de la pâte de moutarde sur le thorax en arrière, maintenue plus longtemps sur la partie inférieure à gauche, à renouveler une fois par jour si la peau le permet.

Le lendemain et le surlendemain, la constipation faisant place à une, puis à plusieurs garde-robes fluides, quatre lavements phéniqués dans les vingt-quatre heures, et une potion de sulfate de quinine dissous à l'aide d'un peu d'eau de Rabel furent ordonnés.

Dès lors les symptômes d'une fièvre typhoïde bénigne se dessinent : apparition fugace au septième ou huitième jour de deux ou trois taches typhoïdes sur l'abdomen, gargouillement cæcal, petite diarrhée peu fréquente, hébétude persistante, langue devenue caractéristique, etc.

Traitement : alternativement un jour la potion à la quinine, et un jour une potion salicylique et continuation du traitement ci-dessus pour le reste. Nourriture légère, liquide, en petites quantités. Eau de Vichy. Deux purgations salines espacées de plusieurs jours. Sulfite de magnésie 10 grammes par jour largement dilués.

La malade reste deux semaines au lit. Pas de rechute de fièvre typhoïde, mais un mois après celle-ci, une attaque d'empoisonnement aéro-tellurique contre laquelle nous lui recommandons surtout le changement d'air, la malade se rendant à Béni-Amram où elle suit le traitement indiqué par nous dans de meilleures conditions hygiéniques qu'à Ménerville.

Cette observation n'a sa place ici que parce qu'une fièvre typhoïde certaine aurait été précédée et a certainement été suivie de l'intoxication miasmatique par la malaria. Nous avons vu un autre cas encore plus léger de l'affection typhoïde à Ménerville chez une enfant, Lon..., un cas à la ferme Bla..., à l'ancienne Belle-Fontaine chez l'enfant Eti..., et un cas à l'école de ce village chez Mme Bay..., mère de l'instituteur. Ces cas sont les seuls que nous ayons observés depuis le mois de juillet dans cette commune. Deux de ces cas venaient d'ailleurs, le premier d'Alger, le dernier des environs d'Aumale.

Un autre cas, celui de M. Bay..., instituteur de Belle-Fontaine, avait précédé l'apparition de l'épidémie. Ces cas ne peuvent trouver leur place dans la liste des observations consignées dans ce chapitre, et ne sont mentionnés que pour mémoire à propos de l'observation ci-dessus pour laquelle seulement nous avons fait une exception, pour les raisons ci-dessus données.

XXVI. — Observation de M. Del...

M. Del..., âgé de vingt-six ans environ, demeurant à Ménerville, tempérament sanguin, a perdu les deux jambes à la suite d'un accident de chemin de fer arrivé il y a deux ans et demi. Ce malade a été atteint, il y a un mois, d'une attaque d'empoisonnement causé par la malaria. Il jouissait d'ailleurs d'une bonne santé, à l'exception de quelques manifestations rhumatismales. Alité depuis deux jours, il est pris de fièvre avec invasion brusque de frisson, suivi d'une température élevée, oppression, toux par quintes. Langue chargée, constipation, urines rouges, rares, sédimentaires. Vomissements alimentaires, puis bilieux; douleurs sous le sein gauche, dans le cou, les articulations de l'épaule et du coude gauches, au creux épigastrique. Teinte subictérique de la conjonctive oculaire. Foie et rate légèrement engorgés. Inappétence. Céphalagie frontale. Insomnie ou sommeil incomplet, entrecoupé d'hallucinations, surtout de l'ouïe.

L'auscultation de la poitrine révèle l'existence d'une hyperémie pulmonaire, limitée aux tiers moyen et inférieur du poumon gauche.

Injection hypodermique de 1 gramme de bichlorhydrate de quinine. Aconitine amorphe (1) 2 milligrammes en quatre granules, à prendre dans les vingt-quatre heures. Eau de Vichy.

La nuit est meilleure. Les symptômes physiques de l'engorgement pulmonaire n'ont pas augmenté. Six cuillerées dans les vingt-quatre heures, pendant plusieurs jours de suite, d'une solution de 310 centimètres cubes d'eau sucrée aromatisée au citron, contenant : 6 milligrammes d'aconitine (d'Adrian), 4 milligrammes de digitatine de Homolle et Quevenne, et 3 centigrammes d'arséniate de soude.

Nous ne revîmes plus ce malade après une seconde visite durant laquelle nous n'avions pas constaté de fièvre marquée. D'après nos conseils, donnés à sa mère, un vési-

(1) Par exception; l'aconitine cristallisée d'Adrian étant celle dont nous nous servons généralement.

catoire fut appliqué, lorsque le lendemain de cette visite les crachats, qui s'étaient d'abord striés de quelques filets de sang, devinrent franchement caractéristiques et le malade dut prendre dès lors régulièrement 1 gr. 50 par jour de sulfate de quinine en trois fois, le matin, à une heure d'intervalle, conjointement avec le traitement ci-dessus. Le vésicatoire fut appliqué par la mère au niveau de l'endroit que nous lui désignâmes et que nous avions indiqué à notre seconde visite comme étant celui où elle devait appliquer un vésicatoire, si l'indication venait à se poser plus nettement. La guérison fut rapide.

XXVII. — Observation de M. Bai..., fils.

M. Bai..., fils, employé, habitant Ménerville, âgé de vingt-trois ans, est malade depuis deux jours. Il a déjà subi, il y a plusieurs années, les atteintes de l'empoisonnement malarien, et il a encore éprouvé une attaque durant l'automne de l'année dernière.

Appelé auprès de ce jeune homme le troisième jour de sa maladie, nous constatons un état général de grande faiblesse ; la face est jaune pâle, les conjonctives jaunes, la langue chargée et l'haleine forte. Le pouls à 110, petit, irrégulier ; la température à 40 degrés. Les vomissements bilieux sont fréquents. Il y a de la constipation. Le malade a légèrement déliré, par moments, avant notre arrivée. Pilules d'oxalate de cérium de 8 centigrammes, une de demi en demi-heure jusqu'à six pilules. Injection de bichlorhydrate de quinine. Lavement évacuant. Sulfite de magnésie dans de l'eau à boire par gorgées durant la journée, 10 grammes pour 1 litre.

Le lendemain, nouvelle injection de bichlorhydrate de quinine. Les deux jours suivants, 1 gr. 50 de sulfate de quinine par la bouche. Ensuite vin de quina arsenical, citrate de fer. Vésicatoire sur le foie, la rate, congestionnés, et aloès, à prendre de temps en temps en petites quantités aux repas.

Environ un mois après, ce malade eut une rechute présentant les mêmes symptômes, mais *accompagnés* de cardialgie, de douleurs arthritiques dans les épaules et d'un torticolis rhumatismal unilatéral. Cette attaque qui revêtit également la forme tierce, tint le malade au lit pendant une dizaine de jours et le laissa faible, nécessitant un changement d'air. Il demanda et il obtint un congé d'un mois, durant lequel il suivit le traitement suivant : Eau de Vichy, pilule d'évonymine brune et de rhubarbe le soir en se couchant, pendant quelque temps; iodure de fer, solution arsenicale amère. Pas de veilles, pas de fatigues.

XXVIII. — Observation de l'enfant You...

L'enfant You..., âgée de deux ans, nous est apportée une après-midi, d'une distance de 7 kilomètres, dans un état désespéré.

Cette enfant, malade depuis près d'un mois, rend tout ce qu'elle prend. Pâle, émaciée, elle a une diarrhée continuelle, verdâtre; elle sort depuis deux jours de l'hôpital où sa mère, malade elle-même, a dû la conduire pendant cette dernière semaine.

La face de cette enfant est déjà frappée du sceau de la mort, un commencement de voile s'est étendu sur les yeux aux pupilles dilatées, le corps est dans la résolution absolue, le pouls tremblotant est à peu près nul. C'est le collapsus précédant la mort.

Dans ces circonstances, nous prévenons le père de l'inutilité qu'il y a de lutter contre un empoisonnement arrivé à la période ultime. Nous cédons cependant au désir des parents, et à notre désir de tenter l'impossible, pour ainsi dire, et nous injectons d'abord quatre gouttes d'éther sulfurique dans chaque région fessière, puis un quart d'heure après, 20 centigrammes du sel de quinine. Lotions stimulantes sur le corps, suivies d'un quart de lavement phéniqué.

L'enfant semble revivre pendant quelques heures de la nuit, mais elle meurt avant midi le lendemain.

XXIX. — Observation de l'enfant Jim...

Enfant de quatre ans, habitant Ménerville, affaiblie comme tant d'autres par la coqueluche qui, chez elle, dure depuis plus de deux mois, avec vomissements alimentaires, sommeil agité, presque nul, à cause des quintes de toux. Diarrhée constante et athrepsie.

C'est dans ces conditions que cette enfant manifeste les premiers symptômes de l'empoisonnement miasmatique, qui, d'ailleurs, a également atteint toute la famille.

Lorsque nous voyons cette petite fille qui semble presque exsangue, nous avons à combattre la coqueluche, la diarrhée, l'athrepsie, ainsi que l'empoisonnement aérotellurique.

Le sirop de grindelia est ordonné contre la coqueluche avec ses résultats favorables ordinaires. Un élixir de coca arsenical et ferrugineux est donné dans du vin de Malaga, en petites quantités, comme médicament d'épargne. Des injections hypodermiqnes de bichlorhydrate de quinine, des lavements calmants puis phéniqués, les premiers amidonnés contenant un goutte de laudanum, les seconds donnés une demi-heure après contenant de l'acide phénique cristallisé à 1 p. 100, achèvent le traitement, conjointement avec des lotions générales d'alcool camphré étendu, renouvelées quatre fois par jour, et l'alimentation légère, fluide, mais substantielle indiquée par les circonstances. Vésicatoire sur le foie et sur la rate congestionnés. La fièvre était subcontinue avec des intervalles d'apyrexie à peine marqués, la dénutrition progressive et rapide.

Le changement d'air recommandé est impossible, malheureusement.

Cependant l'enfant se maintient pendant trois semaines avec une amélioration relativement satisfaisante dans les symptômes athrepsiques. Elle peut dormir et conserver les aliments qu'elle prend en petites quantités six fois dans les vingt-quatre heures, grâce à l'administration de 5 milligrammes de chlorhydrate de cocaïne, pris dans un peu d'eau sucrée avant chaque ingestion alimentaire.

Le mieux s'accentue dès lors et cette enfant, considérée par tous comme étant perdue, peut sortir dans une petite voiture et regagner lentement un peu de la vitalité qu'elle avait si complètement perdue.

Des granules de quassine sont alors ajoutés au traitement, ainsi qu'un élixir de coca arsenié et ferrugineux dans un peu de vin d'Espagne. Six semaines après, rechute grave. Tous les symptômes, sauf ceux de la coqueluche, reparaissent. Même traitement à doses plus élevées. Le changement d'air n'étant pas dans les moyens de la famille, cette enfant est encore loin de la convalescence. Cependant nous espérons que le mois de décembre, avec les conditions hygiéniques différentes qu'entraînent les pluies abondantes et le changement de température, permettra à cette petite malade de se rétablir, les soins qu'elle reçoit de sa mère et de sa sœur sont constants, et intelligemment dirigés, ce qui est de première importance.

XXX. — Observation de l'enfant You...

Garçon âgé de douze ans, ayant perdu deux de ses sœurs par la malaria et le dernier d'une famille de quatre enfants, le dernier enfant étant mort d'une angine membraneuse grave.

Cet enfant habite à 7 kilomètres. Son esprit a été frappé de la mort qui a si cruellement atteint ses sœurs. Il est devenu triste, a perdu l'appétit, et semble dépérir journellement. C'est dans ces conditions qu'il subit l'empoisonnement miasmatique régnant.

Ce petit malade offre à notre première visite les symptômes d'une intoxication aiguë primitive, mais les vomissements, qui n'ont presque jamais fait défaut durant cette épidémie, sont ici moins accusés que de coutume : face pâle, céphalalgie intense, frontale et crânienne supérieure, chaleur du crâne, insomnie, subdélirium. Température élevée, constipation, urines rares et chargées. Analgésine 1 gr. 50, puis bromhydrate de quinine 75 grammes à prendre par la bouche trois jours de suite, en choisissant les moments où la fièvre semblera avoir cédé. Aconitine et arséniate de soude.

Dès le quatrième jour, iodure de fer aux repas, solution arsenicale avec strychnine. Un vésicatoire sur la rate congestionnée. Une petite purgation saline de temps en temps, nourriture légère, saine, excluant les salaisons, les substances fumées, le vinaigre, les crudités, sauf la chicorée amère, etc.

Rien à signaler durant la convalescence.

XXXI. — Observation de l'enfant Job...

Petite fille de neuf ans, habitant Ménerville, soignée par nous antérieurement pour un lupus de la face.

Atteinte d'une fièvre lente, avec symptômes de dénutrition progressive, vomissements alimentaires ou bien bilieux, diarrhée fréquente, engorgement de la rate et du foie. Face pâle, pupilles dilatées, conjonctive anémiée. État de langueur générale et tendance habituelle à la somnolence. Cette enfant a récemment eu la coqueluche, comme la plupart des enfants de cette commune qui ne l'ont pas encore actuellement. Le sirop phéniqué, l'arséniate de soude ont été employés contre cette dernière affection, puis l'extrait fluide de grindelia, ce dernier avec succès.

L'oxalate de cerium triomphe des vomissements. Le bromhydrate de quinine est donné pendant une semaine par la bouche. Les lavements épais d'eau amidonnée, l'eau de riz épaisse en boisson et le régime approprié diminuent la diarrhée. Un petit vésicatoire est appliqué sur la rate, et un sur le foie quelques jours après. L'élixir de coca ferrugineux et arsenical est ordonné pendant six semaines, ainsi que les lotions stimulantes sur tout le corps. Plus tard, cette enfant retournera à l'usage de l'huille de foie de morue avec du phosphate de chaux, à l'usage de l'iodure de fer et de l'acide phénique.

Une rechute vient de se produire au moment où nous écrivons, deux mois après la date à laquelle se rapporte cette observation. L'enfant change d'air et reprend son traitement, dans de meilleures conditions.

XXXII. — Observation de l'enfant Fer...

L'enfant Fer..., âgé de deux ans et demeurant à Palestro, est malade d'un empoisonnement aérotellurique datant de plus de trois semaines. Appelé une nuit auprès de cet enfant, en l'absence de notre confrère, le Dr P..., de cette commune, alité en ce moment, nous constatons :

Un état comateux paraissant avoir succédé à des convulsions et durant depuis midi, avec tous les symptômes d'une mort prochaine.

Cet enfant offre une ulcération superficielle gangreneuse s'étendant depuis l'oreille et la joue jusqu'au tiers supérieur du cou à droite, d'une odeur repoussante, avec un suintement de sang noir décomposé sur la surface des chairs mortes, et un bourrelet phlycténulaire périphérique infiltré de sérosité louche et ulcérative décollant rapidement les tissus de la région. Épistaxis peu abondants mais constants, d'un sang noir et décomposé.

Le sang de cet enfant étant corrompu par la maladie, et l'enfant agonisant, nous ne faisons point d'injection, mais pour ne pas rester inactif, et cédant à la prière de la mère, nous donnons, sans espoir, un lavement de dibromhydrate de quinine, après avoir procédé de suite au nettoiement et au pansement antiseptique de la région ulcérée.

Quelle est la cause occasionnelle de cette gangrène ? piqûre d'insecte, d'aiguille sale, nous l'ignorons. L'état du sang de cet enfant, atteint d'empoisonnement miasmatique depuis près d'un mois, est la cause fondamentale de la mortification rapide et étendue des chairs.

L'enfant meurt vers les huit heures du matin.

XXXIII. — Observation de M. Gar...

M. Gar..., âgé de soixante-quatre ans, est apporté de Dra-ben-Kedda, à Ménerville, dans un état désespéré, à la suite d'une attaque apoplectiforme. Il a déjà, à plusieurs reprises, été atteint de l'empoisonnement malarien. L'attaque actuelle, qui revêt la forme tierce, date d'une semaine. L'état de collapsus où se trouve ce malade date de la veille. C'est avec bien peu d'espoir que nous procédons au traitement de ce malade. Quatre injections de bichlorhydrate, compresses, lotions, lavements de quinine et phéniqués, tous les moyens ordinaires usités par nous sont problablement destinés à ne produire aucun effet, et nous ne mentionnons ce cas, ainsi que le précédent et plusieurs autres, d'ailleurs, que pour être complets. La famille est avertie du pronostic. Le malade meurt sans recouvrer la connaissance le surlendemain de nos tentatives de traitement.

XXXIV. — Observation de l'enfant Foc...

L'enfant Foc..., habitant Ménerville et âgé de quatre ans, est atteint de l'empoisonnement malarien depuis trois semaines. Complications : coqueluche, vomissements alimentaires, diarrhée constante, dénutrition avancée. Cet enfant, à notre première visite, offre les symptômes ordinaires que l'on doit s'attendre à voir répétés dans ces observations. Disons brièvement que la face est pâle, les oreilles sont d'un aspect cireux, les chairs molles pendantes sur les membres, dont les inférieurs sont complètement flétris. La tête est chaude, la fièvre d'abord réglée et journalière est devenue irrégulière quant à son intensité et à ses heures de manifestation, puis subcontinue. L'enfant offre l'aspect de la souffrance inquiète, les nuits sont aussi mauvaises que les jours, l'alimentation ainsi que le repos sont impossibles. La rate et le foie sont hypertrophiés, l'abdomen ballonné. Le grindelia robusta est employé contre la coqueluche. L'aconitine, la digitaline avec l'arséniate de soude sont administrés conjointement avec des lavements de quinine, donnés une demi-heure après l'injection dans le rectum de trois ou quatre cuillerées d'eau de mauve contenant une goutte de laudanum; puis le bromhydrate de quinine est donné par la bouche un quart d'heure après l'administration de 1 centigramme de chlorhydrate de cocaïne.

Lotions quatre fois par jour sur tout le corps avec de l'alcool camphré étendu, lavements amidonnés puis phéniqués pendant quelques jours encore; vin de Malaga ferrugineux arsenical à la coca, et autres moyens fréquemment employés avec succès dans des cas de cette nature. Régime alimentaire approprié, mais l'appétit est nul et les aliments sont mal tolérés. Notre recommandation de changer d'air ne peut être suivie, et cependant l'état de l'enfant s'améliore. Il recouvre un peu d'appétit, de sommeil et la dénutrition s'arrête momentanément.

L'enfant éprouve une rechute six semaines après cette époque. Il est pris de convulsions et meurt.

XXXV. — Observation de l'enfant Rap...

L'enfant Rap..., âgé de trois ans et demi environ, habitant Ménerville, est malade depuis deux semaines de l'empoisonnement aérotellurique régnant. Cet enfant a de plus la coqueluche depuis deux mois et demi, et celle-ci s'est compliquée de vomissements d'abord, d'entérite ensuite. L'enfant est dans un état de grande prostration alternant avec des crises d'agitations accompagnées de cris, dus surtout à des douleurs abdominales. La face est pâle, cireuse, les oreilles transparentes, les pupilles dilatées. L'enfant craint la lumière, le bruit, tout mouvement autour de lui. Langue sale, jaunâtre, un peu rouge, à la pointe seulement. L'abdomen est douloureux, spontanément et à la pression, ballonné, le foie et la rate surtout sont très sensibles et congestionnés; somnolence sans vrai sommeil, appétit presque nul et vomissements alternant avec la diarrhée, fièvre constante mais peu marquée avec exacerbations irrégulières; tel est en abrégé le tableau qu'offre le petit malade au moment où nous sommes appelé à l'examiner.

Le cas est sérieux, même grave, et le traitement sera peut-être inefficace. C'est ce que nous devons répondre aux questions que nous font les parents, tout en ne leur enlevant pas l'espoir de réussir, malgré la gravité du cas. Traitement : sirop de grindelia robusta, analgésine, injection d'acide phénique, puis d'arseniate, de strychnine. Par la bouche bromhydrate de quinine, élixir de coca en petites quantités mêlé à du vin d'Espagne. Vésicatoire sur la rate et ensuite au niveau du foie; lavements phéniqués avec une demi-goutte ou une goutte de laudanum de Sydenham, alternant avec des lavements boriqués. Lotions camphrées sur le corps plusieurs fois par jour. Plus tard, arséniate de soude, citrate de fer, vin de quinquina.

L'enfant se rétablit très lentement.

XXXVI. — Observation de M. Rap...

M. Rap..., habitant Ménerville, est atteint de la malaria depuis plus d'un mois. Face pâle, œdème léger des paupières et œdème des jambes, rate et foie congestionnés. Inappétence, fièvre irrégulière puis journalière, enfin deux accès de fièvre quarte, après lesquels se manifestèrent les œdèmes et une grande prostration des forces. Palpitations.

Une injection de bichlorhydrate de quinine. Ensuite sulfate de quinine en solution avec de l'acide tartrique. Vésicatoires sur la rate et sur le foie. Sulfite de magnésie. Macérations concentrées de quinquina; quassine, iodure de fer, arsenic plus tard. Révulsifs sur les reins. Quelques pilules de convallaria. Le malade ne peut changer d'air, ce qui est fâcheux. Il se rétablit cependant, progressivement.

XXXVII. — Observation de M. Gra...

M. Gra..., habitant Alger, de passage à Ménerville, devient malade après quelques jours de séjour : céphalalgie intense, nausées, vomissements, épistaxis, catarrhe gastrique, tuméfaction splénique et hépatique avec teinte subictérique, fièvre et prostration. Le type de la fièvre devient bientôt rémittent avec une exacerbation double quotidienne puis irrégulière, avec des intervalles apparemment apyrétiques. Herpès labial, nasal, et préputial. Traitement : éméto-cathartique, puis solution de quinine, sulfate avec acide oxalique, après une ou deux injections de bichlorhydrate. Antisepsie stomacale par l'usage de 15 grammes par jour de sulfite de magnésie, et intestinale, contre une ou deux selles infectes, au moyen d'un peu de naphtol, 50 centigrammes, dissous dans un litre d'eau très légèrement alcoolisée. Cette solution doit servir à des lavements. Élixir de coca arsenical au vin d'Espagne en petites doses souvent répétées. Des lotions du corps quatre fois par jour avec l'alcool camphré dilué, jointes à la propreté du tube digestif et à un traitement tonique et d'épargne entraînent assez rapidement l'amendement des symptômes, puis la guérison. Application, vers le dixième jour, de deux vésicatoires au cantharidate de soude de A. Beslier, placés au niveau de la rate et du foie.

XXXVIII. — Observation Mor...

Fermier, habitant la commune de Ménerville ; a déjà eu *les fièvres* dans la province d'Oran ; est atteint de l'empoisonnement depuis trois semaines, forme tierce, puis indéterminée : état cachectique, dysenterie, tuméfaction indurée de la rate et du foie, inappétence, vomissements alimentaires irréguliers, lassitude et incapacité de mouvement, pensée obscurcie presque au point d'atteindre à l'hébétude, ne voit plus qu'à travers un brouillard. A pris du sulfate de quinine en grandes quantités dans le temps, en quantités moyennes pour la rechute pour laquelle il vient nous consulter.

Injections sous-cutanées d'acide phénique. Poudre de mirobalans indiens torréfiés par demi-cuillerées à café dans des énazymes contre la dysenterie. Application des pointes de feu avec le thermo-cautère de Paquelin sur la rate et au niveau du foie, à plusieurs reprises. Ensuite arséniate de soude avec sulfate de strychnine avant les repas ; iodure de fer sous la forme pilulaire aux repas, plus tard, lorsque le malade peut supporter ce médicament.

Nous n'avons pas revu le malade depuis lors et nous

ne savons pas s'il a éprouvé de rechute après le traitement ci-dessus, et à partir du moment où il a pu reprendre son travail.

XXXIX. — Observation de Mme Ind...

Mme Ind... est atteinte depuis cinq ou six jours de l'empoisonnement malarien, actuellement tierce gastrique, avec symptômes algides : langue épaisse, haleine forte, vomissements bilieux, glaireux, sanguinolents, fréquents et accompagnés d'une douleur intense au creux de l'estomac et sur le trajet des attaches antérieures du diaphragme; la sensation de barre et d'oppression respiratoire bien connue ne fait pas défaut. Les téguments sont cyanosés avec une teinte un peu livide et couverts de sueurs froides, visqueuses. Prostration, pouls petit et précipité, angoisse cardiaque et pulmonaire.

La malade a déjà pris un purgatif ou deux, d'huile de ricin, nous dit-on, et un peu de quinine, aussitôt rendus.

Traitement: injections d'éther, puis de bichlorhydrate de quinine et de strychnine. Lotions stimulantes répétées et frictions sur le corps; lavements antiseptiques, à l'acide phénique surtout. Vésicatoire sur le creux épigastrique, débordant le lobe gauche du foie. Oxalate de cerium sous la forme pilulaire. Eau de cannelle, infusion de thym. Puis eau de Vichy.

Les injections sous-cutanées de bichlorhydrate sont continuées tous les deux jours, à raison de 1 gramme par jour en quatre injections faites chaque fois coup sur coup au niveau des plis fessiers. Vin de Malaga avec arséniate de soude et élixir de coca.

Enfin changement d'air. Pas de rechute, depuis quatre mois.

XL. — Observation de M. Pal...

M. Pal..., demeurant à 3 kilomètres de Ménerville et âgé de vingt ans, est malade depuis deux ans, cachexie grave à la suite d'attaques répétées d'empoisonnement miasmatique subies dans divers parties du département d'Alger : teinte verdâtre des téguments, hypertrophie du foie et de la rate, inappétence, digestions très laborieuses. Ascite et œdème des jambes, diarrhée chronique, faiblesse extrême.

D'abord citrate, puis iodure de fer aux repas; arséniate de soude avec strychnine, coca et quinquina, bicarbonate de soude et lavages de l'estomac avec l'appareil de Vichy et de l'eau de Vichy coupée d'eau. Biphosphate de chaux. Applications répétées du thermo-cautère Paquelin. Bains stimulants avec les espèces aromatiques locales.

Nourriture légère : cacao, lait, œufs et enfin viandes cuites.

Amélioration lente. Sur notre recommandation, le malade part alors pour la France, d'où il n'est pas de retour.

XLI. — Observation de M. Rou...

Monsieur Rou..., âgé de trente-cinq ans, habitant à 1 kilomètre et quart de Ménerville, n'a jamais eu d'attaque sérieuse d'empoisonnement aérotellurique aigu avant cette année. Il est pris, vers le soir, de frissons violents qui durent une partie de la nuit, puis de fièvre. Il se fait alors vomir et il se purge à un jour d'intervalle; il prend 1 ou 2 grammes de quinine les jours suivants. Pas d'appétit, ni de sommeil, langue chargée, constipation, peau sèche et rugueuse, urines rouges fortement sédimenteuses et fièvre irrégulière. Le septième jour, le malade accuse des symptômes cérébraux graves; après quelques heures de délire aigu, il tombe dans l'état comateux, selles infectes et miction spontanée. M. Bou..., pharmacien, a l'heureuse inspiration de poser, en notre absence, huit sangsues aux apophyses mastoïdes et derrière les oreilles, et de donner un lavement évacuant. Le coma cède, pour être remplacé par le délire furieux deux heures après l'application des sangsues. On lui administre à ce moment 4 ou 5 grammes de bromure de potassium et 2 milligrammes d'aconitine amorphe, et c'est immédiatement après l'administration de ces médicaments que nous le voyons pour la première fois.

Potion de quinine contenant 3 grammes de sulfate de quinine à prendre en deux fois à quatre heures d'intervalle.

Lavement phéniqué, sulfite de magnésie en solution diluée comme seule boisson. Cacao et bouillon froid dégraissé pour toute nourriture. Deux jours après, le malade ayant déliré dans l'intervalle, par moments, nouvelle attaque suraiguë, quoique le malade ait pris 2 grammes de quinine dans la journée, le dernier gramme malheureusement trop tard, vers huit heures du soir, l'accès commençant vers les neuf heures. Délire maniaque pendant quatre heures. Le malade se lève de nouveau, il se croit en bateau, il apostrophe les gendarmes et se livre à toutes sortes d'excentricités. Trois hommes peuvent à peine le tenir au lit. Injection hypodermique de 2 centigrammes de chlorhydrate de pilocarpine, le malade étant solidement attaché dans son lit et soigneusement gardé. Sudation abondante, entretenue par tous les moyens pendant trois heures de suite. Sommeil calme pour la première fois. 15 décimilligrammes d'aconitine cristallisée dès que le malade se réveillera, et deux doses de 1 gramme chaque de quinine dans l'espace de six heures. Un jour de bien-être; le malade parle raisonnablement, reconnaît tout le monde, mange un peu (cacao, bouillon, un œuf), garde-robes naturelles sans bien mauvaise odeur; urines rares, rouges, sédimenteuses. Tisane de Buchü païba. Le lendemain, malgré la continuation de l'administration du sulfate da quinine à la dose de 2 grammes et de 2 milligrammes d'aconitine amorphe donnés par la bouche en deux fois, à six heures du matin et à deux heures de l'après-midi, rechute vers huit heures du soir, délire, mais beaucoup moins furieux jusqu'à cinq heures du matin. Injection hypodermique de bichlorhydrate de quinine à la dose de 1 gramme vers six heures. Alors le malade s'endort d'un sommeil calme. A partir de ce moment, le malade prend par jour, chaque jour de fièvre : digitaline cristallisée amorphe 15 décimilligrammes, aconitine 1 milligramme, sulfate de strychnine 5 milligrammes, arséniate de soude 5 milligrammes, sulfate de quinine 2 gr. 50 centigrammes, et un jour 3 grammes de sulfate de quinine. Doses moitié moindres dans les jours intercalaires, usage du vin de quinium à doses progressives. Pendant cette semaine, le malade va mieux; il boit du cacao, du consommé, du lait, des œufs battus crus. Pour la soif, alternativement de l'eau tenant en solution du sulfite de magnésie et de la tisane de Buchü. La langue se nettoie complètement. Les urines, les selles deviennent normales. Les pupilles restent un peu dilatées et le regard un peu vague, mais la connaissance est revenue. La température est de 37 degrés environ en ce moment.

Remarquons dans cette observation d'une variété pernicieuse grave l'absence de vomissements (absence bien rare durant cette épidémie).

N. B. — Le malade est légèrement atteint d'amaurose, actuellement. Cela était à prévoir.

XLII. — Observation de l'enfant Lan...

Enfant de trois ans et demi, ayant eu une attaque d'empoisonnement aéro-tellurique il y a quatre mois, pour laquelle il prit du sulfate de quinine, de l'antipyrine, un vomitif, des purges, nous dit-on ; l'enfant ne recouvrant un peu de santé qu'après avoir quitté Ménerville et être descendu à Alger pour y séjourner quelque temps. Appelé auprès de ce petit garçon par le père désespéré (il avait déjà perdu plusieurs enfants, apprenons-nous), nous trouvons l'enfant en proie à des convulsions généralisées, la face et les téguments d'un jaune cireux. Oreilles transparentes, nez pincé, empreinte de souffrance sur les traits. Des vomissements bilieux avaient précédé l'attaque convulsive, pour laquelle les parents avaient, sans succès naturellement, eu recours à l'usage de l'éther et autres remèdes que leur suggérait leur entourage. A notre arrivée, l'enfant se vidait, l'urine et les matières fécales vertes, mousseuses, infectes, avaient souillé le lit. Après avoir fait enlever les draps et leur contenu, nous fîmes laver l'enfant avec une solution phéniquée alcoolisée étendue d'eau et nous procédâmes de suite, l'enfant étant placé dans un lit propre, à une injection de 25 centigrammes de bichlorhydrate de quinine et à l'administration d'un lavement phéniqué à 1/2 p. 100. Vésicatoire A. Beslier, sur la rate. Les convulsions cessent peu après l'administration de l'injection. Nous recommandons de lotionner de nouveau le corps avec l'eau phéniquée, et de donner encore deux lavements phéniqués dans le cours de la journée. L'enfant prend par la bouche et dès qu'il le peut, 25 centigrammes de bromhydrate de quinine, et une seconde dose égale de bromhydrate huit ou dix heures après, ainsi qu'un granule de un quart de milligramme d'aconitine cristallisée dissous dans de l'eau sucrée, à prendre par gorgées durant la journée et la nuit.

L'enfant mange légèrement le soir, il passa une nuit tranquille et le traitement est continué le lendemain et le surlendemain. 25 centigrammes de dibromhydrate de quinine deux fois par jour, trois lotions et trois lavements phéniqués. Quatre repas légers par jour, et à chacun d'eux une demi-cuillerée à café d'un élixir de coca arsénié mêlé à du vin d'Espagne.

XLIII. — Observation de M. Isn...

M. Isn..., âgé de quarante-cinq ans, demeurant à quatre kilomètres de Ménerville, est malade depuis dix jours. Inappétence, langue chargée, haleine forte, teint bilieux, tendance aux vomissements. Insomnie due à l'exacerbation d'une douleur intense, à peu près persistante, au-dessus de l'œil gauche, s'étendant au front, à la partie gauche du crâne, et s'accentuant la nuit. Le cou est douloureux de ce côté, et il existe du torticolis unilatéral et musculaire. Pas de fièvre.

Lorsque nous voyons le malade, il se montre très impressionné par cette douleur, qui le rend fou, dit-il.

Éméto-cathartique, bromhydrate de quinine avec aconitine; potion arsenicale amère (à continuer pendant deux mois) ; une pilule bleue plus tard. Localement, pommad à l'aconitine. Vésicatoire sur le foie. Malade rapidemen soulagé, puis guéri.

XLIV. — Observation de M. Seu...

Névralgie hémicrânienne intense, également à gauche, éruption herpétique sur la face. Embarras gastrique. Le malade croit également être menacé de folie. Le traitement spécifique triomphe facilement de cette variété larvée ; potion arsenicale amère, sel de Vichy pendant plusieurs semaines.

XLV. — Observation de Mlle Bro...

Demoiselle de vingt-trois ans. État gastro-intestinal, teint généralement clair, actuellement bilieux, constipation, névralgie intercostale à gauche depuis plusieurs mois, exacerbations sans régularité apparente, a eu un peu de fièvre, actuellement sans fièvre.

Cette malade a essayé plusieurs médicaments, entre autres et tout naturellement la quinine ; elle a dû poser des mouches de Milan à plusieurs reprises sur les points douloureux moyen et antérieur du septième espace intercostal.

Eau de Hunyadi-Janos en proportions purgatives d'abord, puis comme laxatif, régulièrement, pendant quelques semaines. L'eau est tiédie et un verre suffit, puis un demi-verre comme laxatif. Pilules d'aconitine et de quinine, quatre par jour (formule de Moussette, avec la quinine substituée au quinium, l'aconitine cristallisée d'Adrian étant employée). Pointes de feu au thermo-cautère Paquelin, plusieurs séances espacées. Potion arsenicale. Bicarbonate de soude.

XLVI. — Observation de Mlle B... (novembre 1880).

Jeune fille de quatorze ans. Bien constituée, lymphatique. Réglée depuis quelque huit mois, puis suppression des règles durant ces deux derniers mois.

Toux sèche, continuelle, sans quintes ni expectoration, un peu haut comme son. Toux nerveuse, rien à l'auscultation de la poitrine. (Cette jeune fille avait été soignée par nous l'année dernière pour une affection pulmonaire, qui ne laissait pas de traces, ce dont nous nous assurâmes en l'auscultant attentivement.)

La toux n'est accompagnée d'aucun autre symptôme, si ce n'est un soupçon d'ataxie choréique, mélange plutôt d'une pointe de chorée avec une pointe d'hystéricisme (si nous pouvons nous exprimer ainsi). Quoi qu'il en soit, et étant donnée la constitution médicale régnante, nous prescrivons le traitement spécifique, comme pierre de touche, avec de grandes chances, croyons-nous, de triompher de ce symptôme que nous attribuons, jusqu'à preuve du contraire, à la malaria larvée.

Le traitement confirme cette opinion.

Plus tard, cette jeune fille ayant contracté la grippe et manifestant après cette affection l'hypertrophie des amygdales, avec un état légèrement granuleux du pharynx, nous recommandâmes l'usage des Eaux-Bonnes. Un demi-verre de cette eau matin et soir dans un demi-verre de lait chaud, l'eau étant tenue bien bouchée et contenue dans des petites bouteilles d'un quart de litre de capacité.

XLVII. — Observation de l'enfant Bos...

Enfant de seize mois, non encore sevré au mois d'avril 1890, atteint de la malaria depuis l'été dernier. Face pâle, grisâtre, exsangue, corps amaigri, abdomen volumineux, rate et foie hypertrophiés, diarrhée, régurgitations et vomissements fréquents. L'enfant est atteint d'athrepsie ; le sang est manifestement en partie décomposé. Des attaques subaiguës irrégulières viennent varier le tableau de l'empoisonnement chronique. L'enfant, dont les parents demeurent porte à porte avec nous, *ne pousse qu'un cri* jour et nuit et le travail de la dentition complique la situation grave où se trouve ce nourrisson. Il perce en effet trois dents et il est sur le point d'en percer deux autres. La mère et le père jouissent d'une bonne constitution, la mère est cependant légèrement atteinte de l'empoisonnement, comme le sont d'ailleurs à peu près tous les habitants ; sa fatigue est grande, son lait aqueux, et elle ne pourra plus longtemps nourrir cet enfant, qu'elle croit voué à la mort. L'enfant est constamment pendu au sein.

Nous ordonnons des tetées aussi espacées que le bébé le permettra et de plus en plus espacées progressivement ; une demi-heure, trois quarts d'heure, une heure en gagnant quelques minutes, et en arrivant à séparer convenablement les tetées et à permettre ainsi au lait de s'élaborer et d'affluer dans les mamelles ; la femme doit suivre un régime fortifiant phosphaté et azoté qui lui permette de résister à l'allaitement pendant quelques semaines encore, le sevrage du bébé dans les conditions où il se trouve devant, croyons-nous, lui être fatal.

Pour l'enfant, nous recommandons le régime mixte : le sein alternant avec les préparations de lait bouilli coupé d'eau de chaux et d'eau et additionné d'une très faible quantité de farine cuite (1), un jaune d'œuf dans du lait bouilli, de la crème de pain.

Ayant constaté un accès subaigu chez cet enfant, nous prescrivons une goutte de la solution au vingtième de chlorhydrate de cocaïne dans un peu d'eau sucrée contre les vomissements, et 12 centigrammes de bromhydrate de quinine une heure après, administrés pendant quatre jours de suite chaque matin à la première heure.

Le sel de quinine est gardé après la première tentative d'administration, l'enfant n'ayant jamais pu conserver le sulfate, auquel on avait eu recours, nous dit-on, à plusieurs reprises ; l'enfant n'avait d'ailleurs jamais conservé aucun médicament sur l'estomac, et nous avons mentionné qu'il ne conservait jamais qu'une partie du lait de la mère.

Trois demi-cuillerées à café par jour pendant quatre jours, puis quatre et même cinq et six demi-cuillerées à café de la préparation suivante :

♃	Élixir de coca, double	50 centim. cubes.
	Arséniate de soude	3 centigrammes.
	Citrate de fer ammoniacal	4 grammes.
	Glycérine neutre.	10 centim. cubes.
	Vin vieux d'Espagne.	150 centil. cubes.

Petit vésicatoire au cantharidate de soude sur la rate d'abord, puis, dix jours après, sur le foie.

L'enfant cesse de dépérir rapidement, conserve mieux le lait et les autres aliments du régime mixte indiqués ci-dessus ; la teinte cachectique se modifie lentement. Nous

(1) Voir à ce sujet *A practical treatise on the diseases of children*, J. Forseith Meigs and William Pepper. Philadelphia, Lindsay and Blakiston, 1877, p. 331 *et sequent*, et Franck Morissen, de la division mécanique de la caséine du lait administré aux jeunes enfants, *Moniteur thérapeutique*, 7 avril 1890.

incisons les gencives à plusieurs reprises et toujours en produisant un soulagement marqué, quoique temporaire, mais hors de proportion avec la très faible déplétion sanguine locale qui accompagne les incisions. Lotions stimulantes journellement, plusieurs lavements antiseptiques, deux ou trois en tout. Nous ne pouvons nous attarder sur ce cas, qui n'offre d'ailleurs rien de bien particulier, et rien qui ne soit même banal au point de vue de la science, mais que nous rapportons cependant parmi les observations mentionnées ici à cause de la gravité de l'état général du malade, et de l'amélioration assez facilement obtenue, contre l'attente de la famille, dans un espace de temps relativement court.

XLVIII. — Observation de Mme Sal...

Mme Sal..., Espagnole, habitant une ferme à 5 kilomètres de Ménerville, âgée d'environ trente-cinq ans, nous fut recommandée par notre confrère le Dr Agu... Cette femme, qui n'avait qu'une enfant de douze ans, avait eu trois grossesses qui s'étaient successivement terminées par des avortements. Elle craignait une terminaison semblable pour sa grossesse actuelle. Enceinte de cinq mois, elle réclamait la saignée, opération fréquemment pratiquée dans son pays chez des femmes enceintes, nous dit-elle, et moyen dans lequel elle plaçait toute sa confiance. Cette femme était obèse, énorme, et la distention de l'abdomen, habituelle chez elle, avait acquis à ce moment un développement remarquable.

Nous consentîmes, pour la satisfaire, à inciser une des veines dorsales de la main gauche; il n'y eut que très peu d'écoulement sanguin. Le sang était noirâtre, la circulation générale étant des plus défectueuses; la respiration était pénible, les battements du cœur lents, sourds, presque étouffés, et l'auscultation du poumon y révélait de l'œdème ; les paupières, la face, les chevilles, les doigts étaient infiltrés, les urines albumineuses. Pas de troubles de la vision ; parésie musculaire générale et simple.

Nous recommandâmes un régime tonique, de la convallaria maialis, des applications révulsives à défaut de ventouses sèches, sur la partie postérieure du thorax et sur les lombes, les quelques diurétiques végétaux qu'elle pouvait se procurer dans son jardin, des frictions et des lotions stimulantes sur le corps, du fer, du quinquina, un exercice prudent et pas de fatigues, mais sans prescrire le repos absolu. Dix jours après cette première consultation, cette femme eut un accès malarien complet, elle avait déjà été atteinte par l'infection plusieurs fois pendant les années précédentes et elle craignait surtout cette complication de sa grossesse, ayant remarqué que ses avortements avaient été précédés « *des fièvres* ». L'intoxication revêtait cette fois la forme tierce.

Dans deux cas d'avortement sur trois (les avortements s'étaient tous produits vers le quatrième ou le cinquième mois de la grossesse), la malade s'était abstenue de prendre de la quinine ; et dans le troisième cas d'avortement, elle en avait pris moins d'un gramme (la quinine d'ailleurs était du plus bas prix et l'échantillon conforme qu'elle nous montra était certainement impur). Le quinquina, les écorces amères avaient remplacé la quinine dans tous les cas. Chaque rechute malarienne avait entraîné une diminution de la résistance de l'organisme à toute cause de débilitation, à toute fatigue, une anémie plus grande, chaque fausse couche avait produit une augmentation dans l'état hydrémique du sang.

En somme, l'état général et les commémoratifs étaient

des plus mauvais. Le cas était bien un de ceux où l'on pouvait, où l'on devait, croyons-nous, administrer la quinine en présence du fait de l'habitude acquise de l'utérus, de l'actualité de la malaria sous une forme aiguë, chez une femme déjà plusieurs fois atteinte par la maladie et offrant plus d'un parmi les signes qu'entraîne l'abstention de l'usage du spécifique. Aussi n'hésitâmes-nous nullement à prescrire 5 grammes de sulfate de quinine, qui furent pris à raison de plus de 1 gr. 66 par jour, en trois fois, à une demi-heure d'intervalle entre chaque prise, huit ou dix heures avant l'heure présumée des attaques.

Il va sans dire que tous les *moyens* que nous suggérait notre pratique, ainsi que celle de nos confrères les plus expérimentés, furent employés concurremment avec l'administration de la quinine : repos absolu pendant une semaine, lavements prudemment administrés lorsqu'ils étaient indiqués, régime très léger, la nourriture étant donnée en petites quantités à la fois et souvent dans le courant de la journée. Cependant aucun autre médicament que la quinine ne fut employé. Plus tard, les paroxysmes n'ayant pas reparu après le troisième accès qui fut plutôt une simple menace qu'une attaque importante, nous recommandâmes un traitement tonique et d'épargne : fer, amers ; coca, arsenic.

La femme accoucha à terme, assez facilement d'ailleurs et sans aide.

Notons pour terminer que cette malade intéressante fut atteinte de la variété larvée gastralgique trois mois après son accouchement. C'était déjà à ce moment, et c'est encore actuellement la variété larvée la plus fréquente dans cette région.

XLIX. — Observation de Mme Mic...

Mme Mic..., Espagnole, âgée de vingt-huit ans, demeurant chez Mme Jim..., à Ménerville, est enceinte de trois mois. Elle a déjà subi l'empoisonnement l'année dernière. Deux fausses couches, une de six semaines peu de temps après son mariage, qui remonte à une dizaine d'années, et une de deux mois et demi à trois mois, l'année dernière, au moment où elle était attaquée par la malaria. Femme sèche, nerveuse, pauvre, actuellement mal nourrie, mal logée et dans la partie du village où il y a à ce moment le plus grand nombre de malades.

Appelé le matin auprès de cette femme, nous constatons rapidement une température élevée, 39°,5, un pouls précipité, 129; la face est animée, les yeux brillants; agitation, jactitation, inquiétude générale et besoin de changer constamment de place, surtout de mouvoir les jambes, qui sont même, ainsi que les bras, animés fréquemment de mouvements réflexes. Langue sèche, rouge, brunâtre, excepté au milieu et vers la base; peau sèche et autres symptômes indiquant un accès en plein stade d'hyperthermie.

Signalons incidemment des vomissements bilieux, de la constipation depuis trois jours, date à laquelle cette femme s'est alitée.

Cette femme est de nouveau enceinte de trois mois environ, et elle s'est plainte depuis la veille au soir (il est environ dix heures du matin lorsque nous la voyons), de douleurs dans le bas-ventre et dans les reins. Les premières sont attribuables à un commencement de fausse couche, ce dont nous nous assurons immédiatement; les secondes, ainsi que les douleurs rachidienne, et articulaires, font plutôt partie du cortège symptomatique de la maladie.

Les douleurs abdominales sont irrégulières et plus ou moins périodiques, l'irrégularité se rapportant à la force des contractions de l'utérus plutôt qu'au temps où se produisent ces contractions. La femme offre un suintement sanguinolent au niveau de la vulve.

Nous nous abstenons de toute exploration poussée plus loin et nous recommandons le repos dans la position horizontale, la tête basse, le bassin comparativement élevé, un lavement laudanisé, des cataplasmes froids sur l'abdomen, préalablement graissé avec de la pommade belladonée faite avec de la vaseline blanche et de la lanoline comme véhicule. Nous donnons également par la bouche et sous la forme granulaire de l'hyosciamine d'Adrian à doses fractionnées jusqu'à concurrence de l'arrêt des spasmes de l'estomac. Une potion contenant de l'aconitine est administrée un peu plus tard, et au moment de la défervescence nous injectons sous la peau 50 centigrammes de bichlorhydrate de quinine dans le véhicule camphré décrit au chapitre consacré au traitement.

Dans l'après-midi, la malade s'endort. A son réveil, nouvelle injection de 25 centigrammes du sel de quinine. Le lendemain, la quinine est prise par l'estomac, et elle est gardée ; 50 centigrammes de sulfate sont ainsi donnés en deux fois par vingt-quatre heures pendant trois jours. Fer et potion arsenicale amère plus tard.

Tout rentre dans l'ordre et cette femme part pour l'Espagne trois mois après, sur notre avis et sans avoir eu de fausse couche.

L. — Observation de l'enfant Bon...

Enfant habitant à 6 kilomètres de Ménerville, sept ans, cachexie malarienne, rate et foie énormes, ascite, albumine dans les urines, œdème malléolaire, diarrhée séreuse. L'enfant ne se tient pas debout, nous dit la mère. Actuellement, depuis une semaine, fièvre tierce avec accès subaigus compliquant l'état d'infection chronique.

Cet enfant vient de la Reghaïa où il est né. La mère est également cachectique et elle l'était, paraît-il, à la naissance de l'enfant qui « a eu les fièvres plus ou moins, nous dit-elle, *depuis le premier jour* ». Est-ce là un cas d'intoxication malarienne *in utero*, *ab ovo*, nous ne saurions l'affirmer, ni le nier, quoique l'enfant soit venu au monde dans un foyer malarien. Quoi qu'il en soit, le petit malade a été soigné par la quinine, chaque année, paraît-il, un peu à l'aveuglette, il est vrai, d'après les commémoratifs; il aurait également pris du sirop d'iodure de fer, du quinquina, de la viande crue, plus tard.

Cet enfant habite dans un bas-fond au moment où nous le voyons une maison notoirement insalubre, bâtie sur une cuvette d'eau stagnante, et où tous les prédécesseurs de cette famille sont morts ou tombés gravement malades.

Les moyens, l'occupation de la mère ne lui permettant pas de changer de résidence, nous ne nous attardons pas à donner des conseils qui ne peuvent être suivis, mais nous procédons directement à plusieurs injections de bichlorhydrate de quinine, et nous prescrivons accessoirement des révulsions légères et fréquentes sur les reins, d'abord au moyen de la moutarde, puis au moyen de frictions d'eau ammoniacale camphrée, d'emplâtres stimulants non stibiés (ceux d'Alcock).

Diurétiques légers ; comme régime alimentaire, laitage, manger peu et souvent, viandes cuites; comme hygiène générale, lotions aromatiques, grand air, l'enfant restant aussi peu que possible à la maison; comme traitement reconstituant, nous recommandons le phosphate bibasique de chaux, le quinquina, le vin de coca (doublement fort en coca) contenant Q. S. d'arséniate de soude et de citrate de fer ; bains et lotions aromatiques en employant les plantes indigènes abondantes autour de l'habitation. Puis, vésicatoires Beslier sur la rate et sur le foie, une petite série de vésicatoires espacés. Comme boisson, à part le lait, de l'eau contenant un peu de citron, de la tisane d'eucalyptus. Nous avons également donné plus tard une ou deux doses de bromhydrate de quinine prises une ou deux fois par semaine pendant quelques semaines de suite. Potion arsenicale amère ensuite et changement d'air, que nous pouvons enfin obtenir pour ce petit malade.

L'enfant se porte beaucoup mieux (six mois après que nous l'avons vu dans l'état que nous avons rapidement indiqué plus haut). Il va à l'école, mais la moindre imprudence de régime, un refroidissement, une grande fatigue, peuvent de nouveau *ouvrir la porte à la maladie latente.*

LI. — Observation de M. Isn fils...

M. Isn... fils, demeurant à 3 kilomètres de Ménerville, « *n'a pris que 2 grammes de quinine dans sa vie* ». Il a vingt ans. Cachexie malarienne. Rate et foie hypertrophiés, indurés ; teinte cachectique jaune sale de la peau ; quelques accès subaigus irréguliers ; amaurose infectieuse partielle. Sulfate de quinine tous les jours en petites quantités, solution arsenicale amère, phosphate de chaux bibasique, iodure de fer aux repas, séjour au bord de la mer, bains, frictions. Vésicatoire Beslier sur la rate et dix jours après sur le foie, trois semaines après les organes n'offrant à la palpation et à la percussion qu'une rétraction insignifiante et la vision étant aussi trouble, injections de pilocarpine, à trois jours d'intervalle; la tonicité vasculaire étant chaque fois ramenée à son degré normal (normal chez ce sujet cachectique), par la strychnine donnée dans notre solution arsenicale amère. La pilocarpine semble agir favorablement sur la rétine et le nerf optique, ainsi que sur le foie. A ce moment, nous prions le malade de descendre à Alger pour consulter le Dr Thi..., oculiste. Le malade ne suit pas notre conseil.

Son état s'est sensiblement amélioré à l'époque où nous écrivons cette observation. Pilules bleues, calomel; l'anémone pulsatile sera employée et le vin de coca arsenical et ferrugineux sera donné, des pointes de feu seront appliquées plusieurs fois sur les régions du foie et de la rate. La guérison se présente bien, elle semble du moins commencée. Tout dépend de la docilité du malade, ou à peu près tout, semble-t-il. Rechute au moment où nous revoyons ces observations. Œdèmes multiples. Élixir tannique du Dr Bourlier, très utile contre ce symptôme de la cachexie.

LII. — Observation de Mme Obe...

Mme Obe..., demeurant à 14 kilomètres de Ménerville, est âgée de soixante-trois ans. Elle a déjà été atteinte plus d'une fois par l'infection malarienne. Cependant elle n'était aucunement cachectique avant cette dernière attaque. Fièvre subcontinue, langue jaune, brunâtre et rougeâtre vers les bords, haleine forte, vomissements bilieux fréquents. La malade est dans une sorte d'hébétude intellectuelle, de demi-stupeur lorsque nous la voyons, en l'absence et en remplacement de notre confrère de Blad-Guitoun qui est momentanément appelé au loin. Il y a eu du subdélirium ou plutôt de la mussitation depuis près de deux semaines.

Tuméfaction douloureuse de la rate et du foie. Peau jaune, sèche. Selles involontaires, et sanguinolentes. Oppression, inspirations fréquentes, et pénibles. Crachats rouillés.

A l'auscultation du thorax, nous constatons la pneumonie à gauche vers le tiers moyen, les râles à bulles moyennement fines, plus grosses vers la périphérie, etc. La malade urine difficilement et les urines sont notablement albumineuses.

Bromhydrate de quinine 1 gr. 25 en quatre doses à prendre par la bouche, à des intervalles de deux heures, précédées par des pilules d'oxalate de cerium de 6 centigrammes à prendre de demi-heure en demi-heure jusqu'à cessation des nausées. Sinapisme à l'épigastre et vésicatoire sur le thorax au niveau de l'exsudat. Le bromhydrate est continué pendant deux jours, durant lesquels la malade prend également une potion contenant de la digitaline, de l'aconitine, de l'arséniate de soude et un peu de sulfate de strychnine.

Après la seconde visite, nous ne voyons plus cette malade, notre confrère étant de retour.

La malade se rétablit lentement, paraît-il, et elle est aujourd'hui complètement remise, nous est-il dit.

LIII. — Observation de l'enfant Vid...

Enfant de trois ans, petit garçon, tempérament nerveux mais bien constitué, atteint de la coqueluche depuis environ deux mois, diarrhée séreuse, vomissements alimentaires, état de langueur et menace d'athrepsie.

Sirop de grindelia robusta contre la coqueluche ; solution normale (au vingtième) de chlorhydrate de cocaïne, dont une demi-goutte un peu avant de manger prise dans une cuillerée d'eau sucrée contre les vomissements alimentaires, eau de riz pilé (dont la préparation est indiquée plus loin) coupée d'un peu d'eau légèrement phéniquée comme boisson, et en lavement contre la diarrhée ; phosphate bicalcique. Régime approprié : manger peu à la fois et souvent d'une nourriture légère, cacao, œufs, lait, etc.

Cet enfant subit une attaque de malaria un peu plus tard ; la coqueluche, la diarrhée ne sont pas encore guéries lorsque cet enfant est atteint par l'intoxication malarienne de la variété fébrile quotidienne. Continuation du traitement ci-dessus avec l'adjonction du bromhydrate. Changement d'air. L'enfant est transporté à Mustapha-Supérieur.

Après son retour, rechute légère de malaria. La coqueluche et la diarrhée ont cédé aux traitement et aux soins prodigués à cet enfant. Le cas d'ailleurs n'offrait rien de remarquable, si ce n'est le danger d'un dépérissement rapide, et la crainte que nous avions de voir cet enfant, essentiellement nerveux, manifester, comme tant d'autres enfants durant le cours de cette année, des symptômes de localisation nerveuse, heureusement évités.

LIV. — Observation de l'enfant Vid...

Enfant de dix ou onze mois, frère du précédent, atteint de la malaria au moment du sevrage et de la dentition ; le sevrage est forcé, la mère étant enceinte.

Cet enfant, inquiet et simplement maussade depuis un jour ou deux, est subitement pris de fièvre vers sept heures de l'après-midi. Symptômes ordinaires de l'intoxication malarienne chez les enfants de cet âge. Rien de notable à signaler. Bromhydrate de quinine 20 centigrammes dès que l'attaque sera passée, lavement évacuant en attendant, puis légèrement phéniqué, compresses froides sur le crâne, constamment renouvelées. A onze heures du soir, l'enfant est atteint de convulsions, pendant que nous sommes appelés au Corso-Tahatani, à 14 kilomètres de Ménerville, d'où nous ne pûmes revenir que vers quatre heures du matin.

Durant notre absence, on administre à l'enfant deux lavements de chloral de 4 grammes chacun ; le premier lavement est partiellement rendu.

A notre retour, nous trouvons cet enfant dans un sommeil profond, respirant difficilement, les pupilles dilatées, la face livide, la peau froide, avec abolition des actions réflexes et de la sensibilité. Pouls très peu marqué, et précipité.

Nous injectâmes de suite quelques gouttes de la solution d'arséniate de strychnine du Dr J. Roussel, puis peu après deux demi-seringues de Pravaz de notre solution de bichlorhydrate de quinine, au quart, dissous dans de l'eau distillée saturée de camphre. (L'enfant, agonisant, ne pouvait rien avaler.) Puis de suite, lavement de café noir ; les cuisses de l'enfant étant serrées et l'enfant placé de manière à le garder. Frictions, massage, sinapismes et autres moyens révulsifs appropriés.

L'enfant mourut peu de temps après notre arrivée (1).

(1) En estimant à la moitié la quantité du premier lavement rendu, l'enfant aurait conservé 6 grammes de chloral, ce qui, d'après le barême de

LV. — Observation de M. Gre...

M. Gre..., âgé d'environ soixante-cinq ans, est apporté à Ménerville de Draben-Kedda (Mirabeau) dans un état comateux. Nous voyons ce malade à quatre heures de l'après-midi, au moment où il laisse échapper pour la troisième fois et involontairement les urines et des matières fécales brunes infectes.

Ce malade est dans cet état depuis midi. Pouls rare et lent. Respiration stertoreuse, peau froide et visqueuse. Injection de 6 grammes de la solution de bichlorhydrate de quinine représentant 1 gr. 50 du sel de quinine, les injections étant précédées de vésications extemporanées à l'ammoniaque, aux apophyses mastoïdiennes, de révulsifs cutanés avec la moutarde, de l'application d'un fer chaud au creux épigastrique, de deux lavements térébenthinés, non gardés.

Le malade meurt entre nos mains pendant que nous procédons aux injections.

LVI. — Observation de l'enfant Rig...

Enfant malade depuis le matin; petite fille de deux ans; n'a pas été atteinte par la malaria jusqu'à présent.

Au moment où nous voyons cette enfant, cinq heures du soir environ, nous la trouvons en proie à des convulsions toniques, après des vomissements sans caractère spécial, d'après le dire des parents. Face pâle, yeux convulsés, membres tordus, tronc rigide, thorax immobile.

Joung, représenterait pour l'adulte 70 à 80 grammes de chloral, sur laquelle dose il est naturellement impossible d'établir la quantité *effective* du *médicament* employé.

Cet état est bientôt suivi par des spasmes irréguliers : yeux convulsés, pupilles contractées puis dilatées, bouche tordue, écumante, grincement des dents, déglutition impossible, corps agité de mouvements divers.

Nous procédons à l'injection de 20 centigrammes de bichlorhydrate de quinine, en nous servant toujours de notre solution camphrée ; lavement évacuant, puis phéniqué à faire garder ; compresses froides sur le crâne, constamment renouvelées, lotions aromatiques sur tout le corps.

Nous laissons cette enfant plus tranquille après une heure. Les convulsions ne se reproduisent pas.

Le lendemain bromhydrate par la bouche, ainsi que le surlendemain et le jour suivant ; bains aromatiques ; calomel, puis purgation légère huileuse, de temps en temps.

LVII. — Observation de Mme Pon...

Femme de vingt-neuf ans environ, enceinte de trois mois, a déjà subi les atteintes de la malaria il y a trois ans, et depuis sous des formes bénignes. Cette année encore, elle a été légèrement malade pendant plusieurs jours, au mois de juillet, il y a trois mois.

Pas de fièvre au moment où nous voyons cette malade. Langue blanche, épaisse, vomissements toutes les dix minutes, bilieux, pénibles, ayant duré depuis six heures du matin, c'est-à-dire depuis cinq heures.

Hyosciamine d'Adrian, les vomissements étant surtout nerveux, puis friction phéniquée ; un peu plus tard, lorsque nous crûmes que la malade pourrait le conserver sur l'estomac, bromhydrate de quinine à doses fractionnées. Lavement laudanisé, cataplasme laudanisé sur l'abdomen.

Un vésicatoire fut appliqué sur le creux de l'estomac en même temps que l'on administrait les pilules d'oxalate de cérium. Le bromhydrate n'étant pas rendu, nous en donnâmes pendant quatre jours de suite, à doses fractionnées, et à raison de 1 gramme par jour.

La grossesse suit son cours normal.

LVIII. — Observation de M. Gar...

M. Gar... a déjà et presque chaque année été atteint d'un retour d'intoxication malarienne; âgé de trente-six ans environ, il est dans un état d'anémie profonde.

Lorsque nous le voyons, nous constatons chez ce malade, à part une fièvre malarienne tierce, une dysenterie assez grave datant de trois semaines. Le malade a eu des syncopes sur le vase et il ne peut plus se tenir debout. Il ne mange plus ; soif intense.

Injections de bichlorhydrate de quinine, eau de riz phéniquée, cataplasmes laudanisés sur l'abdomen, poudre de mirobalans indiens; lavement aluné.

Plus tard, phosphate tribasique de chaux; traitement reconstituant : coca, arsenic, fer, quassine.

LIX. — Observation de M. Emi...

Malade ayant déjà fréquemment subi les atteintes de l'infection, âgé de vingt-sept ans, chétif et anémié.

Variété diaphorétique; le malade est dans un bain de sueur, mouillant draps et matelas depuis huit ou dix heures, grande faiblesse, face pâle, exsangue; corps macéré. Pouls onduleux, lipothymies.

Injections d'arséniate de strychnine, puis de bichlorhydrate de quinine ; ensuite sulfate pris par la bouche. Élixir de coca ferrugineux, iodure de fer et solution arsenicale amère administrés plus tard. Ce malade peut alors descendre à Alger, et nous le perdons de vue.

LX. — Observation de Mme veuve Mon...

Mme veuve Mon... est âgée de quarante-cinq ans. Pas d'attaque sérieuse avant le mois d'octobre ; habite un logement insalubre et humide ; elle est fatiguée d'avoir veillé longuement sa petite fille atteinte et guérie d'une angine diphtérique ; cette dame est à l'époque de la ménopause.

Fièvre tierce, subdélirium, vomissements.

Douleur d'abord dans le genou droit, puis fixée à l'épaule gauche, persistante mais avec exacerbations tous les deux jours et durant la nuit qui précède les attaques. Impossibilité de remuer le bras ; l'épaule est enflée, œdématiée. Oxalate de cerium, bromhydrate de quinine en cachets, vératrine, aconitine ; purgations salines de temps en temps ; pommade salicylée sur l'articulation malade, laquelle est recouverte d'ouate et de taffetas gommé.

Après une semaine, salicylate de soude alternant avec la quinine, celle-ci donnée les jours de pyrexie, le salicylate les jours intercalaires.

Un peu plus tard, sel de Vichy et arséniate de soude.

Sudations.

La malade ne guérit qu'au bout de trois semaines.

LXI. — Observation de M. Pon...

Malade âgé de vingt-sept ans, habitant Souk-el-Hâad. Variété gastralgique. Crampes stomacales intenses, plus accentuées vers deux heures de la nuit et vers dix heures du matin. Pas de fièvre. Langue sale, haleine forte, tendance aux vomissements, constipation. Lourdeur de tête et névralgie sus-orbitaire gauche. Sulfite de magnésie et purgation saline, aussitôt vomis. Extrait de belladone et évonymine brune en pilules après quelques pilules d'oxalate de cerium. Deux injections de bichlorhydrate de quinine de 50 centigrammes joint à un peu de morphine unie à l'atropine, une à sept heures et la seconde à huit heures du matin.

Sinapismes sur l'épigastre. Lavements phéniqués et laudanisés. Même traitement pendant quatre jours.

LXII. — Observation de Mme Lou...

Femme d'environ quarante-cinq ans. Tempérament bilieux, constipation habituelle, a déjà été atteinte de l'intoxication malarienne il y a trois ou quatre mois, ainsi que les années précédentes.

Variété gastro-entéralgique. Les symptômes sont à peu près les mêmes que ceux que nous avons rapidement cités dans l'observation précédente. La malade *se croit empoisonnée;* elle l'est en effet, mais autrement qu'elle ne le suppose. Le traitement est à peu près le même, sauf l'injection simple de la morphine jointe à de l'atropine que nous dûmes pratiquer chez cette malade, et l'administration du bromhydrate de quinine par la bouche.

Nous ne multiplierons pas, faute d'espace, les nombreuses observations de cette nature que nous avons pu recueillir durant ces derniers mois. Ces deux exemples des variétés gastralgique et gastro-entéralgique suffisent ici, car tous les autres cas de ce genre se ressemblent, au point de vue général.

Nous mentionnerons seulement que quelques-uns de ces malades attribuaient leurs souffrances, souvent intenses, à des empoisonnements par ingestion d'aliments toxiques, d'autres à une occlusion intestinale; à la colique de miserere (dont nous eûmes récemment à soigner un cas, soit dit incidemment, celui de M. Cal...).

LXIII. — Observation de l'enfant Vig...

Petite fille de quatre ans et demi, bien constituée et qui n'avait jamais été malade, excepté de la coqueluche, quelques mois auparavant.

Lorsque nous vîmes cette enfant, intéressante, nous la rouvâmes en proie à un assoupissement continuel, ne se plaignant pas, ne mangeant pas et buvant à peine. Le teint était jaune; les yeux, lorsque nous relevâmes les paupières, étaient de la même couleur et ils offraient des pupilles très dilatées, le regard était fixe et comme fixé au loin. Peu de fièvre, température 38°,5; il était dix heures du matin; pouls mou, régulier, à 90 environ. Peau un peu moite, abdomen ballonné légèrement, rate et foie congestionnés, constipation, selles rares et de très mauvaise odeur, décolorées, urines sédimenteuses et peu abondantes, brunâtres.

L'enfant avait eu plusieurs petites hémorragies nasales depuis quelques jours. Cette enfant avait la langue large, blanchâtre en arrière et plutôt brunâtre en avant; l'haleine était forte. Elle ne répondait à personne.

La mère nous apprit que depuis plus de douze jours sa fille était dans cet état, à moitié assoupie, ne disant rien, ne remuant pas, ne mangeant pas et ne buvant quelques gouttes que lorsqu'elle y était contrainte.

Nous administrâmes, très difficilement, un peu de poudre d'ipéca dans du sirop d'ipéca; nous recommandâmes de donner trois lavements par jour contenant de l'acide phénique; nous injectâmes chaque jour, pendant quatre jours, 40 centigrammes de bichlorhydrate de quinine; puis nous donnâmes le bromhydrate en lavement pendant environ le même nombre de jours encore. Deux petits vésicatoires, un sur la rate et un sur le foie le jour où nous vîmes l'enfant. Dès que celle-ci accepta de nous les boissons qui lui furent présentées, elle but, à notre surprise, tout ce que nous lui donnâmes et nous profitâmes de ses bonnes dispositions pour lui faire boire une tisane de boldo, de l'eau très légèrement phéniquée, et même une solution de sulfite de magnésie, un peu plus tard. Calomel à ce moment. L'enfant se rétablit bien, et plus vite que nous ne l'eussions cru, aidée dans sa convalescence par le fer, le quinquina, l'arséniate de soude. Des lotions et frictions stimulantes journalières, des petits lavements de temps en temps alternant avec l'administration d'un peu d'évonymine brune complétèrent le traitement de la convalescence.

LXIV. — OBSERVATION DE Mlle ATT..

Mlle Att..., âgée d'environ dix-huit ans, une des élèves que nous avions préparées à l'École normale de Médéah, tomba malade et, sur l'avis de notre confrère chargé du service médical de l'École, elle quitte l'École avant les vacances du jour de l'an pour revenir à Ménerville chez ses parents. Nous croyons devoir résumer rapidement cette observation, qui se rattache indirectement à l'endémo-épidémie malarienne; nous la citons à titre d'exception pour représenter une petite série d'observations où le diagnostic est, de prime abord, assez difficile à établir sûrement (1).

Cette jeune fille avait été atteinte par la malaria durant l'été à la suite d'un séjour de quelques jours au bord de la mer à quelques kilomètres de Ménerville.

Voici la lettre que nous écrivîmes au major du Xe, médecin de l'École normale.

« Ménerville le 30 novembre 1889.

« MONSIEUR ET CHER CONFRÈRE,

« Voici les symptômes que Mlle Att... a présentés lorsque, de retour à Ménerville après qu'elle avait quitté Médéah, nous fûmes appelé à l'examiner, vers le douzième jour qui suivit son retour dans sa famille :

« 1° Amaigrissement rapide et général, ses effets étant devenus bien trop grands depuis peu.

« 2° Toux sèche continuelle, jour et nuit, de la nature de celle de la pleurésie. Pas d'expectoration.

« 3° Inappétence, somnolence sans sommeil véritable, inquiétude, grande faiblesse (la malade ne peut se soutenir seule que difficilement).

« 4° Éruption eczémateuse sur la face et le menton, eczéma impétigineux du cuir chevelu et quelques pustules d'ecthyma irrégulièrement disséminées sur le cou et sur le haut du corps.

« 5° Fièvre irrégulière, température à 38°5, pouls

(1) Rejetant dans ce cas l'idée d'un empoisonnement aérotellurique, nous avions, un moment, pensé à la granulie aiguë généralisée, sans toutefois poser sûrement ce dernier diagnostic.

à 130 ou moment de notre premier examen. Sueurs profuses la nuit.

« 6° Frottements secs de haut en bas dans les deux plèvres.

Nous avons encore bien des cas, même pernicieux, de malaria, cependant je ne vois pas l'indication de la quinine, que la malade a prise d'ailleurs spontanément au début de sa maladie, à raison de 3 grammes dans trois jours de temps.

« Je prescrivis donc le traitement suivant, qui réussit en peu de jours, entre parenthèse :

« 1° Une cuillerée à soupe dans un peu d'eau toutes les quatre heures de la solution suivante :

℞ Digitaline amorphe de Homolle et Quevenne	3 milligrammes.
Aconitine cristallisée d'Adrian.	6 —
Sulfate de strychnine	1 centigramme.
Arséniate de soude.	5 —
Eau distillée sucrée aromatisée au citron.	310 centim. cubes.
D.	

« 2° Application d'une pommade à l'oxyde de zinc précipité, une partie pour huit parties de pétroléine blanche et q. s. de benjoin de Siam en larmes.

« 3° Application sur le thorax d'une serviette « *en cuirasse* » enduite de pâte de moutarde, à renouveler journellement si la peau le permet, en protégeant les quelques pustules d'ecthyma.

℞ 4° Sirop de fumeterre quadruple.	210 centim. cubes.
Pilocarpine.	10 centigrammes.
D.	

« Une cuillerée à soupe deux fois par jour dans un peu d'eau, et, à défaut de ce sirop, pilules d'hydrocotyle asiatique de Lépine quatre par jour, prises deux par deux avant le repas.

« Veuillez, cher confrère, recevoir l'assurance de mes sentiments de cordialité.

« E. PEPPER. »

Les observations ci-dessus nous semblent suffisamment nombreuses, et il nous paraît inutile de rapporter toutes celles que nous avons relevées durant cette endémo-épidémie de 1889-90 (1). L'espace nous est d'ailleurs mesuré dans un opuscule de cette nature. La malaria fait encore des victimes au moment où nous écrivons ces lignes (mai 1890), et deux mois nous séparent à peine des chaleurs caniculaires. Cette région serait-elle destinée à devenir un des foyers endémiques de la malaria, et si cela était, à quoi attribuer le fait? Les causes locales signalées au premier chapitre nous semblent loin de répondre à la question, que nous avouons ne pas pouvoir résoudre d'une manière complètement satisfaisante. Il est de ces changements temporaires dans la salubrité d'une région sinon inexplicables, du moins en grande partie inexpliqués jusqu'à ce jour, et dont les origines seront sans doute bien difficiles à découvrir.

(1) Au nombre de plus de quatre cents, parmi lesquelles les observations de l'enfant Dab..., de l'enfant Por..., de l'enfant Lou..., de l'enfant Ter..., de l'enfant Can..., sont surtout intéressantes. — Toutes ces observations seront publiées ultérieurement, s'il y a lieu, et que nous puissions le faire. Dans le nombre il y a une cinquantaine de cas appartenant à la forme dite rémittente bilieuse. E. P.

CHAPITRE SIXIÈME

TRAITEMENT

COMPRENANT LE

TRAITEMENT DE L'AÉROTELLURISME PROTÉIFORME
PAR LA VOIE STOMACALE, HYPODERMIQUE, RECTALE, DERMIQUE,
INTRA-VEINEUSE, TRACHÉALE;
ET LE TRAITEMENT SYMPTOMATIQUE.

Administration stomacale de la quinine. Sulfate. — Parmi les nombreux sels de quinine employés contre la malaria (1), le sulfate est, malgré ses inconvénients, le sel le plus généralement employé en France, parce qu'il y est relativement peu coûteux.

Nous ne pouvons que mentionner ce sel au commencement de ce chapitre; ses avantages et ses désavantages étant par trop connus; nous préférons faire œuvre utile en rappelant ceux des divers sels de quinine d'un em-

(1) Il est heureux que la quinine ne soit pas contre-indiquée, qu'elle soit même un des médicaments les plus utiles, dans le traitement des maladies infectieuses du premier groupe. Spécifique lorsqu'il s'agit de la malaria, indispensable ou à peu près lorsqu'il s'agit d'une association malarienne, la quinine est encore d'un puissant secours contre chacune de ces diverses maladies. Cependant cette action *spécifique* de la quinine dans la malaria entraîne la nécessité d'établir, autant que possible, un diagnostic différentiel sûr et rapide, entre la malaria et les maladies avec lesquelles on pourrait surtout la confondre.

ploi moins fréquent, moins banal, et dont l'utilité, distincte pour chacun, est établie.

Principaux sels de quinine. — Entre tous les sels de quinine nous traiterons rapidement le bichlorhydrate, le chlorhydrate basique, le bromhydrate basique, le bromhydrate neutre, le lactate neutre, le sulfovinate neutre, le sulfovinate basique, le salicylate basique, l'acétate, le tannate et enfin le valérianate et l'hypophosphite.

Le bichlorhydrate, si riche en alcaloïde et surtout si soluble, sera préférablement réservé pour les injections hypodermiques, à cause de son prix élevé ; les caractères de ce sel sont longuement signalés plus loin.

Chlorhydrate basique de quinine.—Le chlorhydrate basique de quinine, soluble dans 21.40 parties d'eau, et contenant 81.71 p. 100 de quinine, est surtout employé hors de France, remplaçant avantageusement le sulfate de quinine. C'est en effet le sel de quinine le plus riche en alcaloïde parmi les sels connus jusqu'à ce jour (1). Il est préférable de l'administrer en cachets ou bien dissous dans une eau gazeuse aromatisée ou dans un alcool.

Bromhydrates de quinine. — Le bromhydrate basique de quinine, soluble dans 45 parties d'eau et contenant 76.60 p. 100 d'alcaloïde est utile lorsqu'il y a prédominence des symptômes nerveux; chez les femmes faibles, les enfants. Le bromhydrate neutre, soluble dans 6.33 parties d'eau et contenant 60.67 p. 100 d'alcaloïde, étant surtout employé hypodermiquement.

Valérianate de quinine. — Le valérianate de quinine qui n'est soluble, il est vrai, que dans 110 parties d'eau, mais qui est précieux ainsi que les bromhydrates en vertu de la double action due à la nature de ses composants, convient

(1) *Bulletin général de therapeutique*, 1887, page 49.

surtout aux hystériques, aux névrasthéniques, aux nervoso-anémiques, aux chlorotiques, aux malades atteints d'une affection chronique du foie ou des reins, aux femmes enceintes.

Hypophosphite de quinine. — La combinaison intime du phosphore au minimum d'oxydation avec la quinine, l'hypophosphite de quinine, constitue un sel deux fois plus actif que le sulfate de quinine, sel qui se montre souvent efficace lorsque le sulfate a échoué.

Dans les accès malariens périodiques, le Dr Churchill recommande de donner de 0 gr. 20 centigr. à 0 gr. 40 centigr. une heure avant l'accès. Des médecins ont donné, dans quelques cas invétérés et rebelles aux autres préparations de quinine, jusqu'à dix ou quinze pilules de 0 gr. 10 centigr. en deux ou trois doses, commençant quelques heures avant l'accès. L'auteur cité ici, qui a une grande expérience des maladies tropicales, recommande ces pilules à haute dose (de 20 à 40 par jour) dans la fièvre jaune, dans les formes pernicieuses de la malaria et dans la rémittente des pays chauds. Il a pu guérir ainsi des cas très graves et rebelles jusque là à tous les traitements.

« Comme fébrifuge la dose sera, dit-il, de deux pilules deux ou trois fois par jour, et c'est surtout dans les cas de fièvres intermittentes irrégulières qu'à la dose précitée ces pilules agissent d'une manière merveilleuse. Le praticien est souvent consulté par des malades ayant séjourné une partie de leur vie dans des endroits malariens... dans les climats tropicaux, qui se plaignent de frissons, de chaleurs, de transpirations accompagnées de faiblesse et d'inappétence, mais sans type caractéristique de la fièvre intermittente, sans accès proprement dit. Au bout de quelques jours de traitement on verra tous les mauvais symptômes disparaître et en le continuant on provoquera une guérison prompte et certaine (1). »

Mais c'est surtout dans le traitement préventif de la maladie que ce médicament nous semble devoir être utile comme antimiasmatique et comme réparateur de la cellule nerveuse et de l'hématie, des composés albuminoïdes et protéiques qui forment les tissus. « Par leur grande affinité pour l'oxygène, ces principes immédiats phosphoreux sont les premiers qui reçoivent l'action de l'air atmosphérique introduit dans l'économie par la respiration, et sont par conséquent le point de départ et pour ainsi dire les initiateurs de toutes les actions primordiales de la vitalité. »

Or on sait que c'est surtout par la voie pulmonaire que se produit l'infection malarienne, aérotellurique protéiforme.

0 gr. 30 centigr. d'hypophosphite de quinine pris deux fois par jour pendant la durée d'une courte épidémie ou, si l'épidémie dure trop, pendant plusieurs jours de suite, en ménageant des périodes d'interruption dans l'usage du médicament; la même quantité prise durant un court séjour dans un foyer malarien, ou de temps en temps après la période intercalaire dans une région visitée régulièrement par une endémo-épidémie malarienne, une dose double prise durant l'époque où la maladie règne avec le plus de puissance, une dose variable suivant les sujets, lorsqu'il faut passer la nuit dehors, surtout si elle doit être passée dans un bas-fond, lorsqu'un voyage de nuit doit être entrepris, lorsque la pluie ou le brouillard doivent être longuement affrontés; telles sont, croyons-nous les indications les plus nettes que l'on puisse fournir

(1) Churchill. *Sur les différentes préparations des hypophosphites*, Paris, 1888.

(2) *Id.*

à l'emploi prophylactique de cette préparation de quinine contre le fléau malarien (1).

Sels de quinine divers. — Quant aux autres sels de quinine administrables par la bouche, nous signalerons un sulfovinate, un citrate, un tartrate, en traitant des injections hypodermiques de la quinine. Rappelons que le lactate neutre est très soluble 1 p. 2, mais peu riche en alcaloïde 62.30 p. 100; le lactate basique soluble à 1 p. 10.29 en contenant 78.26; que le sulfovinate neutre, également très soluble, 1 p. 9.70 ne contient que 56.27 p. 100 d'alcaloïde; le sulfovinate basique (instable) en contenant 72 p. 100; que l'acétate est peu soluble, ainsi que le salicylate basique qui n'est soluble qu'à 1 p. 900 et qui contient 68.79 p. 100 de quinine, tandis que le salicylate neutre en contient 54 p. 100, etc. (2).

En résumé le sel le plus stable, s'il est également le plus soluble et le plus riche en alcaloïde, sera naturellement le sel le plus actif, pourvu qu'il soit toléré et absorbé par l'estomac, ou qu'il soit applicable à la voie quelconque que l'on choisira pour son administration. Si ce sel est le moins cher, il constituera le sel idéal. En attendant ce desideratum, chacun des sels cités ci-dessus a ses indications, ses avantages et ses inconvénients.

Préparation de l'estomac à l'absorption de la quinine. — La quinine a une action irritante sur la muqueuse diges-

(1) On n'emploiera jamais un sel quelconque d equinine assez longtemps pour produire l'accoutumance; ce serait là de la thérapeutique à rebours, et on se trouverait comparativement désarmé en présence d'une attaque toujours possible dans un milieu fortement malarien.

(2) Nous ne pouvons que noter l'arséniate de quinine, qui ne contient par centigramme que 6 milligrammes de quinine, les granules d'arséniate de quinine du professeur Burgrave en contenant chacun 6 décimilligrammes en moyenne. Nous ne nommerons pas les autres sels de quinine, rares et d'un prix élevé, difficiles à préparer, instables, peu solubles ou pauvres en alcaloïde.

tive et cette action est naturellement plus marquée pour les sels à réaction fortement acide. Le bromhydrate basique, le valérianate, le tartrate, l'acétate basique, l'hypophosphite sont souvent indiqués par ce seul fait. Il conviendra quelquefois de préparer les voies par un vomitif, un émétocathartique léger, et dans les pays fortement malariens, où les petites doses fréquentes de quinine ou de cinchonidine sont nécessaires pour parer à l'imminence morbide, un ou plusieurs lavages de l'estomac par semaine rendront souvent les plus grands services. Dans les états gastro-intestinaux qui précèdent souvent les attaques d'empoisonnement malarien, et *a fortiori* dans l'empoisonnement chronique, l'abstention de l'alcool, de la bière et du tabac est absolument nécessaire; de même lorsque le séjour ou le passage dans une région malarienne sont forcés, on doit s'abstenir de tout ce qui peut créer la réceptivité.

Association de la strychnine, de l'arsenic et du phénol au traitement par la quinine. — Dans les formes graves, dans les variétés pernicieuses, ainsi que dans la forme chronique de la malaria il convient souvent d'associer la strychnine ou l'arsenic à la quinine, croyons-nous, ces deux derniers médicaments, comme le phénol, peuvent être considérés en quelque sorte comme les succédanés les plus sérieux de la quinine, et ils ont souvent pu la remplacer dans l'Inde, en Cochinchine, en Amérique et ailleurs, *lorsque l'on n'avait pas de la quinine à sa disposition.*

Cependant il faut reconnaître que, malgré l'efficacité incontestable de ces médicaments, la quinine reste, le choix du médicament étant donné, *la base* du traitement de la maladie, et il en sera ainsi jusqu'au jour où un autre médicament aura révélé une vertu curative et prophylactique constamment égale ou supérieure à celle de la quinine.

Interventions fréquemment utiles avant l'administration

de la quinine. — Dans les formes sympathique et vaso-motrice, cérébrale, bulbo-spinale, et dans celle qui simule les coups de chaleur, il sera souvent utile de faire précéder l'administration de la quinine, quel que soit le mode d'administration choisi, par des lotions stimulantes et antiseptiques, des frictions, le massage. D'un autre côté, il sera également utile, dans les variétés congestives, de faire précéder cette administration d'une injection de pilocarpine, de manière à ramener la fluxion à la peau; l'arséniate de strychnine remédiera ensuite à la parésie des vaso-moteurs, si ce symptôme devenait dominant.

Intervention après l'ingestion du sulfate de quinine. — Après avoir donné la quinine sous la forme de sulfate en poudre, en pilules ou en cachets, l'action du sel est encore accrue si on a le soin de prescrire une limonade tartrique, citrique ou acétique.

Moyens proposés pour masquer le goût amer du sulfate de quinine. — On a proposé bien des manières de masquer l'amertume des sels de quinine : le café noir et le jus de citron, le vermouth et l'eau de seltz, l'anisette et l'eau en honneur chez les Espagnols, etc.; mais, parmi tous ces moyens, nous ne mentionnerons que les formules de Pollatschek et de M. Lutz, quoique, pour nous personnellement, le goût de la quinine ne soit pas trop désagréable.

FORMULE (POLLATSCHEK) ℞

Saccharine.	1 gramme (1).
Carbonate de soude.	1 —
Eau	100 grammes.
Sulfate de quinine	1 gramme.

FORMULE (LUTZ) ℞

Sulfate de quinine	50 centigrammes.
Acide sulfurique dilué.	50 —
Essence de menthe	V gouttes.

(1) La quantité de saccharine indiquée ici est bien trop forte, et l'addition d'un peu d'acide tartrique produit la solution du sel de quinine.

Solution saturée de saccharine. . . . . 10 grammes.
Eau distillée . . . . 90 —

Du temps utile pour l'administration stomacale de la quinine. — Il n'existe pas de temps *exclusivement utile* (1) pour l'administration de la quinine par la voie stomacale ou bien par toute autre voie, et il est heureux qu'il en soit ainsi, car on n'a pas toujours le choix du moment; ce choix existe cependant et il convient, autant que possible, de *saisir le moment* où le médicament agira avec le plus d'énergie.

Donnée par l'estomac, la quinine est naturellement indiquée durant le cours des accès plus ou moins subintrants, et surtout contre la variété rémittente bilieuse à exacerbations irrégulières d'abord, puis, plus ou moins périodiques, contre les diverses variétés subcontinues et continues; il est inutile de l'administrer pendant les accès

(1) Il semble étrange qu'il y ait eu entre les écoles des différents pays tant d'opinions diverses sur cette question, que l'observation clinique et l'analyse des urines auraient dû trancher depuis longtemps, des millions de malades étant annuellement traités par la quinine administrée sur toute la surface de la terre, contre les diverses maladies aérotelluriques et surtout contre l'aérotellurisme protéiforme. Ce manque d'accord est non seulement dû à la diversité des formes que revêt la maladie, suivant les régions où elle se produit, suivant les constitutions médicales annuelles et variables, mais il est une preuve de ce que nous avançons ici, c'est-à-dire qu'il n'y a pas de temps exclusivement utile pour l'administration de la quinine, tonique, germicide, et exerçant à toute période de la maladie une action favorable spéciale. Il conviendra, croyons-nous, de la donner à n'importe quel moment et par n'importe quelle voie dans les formes graves où l'on n'est pas appelé à temps pour choisir le moment classique. Réserver la quinine pour la rémission, c'est souvent la réserver pour le collapsus terminal. D'autre part, lorsque la quinine s'est montrée impuissante, cela est généralement attribuable à la lenteur de son action, la marche de la maladie étant rapide. De là l'utilité des doses préventives durant une épidémie ou un séjour dans un foyer endémique de malaria; de là également l'indication de donner la quinine à des doses telles que la quantité entière absorbable se trouvera absorbée au moment du début vrai des accidents. Les injections de phénol agissant presqu'instantanément seront employées conjointement avec la quinine dans les intoxications suraiguës où l'on craindrait avec raison que la quinine ne soit pas assez prompte dans son action.

banals, car alors elle ne combat pas l'accès présent. Lorsqu'il n'y a pas de périodicité dans les formes aiguës fébriles, la quinine se montre encore efficace comme tonique-antifébrile et comme exerçant son action spéciale sur la malaria ; mais on conçoit que dans ces circonstances aucune règle ne puisse être établie quant au temps de son administration, pas plus que dans la forme chronique, que celle-ci soit interrompue ou non par des accès irréguliers ou subaigus. Dans ce dernier cas d'ailleurs l'arséniate de strychnine, le fer, le phosphore, le traitement de Vichy, l'hydrothérapie, les cholagogues et les révulsifs, depuis les plus légers jusqu'aux cautérisations ponctuées sur les régions du foie et de la rate, sont bien autrement indiqués.

On sait que sous la forme pulvérulente, le maximum d'action de la quinine est obtenu de six à huit heures après son ingestion et sous la forme soluble trois heures après. Sous la forme pilulaire, l'action est plus lente que sous les deux autres formes (surtout si les pilules de quinine contiennent de la gomme, comme en ajoutent généralement les pharmaciens pour favoriser le passage de l'état pulvérulent à l'état pilulaire), mais la quantité de quinine absorbée est, à la longue, supérieure à celle qui est absorbée sous la forme pulvérente ; cette quantité absorbée à la longue est cependant moindre qu'avec la quinine en solution (1) (2) (3). Si donc on rejette généralement la forme

(1) Briquet. *Traité thérapeutique du quinquina*, 1853.

(2) Suivant les cas, les sujets, les circonstances, on devra choisir entre l'administration des sels de quinine sous la forme solide, dans des énazymes, des cachets, des capsules, des pilules, et leur administration sous la forme liquide. Il n'est pas indifférent de donner le même sel de quinine d'une manière ou d'une autre. Il est préférable de pulvériser finement le sulfate de quinine. L'on se sert de ce sel administré dans des énazymes ou bien des cachets Limousin, le sel pulvérisé ayant deux fois moins de volume, et les plus petits cachets Limousin du nouveau modèle (n° 3) contenant alors 60 centigrammes, au lieu de 30 centigrammes.

(3) La solution du sulfate de quinine sera obtenue à l'aide de l'eau de

pilulaire à cause de la lenteur de son action, on voit, d'après Jaccoud, que le maximum d'effet est obtenu avec la quinine lorsqu'elle est administrée de six à huit heures avant le frisson dans la variété quotidienne, c'est-à-dire à peu près immédiatement après l'accès qui précède celui que l'on cherche à combattre; dix ou douze heures avant le frisson dans la fièvre tierce; et enfin jusqu'à dix-huit heures avant le frisson dans la fièvre quarte.

Doses stomacales des sels de quinine. — Les doses de quinine données par l'estomac varient grandement; elles dépendent des sels employés, des cas, des sujets et elles peuvent atteindre jusqu'à 4 grammes par vingt-quatre heures, ce qui représente généralement la moitié, quelquefois le tiers seulement de cette dose donnée par la voie hypodermique (1), suivant l'état très variable de ces diverses voies d'absorption.

Lorsque des quantités plus considérables de quinine ont été données avec impunité par l'estomac il est probable que l'absorption était entravée.

On reconnaît généralement aujourd'hui la nécessité de ménager l'estomac en administrant des doses répétées de quinine, les doses étant toutefois données de manière à ce qu'elles soient toutes ingérées dans l'espace de moins d'une heure, l'alcaloïde s'éliminant rapidement par les reins. Les docteurs Burggraëve, Champouillon, J. Rousseau et d'autres ont pu donner impunémeut des quantités

Rabel, d'un alcool, de vin blanc, vermouth ou autre, de jus de citron ou bien d'un peu d'acide tartrique. Une manière efficace de donner le sulfate de quinine est de le dissoudre dans du café noir à l'aide du jus de citron.

(1) Les appréciations diffèrent beaucoup à ce sujet, depuis l'opinion de ceux qui évaluent ce rapport à 1 : 2 jusqu'à ceux qui l'estiment à 1 : 5. Nous croyons, d'après notre expérience, que les voies différentes d'absorption étant également libres, le premier rapport se rapproche le plus de la vérité.

très considérables de quinine en l'administrant de dix en dix minutes par doses fractionnées.

Nous avons quelquefois dû administrer jusqu'à 4 gr. de sulfate de quinine dans les vingt-quatre heures, et encore récemment nous avons dû donner 1 gramme de bichlorhydrate hypodermiquement et faire ingérer 3 gr. de sulfate de quinine contre une attaque pernicieuse (observation XLI).

Elimination de la quinine. — L'élimination de la quinine se fait surtout par les reins; et elle peut provoquer, exceptionellement il est vrai, ainsi d'ailleurs que la maladie qu'elle combat (où ce symptôme infectieux n'est pas rare dans certains pays), une pseudo-hématurie, signalée par Berettas, Karamitzas, Aghetti, Tomaselli et d'autres. Nous reviendrons sur ce point, en traitant des localisations malariennes.

Effets physiologiques de la quinine. — L'ivresse, la céphalalgie, les bourdonnements d'oreilles, les obnubilations, les tremblements, l'amblyopie, la mydriase et la photophobie, la surdité, le délire, les convulsions, les spasmes tétaniques, l'anxiété précordiale et l'ataxie du cœur, le collapsus même ont été quelquefois observés sous l'influence de doses relativement faibles de quinine, surtout chez les femmes et les enfants délicats ; il en est de même de la congestion de la rate et du foie et des hydropisies. C'est dans ces conditions idiosyncrasiques que Dujardin-Beaumetz a récemment recommandé l'usage de la cinchonidine. Nous n'avons depuis six ans constaté avec la quinine que quelques cas de mydriase temporaire, avec parésie de la rétine et dureté de l'ouïe, et des gastrites subaiguës, surtout après l'usage du sulfate, pris pendant longtemps, ou à haute dose. Mais ces symptômes se manifestent également sous l'influence de la malaria ;

aussi, de même que pour la pseudo-hématurie, est-il quelquefois difficile de distinguer ce qui dépend de la maladie de ce qui dépend du traitement.

L'empoisonnement aigu grave par la quinine est assez rare, heureusement, et nous n'en avons constaté aucun exemple depuis six ans, quoique souvent contraint à administrer de fortes doses de ce médicament.

Intolérance pour la quinine. — L'intolérance pour la quinine, qui se manifeste surtout chez les sujets faibles, les femmes et les enfants délicats, ou lorsqu'il existe une maladie des voies digestives, sera souvent surmontée par le fractionnement des doses ou (si la cinchonidine est également mal tolérée) par le recours à l'acide phénique, à l'arséniate de strychnine.

Accoutumance à la quinine. — L'accoutumance à la quinine est fréquente dans les pays où sa consommation est grande, la sensibilité de l'organisme s'émoussant à la longue pour ce médicament comme pour tout autre. C'est alors que l'emploi des sels de cinchonidine, de l'acide phénique, de l'arséniate de strychnine entraînera souvent la guérison qu'un sel de quinine quelconque eût été incapable de produire.

Cette accoutumance à la quinine, qui se manifeste lorsqu'on administre le médicament pendant un certain temps, n'empêchera pas l'emploi prophylactique de faibles doses de quinine, prises pendant le temps nécessaire dans les régions malariennes.

La maladie une fois déclarée sera combattue par de fortes doses de quinine ou par un ou plusieurs des principaux succédanés de la quinine décrits plus loin.

On triomphera encore ainsi de la maladie, malgré une accoutumance relative inévitable, et l'on ne verra plus des milliers d'hommes être frappés par la maladie parce qu'ils se sont, craignant l'accoutumance, abstenu de l'usage de la quinine, prise aux doses prophylactiques indiquées par l'expérience.

Action contraire de la quinine. — La quinine manifeste quelquefois une action inverse, qui se traduit par de l'hyperthermie et par l'accélération du pouls, constituant une sorte de fièvre paradoxale, récemment observée par le professeur Lépine et ayant également fait l'objet d'un article du Dr Trabut (d'Alger), sur un cas intéressant observé par lui à l'hôpital de Mustapha (1). Il se produit également dans certains cas une congestion de la rate et du foie.

On emploiera encore dans ces cas, relativement rares, les doses successives et, si la quinine ne peut être administrée, on utilisera les succédanés de la quinine.

Contre-indications à l'administration de la quinine par la voie stomacale. — Les contre-indications à l'administration stomacale de la quinine sont : l'intolérance complète, l'accoutumance absolue, l'effet contraire persistant, et, pour certains auteurs, les premiers mois de la grossesse ; laquelle cependant pour bien des praticiens expérimentés n'est pas une contre-indication à l'usage de cet alcaloïde, ainsi que nous le prouverons plus loin en traitant des injections hypodermiques. On ajouterait alors à la quinine la morphine jointe à l'atropine. Enfin l'abstention est encore assez fréquemment indiquée par l'état général du malade ; nous reviendrons également sur ce fait en traitant de ces mêmes injections.

Administration stomacale du quinquina. — Les préparations de quinquina sous forme d'extraits (2), de vin, de

(1) Dr Trabut. Action contraire de la quinine. *Bull. méd. de l'Algérie*, janvier 1890.

(2) Pour conserver les extraits, les mêler avec une partie égale de glycérine.

teintures simple ou composée, de décoction, ont souvent remplacé la quinine dans les formes de la maladie peu graves mais tenaces.

Quelques clous de girofle, de la canelle, de la petite centaurée, du laurier, de l'acacia, des écorces d'oranges amères, du safran, substances que l'on trouve dans la plupart des maisons en Algérie, aideront à composer ces préparations et ajouteront à leur économie, sans nuire à leur valeur, pourvu que la quinine y domine.

Administration stomacale de la cinchonidine. — La cinchonidine, d'un prix moins élevé, a été préférée au sulfate de quinine par Gubler, Bouchardat, Coletti, ainsi que par un grand nombre de praticiens. Elle aurait pour ces auteurs l'avantage de ne pas produire de troubles nerveux, tandis que pour d'autres elle serait légèrement convulsivante.

Le dibromhydrate dont se servait notre regretté maître Gubler et le sulfate sont, jusqu'à ce jour, les seuls sels de cinchonidine employés.

Ayant récemment obtenu des résultats remarquables avec l'acétate double de quinine et de cinchonidine, nous avons prié M. Adrian de nous préparer le sel de cinchonidine à acide organique le plus soluble et le plus riche en alcaloïde, tout en étant suffisamment stable. Nous publierons ultérieurement les résultats comparatifs de notre

(1) Gubler. Mémoire sur le dibromhydrate de cinchonidine, les avantages de son emploi par la méthode hypodermique, *Journ. de thérap.*, p. 16 et sequent, 1876. — Machiavelli. Sulfate de cinchonia, etc., *Annali universali di méd. et chirurg.*, april 1878. — Weddel. Rapport sur l'avantage qu'il y aurait à remplacer la quinine par la cinchonidine, etc., *Académie des Sciences*, séances du 5 et du 12 février 1877. — Laborde. Action toxique comparée de la quinine et de la cinchonidine, *Acad. de méd.*, janvier 1881. — Bourru. De l'action comparative du sulfate de cinchonidine, etc., *Bull. de thérap.*, 1880, p. 385.

expérience sur la valeur thérapeutique de ce sel administré par l'estomac, par le rectum et par la voie hypodermique.

Le lactate de cinchonidine, que l'on n'a peut-être pas encore obtenu à l'état cristallisé et dont nous ne connaissons pas la solubilité, contient 76.56 de cinchonidine pour 100 de sel anhydre. Le citrate de cinchonidine, qui s'obtient à l'état cristallisé et dont la solubilité nous est également inconnue, contient 58.33 de cinchonidine pour 100 de sel anhydre. Le tartrate cristallisé est très peu soluble et il contient 66.21 d'alcaloïde pour 100 de tartrate anhydre. Enfin l'acétate de cinchonidine, sel cristallisable, faiblement soluble dans l'eau froide, peu stable, perdant une partie de son acide par dessiccation, contient jusqu'à 83.05 de cinchonidine pour 100 de sel (1).

Nature de l'action spécifique exercée par le quinquina et par la quinine dans la malaria et dans les autres maladies infectieuses du même groupe. — La nature de l'action souveraine exercée par le quinquina et par ses préparations, en particulier par les sels de quinine, n'est pas encore connue, pas plus que la nature intime de la maladie protéiforme que ces produits sont surtout destinés à combattre. Action viscérale élective (2), action sur le sang, sur la lymphe, action paralysante ou, au contraire, tonique produite sur le système nerveux dans son ensemble, ou sur le système nerveux ganglionnaire, action antifermentes-

(1) Faits communiqués par M. Adrian, dans une lettre en date du 2 avril 1890.

(2) La rémittence caractérise l'intoxication aiguë fébrile avec localisation hépatique ; l'accès hépatique est vespéral et il résiste plus que l'accès malarien, matutinal primitif, à l'action spécifique du quinquina ; médicament qui ne respecte jamais *la rate*, toujours puissamment influencée par lui.

Ce dernier fait est plus frappant encore dans certains cas d'idiosyncrasie où se manifestent l'intolérance pour ou l'action contraire de la quinine.

cible et antimicrobienne? Quelle est la nature du pouvoir antipériodique, du pouvoir curatif et du pouvoir prophylactique que révèlent ces substances? Autant de questions du plus grand intérêt au point de vue de la science pure, autant de questions secondaires, heureusement, au point de vue de l'art. En attendant qu'elles soient élucidées, nous en sommes réduits, ici, comme nous le sommes si fréquemment ailleurs, à l'hypothèse, à l'observation et à l'expérimentation, pour ne pas dire à l'empirisme, quelque regrettable que soit cet aveu forcé.

Succédanés principaux du quinquina et de ses dérivés administrables par l'estomac. Acide phénique. — Parmi les succédanés du quinquina et de ses dérivés, nous mentionnerons, à part, l'acide phénique et l'arséniate de strychnine, qui doivent souvent être administrés conjointement avec la quinine et qui peuvent même, quelquefois, avons-nous dit, remplacer celle-ci dans les formes aiguës de la maladie que nous traitons, le second la remplaçant plus fréquemment dans la forme chronique (1).

Le Dr Ad. Nicolas conseille les injections d'acide phénique au début d'un accès grave en même temps que l'on donnera la quinine par la voie stomacale ou rectale (2). Nous préférons, lorsque l'intoxication est moins rapide, nous servir de l'acide phénique à l'intérieur, générale-

(1) A ces médicaments il faudra peut-être ajouter la lantonine, que l'on a vantée administrée sous la forme de pilules de 10 centigrammes données dès le début de l'attaque, et de deux heures en deux heures, jusqu'à concurrence de 1 gramme. Ce médicament aurait rendu de signalés services dans les cas qui s'étaient montrés rebelles à la quinine; on l'a également vanté dans les cas graves comme pouvant remplacer la quinine, 50 centigrammes pris entre les accès auraient fait avorter l'accès suivant (?) Nous nous proposons d'employer ce médicament après l'avoir étudié, mais nous ne pouvons le classer ici, ne l'ayant pas encore expérimenté.

(2) Ad. Nicolas. *Chantiers de terrassements en pays paludéen;* G. Masson, 1889, Paris.

ment sous la forme de lavement, et donner la quinine en injections hypodermiques.

L'acide agit-il comme parasiticide ou comme stimulant médullaire ? Comme l'un et l'autre probablement, le médicament ayant cette double vertu.

La dose de 1 gramme, ou de 2 grammes au plus par jour, sera généralement suffisante, même dans les formes rémittentes bilieuses, « le triomphe de cette médication (1). »

Strychnine jointe à l'arsenic, arséniate de strychnine. — La strychnine s'est montrée d'une grande efficacité durant l'endémo-épidémie malarienne de 1889. Son association avec l'arsenic nous a donné des résultats remarquables, constants d'ailleurs depuis que nous associons ces deux substances.

Cette combinaison, précieuse dans la forme chronique, a triomphé dans certains cas aigus graves déjà mentionnés où la quinine ne pouvait être prescrite.

Administrée durant un grand nombre d'accès graves, la solution que nous avons adoptée agit efficacement contre les accès futurs et souvent avec une rapidité suffisante contre l'accès présent (2). Nous avons vu plus d'un exemple frappant de ce fait, entre autres les cas de E. Fri., notre aide infirmier, qui prit, de sa propre initiative, il y a deux ans, une quantité correspondant à 6 centigrammes d'arséniate de soude et 3 centigrammes de sulfate de strychnine dans l'espace d'une matinée. Ce malade refusait une injection

(1) Consulter, au sujet de la valeur antiseptique et antifébrile de cet acide, les travaux de : Déclat, Dieulafoy, Dujardin-Beaumetz, Fauvel, Desplats (de Lille), Baumann, Preust, Schaffer, Aüerbach, Lemaire, Breton, Barraut, etc.

(2) On ne devra pas réserver ce médicament pour la période de rémission, croyons-nous. Les variétés diaphorétiques, syncopales, pneumoniques, et la plupart des variétés pernicieuses sont passibles de cette intervention et la strychnine devra souvent être employée dans ces cas durant le cours de l'attaque.

de bichlorhydrate de quinine, il manifestait d'ailleurs depuis longtemps l'accoutumance à la quinine, et la maladie revêtait la variété pernicieuse algide. Cette variété provient de l'hyposthénie causée par la soustraction d'une grande quantité d'électricité vitale, et la strychnine produit un effet remarquablement prompt dans ces conditions ; fait récemment constaté par le Dr Rousseau.

Dans les cas graves, la tolérance pour les médicaments indiqués est telle que l'on peut souvent dépasser ainsi avec impunité ce qui serait une dose toxique ou tout au moins fortement physiologique dans toute autre circonstance.

Lorsqu'il y a périodicité, trois à six cuillerées à café de notre solution, prises chaque jour, la dernière une heure ou deux avant l'attaque prévue, et chacune soit pure, soit dans un peu d'eau (1), que l'affection revête le type quotidien, tierce ou quarte ou tout autre, aideront puissamment l'action du médicament principal, quinine ou phénol.

Dans la forme chronique et comme prophylactique, la valeur de cette solution est surtout grande, et elle est encore augmentée si l'on y joint l'usage de l'iodure de fer donné à part et aux heures des repas. La solution devra alors être prise une demi-heure avant de manger.

Ceux qui séjournent dans les contrées où règne une endémie ou une épidémie d'infection aérotellurique éviteront fréquemment d'être atteints en usant de ce puissant tonique cérébello-spinal, vasoconstricteur et constricteur de la rate, dépurateur du sang, fébrifuge et germicide, médicament de réparation et d'épargne.

(1) Le Dr Agussol nous a garanti qu'en donnant cette solution pure par cuillerée à café toutes les heures à une femme de vingt-cinq ans cachectique, cette malade n'avait éprouvé de crampes que le troisième jour; les doses furent alors diminuées, sur la recommandation préalable de ce praticien.

FORMULE ADOPTÉE PAR NOUS.

℞ :	Arséniate de soude	20 centigrammes.
	Sulfate de strychnine	10 —
	Eau distillée bouillie	310 centim. cubes.

D. sans filtrer et colorez légèrement.

La formule ci-dessus répond aux exigences d'un médicament d'une action prompte et puissante, surtout en ce qui est de la strychnine, d'un prix infime (l'arséniate de strychnine étant relativement cher), d'une conservation parfaite et d'un dosage raisonné.

Son adoption pour la marine et aux colonies, Algérie, Sénégal, Guyane, Cochinchine, y rendra d'importants services comme prophylactique dans la phase dangereuse de dépression nerveuse qui précède si fréquemment les intoxications aérotelluriques. Il est bien entendu que la strychnine ne sera pas donnée durant certains accès aigus, et qu'elle sera dans ces cas réservée pour une rémission, et administrée avant ou après l'accès.

Succédanés incertains du quinquina et de ses dérivés. — Parmi les succédanés des produits tirés du quinquina dont l'action est incontestable, mais qui sont certainement d'une moindre valeur thérapeutique que les médicaments que nous venons de citer, les premières mentions appartiennent au tanin des mimosées et, peut-être, au nitrate de potasse, à l'acide salicylique. L'acide mimotannique sera pris à raison de 4 grammes par jour, donnés en quatre fois à jeun dans beaucoup de liquide acidulé ou alcoolisé, du thé, du maté, etc., suivant la recommandation du Dr Bourlier. Des expériences concluantes sur la valeur de ce médicament ont été faites à l'hôpital du Dey en septembre et en octobre derniers chez de « vieux malariens » (1).

(1) « Ce tanin est un extrait fluide obtenu par M. Brenta, d'Alger, de l'écorce de mimosées (*acacia saliqua*, *mollissima*, etc.), écorces dosées ;

Après un ou deux jours de traitement, on peut généralement diminuer les doses. Ce succédané, récemment expérimenté dans les hôpitaux d'Algérie, s'est montré fort utile; il se recommande d'ailleurs par la modicité de son prix et il sera surtout employé dans les formes sympathique et vasomotrice de la maladie, et lorsque celle-ci se complique, comme il n'arrive que trop fréquemment, d'entérite, de dysenterie, d'œdèmes.

L'acide salicylique, antithermique, analgésique et antiseptique, est surtout utile dans la variété arthritique, mais il pourra être employé dans la plupart des variétés douloureuses de la maladie, sans jamais remplacer la quinine.

Le nitrate de potasse a été récemment préconisé par le Dr J.-D. Hunter, de la Nouvelle-Orléans, à la dose de 0 gr. 30 centigrammes à 1 gramme dans 60 grammes d'eau au début du frisson et dans la forme chronique de la malaria (1). Enfin le chlorure de sodium a été utilement employé contre les congestions de la rate.

Succédanés végétaux. — Au nombre des succédanés végétaux du quinquina les plus communément employés en Algérie, signalons rapidement : l'écorce d'acacia préconisée par le Dr Bourlier, l'eucalyptus, le citron (2), l'écorce de racine d'olivier sauvage, celle de racine d'arbousier, l'écorce de saule, d'olivier, le chardon bénit, la grande ortie, le narcisse des prés, la camomille sauvage, le tremble, le tamarin, la racine de chicorée sauvage, le séné sauvage, antiseptiques, amers, vomitifs, laxatifs auxquels nous ajouterons les plantes non indigènes, la cascarille, dite quina

l'acide mimotannique étant absolument différent de l'acide quino-tannique. » Communication du Dr Bourlier, en date du 27 mai 1890, à Alger.

(1) *North Carolina medical Journal*, june 1890; cité par le *Medical and surgical reporter*, Philadelphia, june 26, 1890.

(2) Un limon coupé en tranches, faire bouillir dans un quart de litre d'eau jusqu'à réduire au tiers. A prendre trois heures avant l'accès.

aromatique, le colombo, la camomille d'Europe, la quassia amara, ces dernières plantes étant incompatibles avec le quinine.

Nous n'avons pas vu employer l'épine-vinette ni ses alcaloïdes, ni le quassia cedron préconisé par Roger, Dujardin-Beaumetz et Restrepo, ni l'écorce de chêne vert, ni l'alcoolature de feuilles d'héliotrope, etc.

Succédanés minéraux. — Les succédanés minéraux non déjà traités comprennent surtout la résorcine, le phénol-résorcine, le carbazotate d'ammoniaque; nous n'avons aucune expérience personnelle de ces médicaments.

Succédanés animaux. — Quant aux remèdes populaires tirés du règne animal : toiles d'arachnides, écailles de mollusques, os de céphalopodes, nous ne les mentionnons (à part le premier, qui jouirait d'une efficacité relative pour quelques observateurs), nous ne les mentionnons, dis-je, que pour rappeler jusqu'où les malades ont cherché des substances capables de les soulager.

TRAITEMENT DE L'AÉROTELLURISME PROTÉIFORME PAR LA VOIE HYPODERMIQUE

Traitement par les injections de bichlorhydrate de quinine. — Les travaux rassemblés récemment par le Dr Pasquier ont fourni la matière d'une thèse intéressante (1).

Historique. — Depuis que Vitali (2), en 1872, préparait le bichlorhydrate de quinine à l'hôpital de Plaisance, et que

(1) Dr Paul Pasquier. *Thèse de doctorat en médecine.* Paris, mars 1889.

(2) Vitali, médecin à l'hôpital de Plaisance, expérience faite dès cette époque au laboratoire de l'établissement et immédiatement communiquée à ses confrères.

Galignani (1), bientôt suivi de Schivardi (2), préconisait son emploi pour les injections hypodermiques, jusqu'en 1887, époque à laquelle Beurman et Villejean (3), en France, proposèrent l'emploi hypodermique de ce sel, le sujet, quelque important qu'il soit, n'avait pas attiré l'attention du monde médical.

Avant 1885, l'administration hypodermique de la quinine était peu pratiquée, malgré l'exemple de notre regretté maître Gubler, qui employa cet alcaloïde en injections sous la forme de dibromhydrate dans son service à l'hôpital Beaujon longtemps avant cette époque. A cette date, le mode d'administration était généralement considéré comme inapplicable aux sels de quinine à cause : « de la douleur, des indurations persistantes, des abcès consécutifs, des escarres grangréneuses, des accidents tétaniques, surtout avec le sulfate de quinine » (4).

Raisons du choix de ce sel. — Le bichlorhydrate de quinine, dont la formule est nécessairement un peu variable suivant que le sel retient plus ou moins d'eau, après avoir été soumis à une dessiccation plus ou moins complète, est un sel amorphe plus ou moins coloré et plus ou moins acide, suivant le degré de sa dessiccation ; blanc granuleux pulvérulent, blond en plaques brisées, et quelquefois brun en plaques brisées, ses solutions varient du jaune clair à la couleur café (5).

Grande solubilité. — Le bichlorhydrate, neutre au point

(1) Galignani. *Annali universali di med. e chirurg.*, juillet 1872.

(2) Schivardi. *Annali universali di med. e chirurg.*, marza 1880.

(3) Beurman et Villejean., *Bulletin général de thérapeutique.* mars 1887, p. 49, 50, 51.

(4) Bourneville et Bricon. *Manuel des injections sous-cutanées*, Paris, 1885, p. 165.

Le bichlorhydrate d'Adrian donne une solution claire d'un jaune paille ou même blanche.

(5) Armet de l'Isle, Merck, Wariot.

de vue de la fonction chimique, acide d'après la réaction au tournesol, soluble dans un peu plus de son poids d'eau, 0.66 d'après Beurmann et Villejean (et beaucoup plus soluble encore d'après quelques auteurs) (1), environ trente fois plus soluble que le chlorhydrate basique ($C^{20} H^{24} Az^2 HCl + 2H^2O$) d'après les mêmes chimistes, le bichlorhydrate est le plus soluble des sels de quinine connus ; c'est le sel qui (à l'exception du chlorhydrate basique dont il se rapproche beaucoup sous ce rapport), contient le plus d'alcaloïde 81.81 (d'après Beurman et Villejean (2), contre 81.71 que contient le chlorhydrate basique.

Innocuité. — Facile à préparer et à conserver, le bichlorhydrate de quinine n'entraîne aucun trouble général et n'irrite pas les tissus autant que le font la plupart des sels de quinine.

Préparation facile de la solution. — Pour préparer une solution de ce sel, il suffit d'étendre avec de l'eau fraîchement distillée à la pharmacie une certaine quantité d'acide chlorhydrique pur (à 1°,18 au densimètre ou à 22° B.), jusqu'à ce que la liqueur donne au pèse-urine une densité de 1,045 à + 15 degrés C. Introduire alors dans une petite éprouvette graduée 5 grammes de chlorhydrate basique de quinine ; ajouter 5 centimètres cubes de la solution acide précédente ; compléter avec de l'eau distillée, saturée de camphre, pour faire 20 centimètres cubes, et ne pas filtrer.

Longue conservation de la solution. — La solution de ce sel se conserve bien. « On peut considérer *pratiquement* le titre de la solution comme constant. » (Beurmann et Villejean.) Nous employons le bichlorhydrate de quinine d'Adrian (3), qui se présente sous la forme d'une poudre

(1) Le bichlorhydrate de quinine d'Adrian est soluble *à poids égal.*

(2) Beurman et Villejean, dans le journal ci-dessus cité.

(3) MM. Monnet-Desvignes, d'Alger, il y a plus de trois ans, nous avaient

légèrement jaunâtre lorsqu'elle est fraîchement préparée, blanchâtre après avoir été longuement exposée à la lumière, et nous pouvons signaler incidemment que nous n'avons jamais constaté dans nos solutions faites avec ce sel les colorations rougeâtre, brunâtre, ou autres mentionnées par quelques auteurs. Nous avons devant nous sur notre bureau une solution qui date de plus d'un an ; elle a, durant tout ce temps, été exposée à la lumière sur une étagère, et cependant elle est restée claire et limpide, à peine colorée en jaune, à peu près comme au premier jour.

Titre de la solution injectable. Véhicule choisi. — Les avantages du bichlorhydrate de quinine étant reconnus, quel doit être le titre de la solution injectable de ce sel? Nous avons adopté depuis cette année, après de nombreux essais comparatifs, une solution de bichlorhydrate de quinine d'Adrian dans les proportions de 1 gramme de ce sel pour 4 centimètres cubes d'eau, distillée à la pharmacie et saturée de camphre; une petite quantité d'eau camphrée étant préparée à l'avance et constamment prête(1). La solubilité du camphre dans l'eau distillée est d'environ 3 p. 1000, soit 0 gr. 003 milligr. de camphre par centimètre cube ou pour seringue de Pravaz (2).

obligeamment préparé quelques grammes de ce sel. Le produit, d'un jaune foncé, pulvérulent, très soluble, ne nous a pas donné d'accidents, employé en solution dans de l'eau, distillée à la pharmacie à l'appareil Salleron, au fur et à mesure des besoins.

(1) L'eau, ainsi distillée, peut être remplacée par l'eau filtrée au filtre Chamberlan ou au filtre Maignen, puis saturée de camphre.

(2) Il est préférable de préparer cette eau camphrée à l'avance, le liquide qui résulte de la solution du bichlorhydrate et du camphre dans cette eau étant alors moins acide et par conséquent moins irritant. Cette solution, peu douloureuse, d'une conservation remarquable, avons-nous dit, n'entraîne pas d'accidents, pourvu que l'on prenne les précautions voulues, décrites plus loin, et en dehors des cas particuliers d'abstention signalés à ce propos. Il est indispensable pour les injections hypodermiques d'avoir un sel pur, de l'eau distillée insensible aux réactifs employés

L'eau distillée camphrée est-elle un simple véhicule n'ayant d'autre avantage qu'une légère antisepticité; ou bien l'adjonction du camphre modifie-t-elle la solution en formant une combinaison qui ferait alors du camphre un adjuvant de la quinine? . . . .

Question de la thermo-chimie. — La plupart des auteurs ont écrit que le bichlorhydrate de quinine, instable, se dissociait au contact de l'eau en acide chlorhydrique et en chlorhydrate basique de quinine, MM. Beurmann et Villejean eux-mêmes lui reconnaissant une légère instabilité, quoique, avons-nous vu, pour eux « le titre de la solution est *pratiquement* constant ». S'il y a dissociation, l'acide devenu libre se combinerait problablement, d'après Bineau, avec le camphre, et le résultat final serait une combinaison moléculaire que l'on chercherait vainement dans les schémas atomiques et qui relève de la thermo-chimie. « Ces sortes de combinaisons sont instables, dit Bineau, mais elles peuvent devenir stables en présence d'un excès d'acide, suivant la loi connue de la dissociation, laquelle dissociation est limitée par l'excès d'un des composants. »

dans les laboratoires, c'est-à-dire ne contenant ni sel de plomb, ni acides gras, ni produits empyreumatiques. On ne s'adressera donc pas au commerce pour l'eau distillée à employer dans ces injections.

L'eau de pluie, même soigneusement récoltée et récente, est de composition trop variable et doit être rejetée. Pour conserver encore mieux la solution, il est préférable de se servir d'un flacon jaune bouché à l'émeri, les flacons rubis n'étant malheureusement pas d'un usage courant. Cette solution n'attaque pas il est vrai le liège d'un flacon quoique notablement acide, comme on peut facilement s'en assurer en versant une goutte sur le marbre d'une cheminée et en observant le dégagement des nombreuses petites bulles qui se produit. La solution dissout le papier dit d'étain dont il faut bien se garder d'envelopper le bouchon d'un flacon. L'acidité du sel choisi nous a fait adopter la solution décrite ici; une solution plus concentrée étant trop caustique, une solution plus étendue entraînant par contre la multiplicité des injections, que l'on doit toujours éviter autant que possible.

FORMULE.

℞ : Bichlorhydrate de quinine d'Adrian . . N. grammes.
Eau distillée à la pharmacie, saturée à froid depuis quelque temps avec du camphre . . . . 4 N. centim. cubes.

Faites bouillir l'eau et dissolvez le sel sans filtrer (1).

Association dans les injections du bichlorhydrate de quinine avec la morphine jointe à l'atropine. — L'association du bichlorhydrate de quinine dans les injections hypodermiques avec la morphine jointe à l'atropine nous a donné de bons résultats en 1887, et depuis dans bien des cas d'aéro-tellurisme protéiforme pernicieux, marqués par le délire maniaque, la cardialgie, les névralgies, les spasmes, l'insomnie grave, l'hyperesthésie, le *début de la grossesse* (2).

Nous associons constamment la morphine et l'atropine même en dehors de la maladie dont nous décrivons ici le traitement, maladie dans laquelle le spasme stomacal, à peu près constant dans les formes graves, est un symptôme toujours si pénible.

Le correctif atropine permet d'administrer la morphine aux sujets ayant l'estomac le plus délicat ainsi qu'aux jeunes enfants, en respectant dans ces cas les lois de la

(1) La filtration des solutions avec les filtres en papier ne peut être préconisée; en effet, une partie est absorbée par le filtre; d'où perte inutile et dosage inexact si, à l'aide de l'eau distillée, on ramène la solution à son volume primitif. De plus, l'ébullition antérieure opérée dans un but de stérilisation est sans effet pratique, puisqu'en passant sur le filtre la solution non seulement en détache des filaments de cellulose qui restent en suspension dans le liquide et le troublent, mais encore elle peut entraîner des poussières et des micro-organismes qui contaminent de nouveau le véhicule; alors la conservation est difficile, et les accidents sont possibles. D'ailleurs le papier à filtrer le plus épais, même disposé en plusieurs doubles, laisse facilement passer les petites bactéries.

(2) Voir, au sujet de la valeur du symptôme insomnie dans les intoxications, notre *Contribution à l'étude de l'insomnie dans les maladies nerveuses et mentales;* Masson, Paris, 1878.

posologie. Nous désirons voir adopter cette association d'une manière générale (1).

FORMULE.

℞ :	Bichlorhydrate de quinine d'Adrian . .	2 gr. 50
	Chlorhydrate de morphine.	10 centigrammes.
	Sulfate neutre d'atropine d'Adrian. . .	5 milligrammes.
	Eau distillée bouillie (2) (3)	10 centim. cubes.
	D. sans filtrer.	

Cette solution complexe d'une bonne conservation ne nous a jamais occasionné d'accidents.

(1) Il n'y a ici d'autre antagonisme entre ces alcaloïdes qu'un antagonisme utile, l'expérience journalière le prouve, pas plus d'antagonisme qui doive empêcher cette association, selon nous, qu'il n'y en a entre les divers alcaloïdes tirés du suc du pavot, ce qui n'empêche nullement l'usage de l'opium. Si 1 milligramme d'atropine est l'antagoniste de 2 centigrammes de morphine, et nous adoptons cette proportion, cet antagonisme n'entrave en tout cas que l'effet nauséeux; il favorise l'action du médicament principal en empêchant le symptôme spasme en général, et surtout le spasme des fibres lisses. Si la belladone et l'atropine sont des antidotes dans les empoisonnements par l'opium et par la morphine, c'est sans doute en s'opposant, par une sorte de pondération, à l'activité nuisible ou mortelle d'une dose excessive de ces derniers médicaments.

On associera encore l'atropine à la strychnine dans les cas d'intolérance pour la strychnine, et 5 décimilligrammes d'atropine seraient alors injectés par chaque seringue de Pravaz.

(2) (3) Les alcaloïdes étant employés dans les formules suivantes à des doses de quelques milligrammes, une manière commode d'exécuter les ordonnances est de se servir des granules d'une maison sérieuse, ce qui évitera des pesées difficiles dans un laboratoire et impossibles dans la plupart des pharmacies.

Dans le choix des alcaloïdes, choix qui résulte de l'expérience, que l'on ne nous accuse pas de faire une réclame à la Société française des produits chimiques, qui n'en a nul besoin, son fondateur, M. Adrian, nous étant personnellement inconnu. Ce choix est un témoignage que nous sommes heureux de faire à la pureté et à l'activité toujours égale de ses produits.

Quant aux produits obtenus (?) par le procédé dit de l'arrosage, on ne saurait trop les rejeter; nécessairement inconstants dans leur action, le médecin se trouvera désarmé aux moments critiques.

Chaque formule hypodermique de ce chapitre donnera, par centimètre cube ou par seringue de Pravaz, la dose moyenne injectable pour un adulte, la dose hypodermique étant fréquemment, sinon généralement la moitié de la dose stomacale.

Injections quiniques intra-veineuses. — Remarquons incidemment que, d'après M. le professeur Bacelli, les injections intra-veineuses des sels de quinine pratiquées avec toutes les précautions antiseptiques constitueraient le remède le plus prompt, le plus efficace de la thérapeutique des fièvres pernicieuses.

Après avoir rendu turgescentes les veines des plis du coude au moyen d'une ligature appliquée sur le bras, M. Bacelli injecte dans l'une d'elles, de préférence la plus grosse, pour éviter les thrombus, 40 à 60 centigrammes de la solution suivante :

℞ :	Chlorhydrate de quinine.	1 gramme.
	Chlorure de sodium	75 centigr.
	Eau distillée	10 grammes.

Avant de faire pénétrer lentement le liquide, il faut avoir soin d'enlever la ligature.

Portée à la dose d'un gramme, cette injection aurait donné des résultats excellents dans plusieurs cas de fièvres pernicieuses graves à forme comateuse. Six heures après l'injection, le sang, examiné de demi-heure en demi-heure, n'aurait présenté aucune modification ni dans la forme, ni dans les mouvements des corpuscules de la malaria. Presque tous ceux-ci auraient disparu vingt-quatre heures après l'introduction du médicament et l'accès aurait diminué ou complètement cessé. (*Bulletin médical.*)

Traitement par les injections de substances diverses. Injections de strychnine. — La propriété hypercinétique de la strychnine en fait à la fois un agent utile dans la prophylaxie et dans le traitement de l'aéro-tellurisme protéiforme aigu et chronique, permettant à l'organisme de maintenir intacte d'une part sa *vitalité* et d'éviter ou d'atténuer ainsi les atteintes de la maladie, et d'autre part de résister victorieusement à l'adynamie qui accompagne ou qui suit les attaques et qui caractérise la forme chronique de l'affection.

FORMULE.

℞ : Sulfate neutre de strychnine. . . . . . 5 centigrammes.
Eau distillée bouillie . . . . 10 centim. cubes (1).
D. sans filtrer.

Ou mieux

℞ : Arséniate neutre de strychnine d'Adrian. 5 centigrammes.
Eau distillée bouillie . . . . 10 centim. cubes.
D. sans filtrer.

Injections d'acide phénique. — Les injections d'acide phénique, préconisées depuis si longtemps par Déclat contre les maladies infectieuses en général, sont d'une utilité incontestable dans toutes les formes aiguës graves et même dans la forme chronique de l'aérotellurisme ici traité (1). Ces injections devront souvent alterner avec des injections de quinine ou d'arséniate de strychnine; elles seraient même, pour quelques praticiens, plus efficaces et elles sont encore plus promptes dans leur action que les injections de quinine. Elles se recommandent encore par la modicité

(1) L'eau de laurier-cerise doit être évitée dans toute injection hypodermique à cause de la douleur qu'elle occasionne; de plus, son principe actif disparaît assez rapidement par suite de la décomposition qu'elle subit, de même que toutes les eaux distillées de végétaux. Il est à remarquer incidemment que même l'eau distillée pure se décompose plus rapidement que les eaux ordinaires. Il convient donc de la préparer à la pharmacie au moyen d'un petit alambic *au fur et à mesure de son emploi pour les injections hypodermiques*, ou si cela ne se peut, de se servir d'une eau fraîchement et convenablement distillée et filtrée. Nous avons vu que l'eau distillée camphrée pourra avec avantage ne pas avoir été préparée au moment même de son emploi. C'est une exception confirmant la règle.

(2) Il faudra se servir avec prudence de l'acide phénique chez les enfants, chez lesquels Koch, Assmuth, Schlenkov ont récemment constaté des intoxications à la suite de lavements, compresses, inhalations phéniquées. (*Viener medizinische* BLÄTTER, 1890.)

de leur prix. L'objection contre l'usage hypodermique de l'acide phénique, tirée de sa causticité, disparaît depuis que les Drs Déclat et Roussel ont proposé des véhicules permettant des injections indolores et n'entraînant aucun accident local.

FORMULE DU Dr ROUSSEL.

℞ :	Phénol absolu d'Adrian.	2 grammes.
	Huile d'olives fine neutre stérilisée. . .	10 centim. cubes.
	D. sans filtrer.	

FORMULE DU Dr DÉCLAT.

℞ :	Acide phénique pur.	2 gr. 50
	Eau distillée glycérinée.	100 centim. cubes.
	D. sans filtrer.	

On se servira pour cette dernière formule de la seringue du Dr Déclat graduée à cent gouttes.

Plusieurs injections seront nécessaires, que l'on se serve de l'une ou de l'autre de ces injections. On les renouvellera selon la gravité des symptômes. Le Dr Lacaille, de Rio-Janeiro, a injecté plus d'un gramme d'acide phénique par jour. Suivant le Dr Déclat, ces dernières injections, à cent gouttes de solution phéniquée concentrée, peuvent être répétées toutes les deux heures. Nous préférons la seringue du Dr Roussel et nous adoptons sa formule, légèrement atténuée.

Bien des praticiens expérimentés, en Cochinchine, au Sénégal et ailleurs, témoignent de l'efficacité de ce traitement. Il rend les plus grands services dans les cas si fréquents de complication dysentérique. D'après Lecerf, le meilleur moyen de conserver l'acide phénique pur, distillant à 183 degrés, essentiellement instable, serait d'en préparer une solution mère contenant 2 grammes d'acide neigeux pour cinq gouttes d'eau distillée; la limite de la solubilité de l'acide étant environ de 5 p. 100 (1).

Le Dr Déclat se sert pour ses préparations d'acide phénique d'une solution glycérinée concentrée à 10 p. 100, dite glycophénique.

Ces injections sont indiquées, croyons-nous, lorsqu'il s'agit de parer à des accidents à marche très rapide, contre lesquels cependant nous employons conjointement les injections de quinine; de même dans les cas où se manifeste l'intolérance idiosyncrasique de la quinine, ou bien l'accoutumance à ce médicament, et peut-être dans certains cas marqués par une action contraire persistante de la quinine, ainsi que, pour beaucoup d'auteurs, dans les cas légers d'intoxication qui se produisent dans les premiers mois de la grossesse (2).

Injections d'aconitine. — L'aconit est peut-être le médicament qui nous a rendu le plus de services durant cette

(1) Déclat recommande d'incorporer au sucre l'acide phénique à son état naissant, ce qui le conservera pendant des années. La glycérine et les corps gras possèdent en partie cette aptitude du sucre.

(2) Le Dr L. Hamon de Fresnay a traité préventivement et avec succès un cas d'avortement à répétition, se produisant chez une anémique aux époques et sous l'influence du molimen mensuel, par les injections périodiques de bichlorhydrate de quinine, malgré une déviation utérine à laquelle on n'avait pu remédier entre les grossesses; cette femme parvint au terme de sa grossesse. Était-ce grâce aux actions antipériodique, antiparésique et antihémorragique de la quinine? En tout cas, l'action emménagogue et l'action abortive de la quinine prudemment maniée, ne sont pas reconnues par un grand nombre de praticiens, et personnellement nous n'avons jamais hésité à l'administrer prudemment à des femmes enceintes lorsqu'elle était *formellement indiquée, persuadé que dans bien des cas l'action abortive trop certaine de la maladie se fût manifestée sans cette intervention nécessaire.* D'autre part, le Dr Lombe Atthill a fait ingérer expérimentalement à la période cataméniale toutes les doses médicinales de la quinine : « pour vérifier l'opinion vulgaire d'après laquelle certains médicaments modifieraient le flux menstruel. » Il n'a jamais observé de modification dans la menstruation, « demeurée normale dans tous les cas. » Dublin, *Journal of medical sciences*, *Courrier médical*, *Union médicale*, 7 juille

épidémie, après la quinine, le phénol et l'arséniate de strychnine. Nous l'avons administré sous la forme de son alcaloïde, dans des cas nombreux et graves marqués par l'hyperthermie, la congestion des organes centraux, les douleurs névralgiques. La voie stomacale a été utilisée dans la majorité des circonstances, lorsque l'état de l'estomac le permettait ; la voie sous-cutanée lorsqu'elle s'imposait. La teinture et les alcoolatures ont été généralement abandonnées par nous depuis plusieurs années, et complètement depuis que nous avons vu une malade, Mme St-R., prendre, par erreur, trois cuillerées à café d'alcoolature de feuilles d'aconit dans l'espace des deux heures sans aucun effet, même thérapeutique. Les préparations d'aconit autres que l'aconitine, et les extraits pris à des doses comparativement élevées, nous semblent être des produits souvent inertes et toujours infidèles.

FORMULE.

♃ : Aconitine amorphe . . . . 1 centigramme.
Eau distillée bouillie . . . . 10 centim. cubes.
Alcool, quelques gouttes.
D. sans filtrer.

Ou mieux :

♃ : Aconitine cristallisée d'Adrian. . . . . 2 milligrammes.
Eau distillée bouillie . . . . 10 centim. cubes.
Alcool, quelques gouttes.
D. sans filtrer.

Injections de pilocarpine. — Les injections de pilocarpine,

1889. Nous pourrions multiplier les citations des auteurs, les observations des praticiens se rattachant à un sujet que nous ne traitons qu'incidemment, mais la place nous manque. Rappelons un fait qui se rattache à la question, c'est que la quinine est un anaphrodisiaque assez sûr.

utiles dans un si grand nombre de phlegmasies, d'empoisonnements du sang, et chaque fois qu'il convient d'agir rapidement sur les émonctoires, étaient *a priori* destinées à remplir un rôle important dans le traitement de la maladie qui nous occupe. Parmi toutes les variétés pernicieuses, la variété maniaque, l'arthritique, l'amaurotique, la pneumonique, la pleurétique, la splénique, la néphrétique ainsi que les variétés larvées névralgiques sont surtout passibles de son administration. Il en est de même de l'engorgement hypertrophique du foie, et Witkowski l'emploie contre l'ictère avec les meilleurs résultats, lorsque l'état du cœur le permet (1). Les injections de pilocarpine précéderont utilement les injections de quinine ou de phénol dans la plupart des cas cités ci-dessus. D'un autre côté, il est souvent nécessaire de faire suivre ces injections, légèrement déprimantes, par une injection d'arséniate de strychnine.

FORMULE.

℞ : Chlorhydrate de pilocarpine d'Adrian. . 20 centigrammes.
Eau distillée bouillie . . . . 10 centim. cubes.
D. sans filtrer.

Injections de digitaline et de spartéine. — Les injections de digitaline et de spartéine sont fréquemment indiquées dans l'aérotellurisme protéiforme pernicieux, notamment dans les cas graves de la variété néphrétique ou lorsqu'il y a atonie, ataxie du cœur; l'action de la spartéine étant alors comparable à celle de la belladone.

(1) *Bulletin de thérapeutique*, 1889, p. 158. *Cit. de la Nowing Lekarskie*, 1889, Wratch, 19.

FORMULE (DIURÉTIQUE).

℞ : Digitaline amorphe (1) de Homolle et de Quevenne	1 centigramme.
Eau distillée bouillie	10 centim. cubes.
D. sans filtrer.	

FORMULE (TONIQUE CARDIAQUE).

℞ : Digitaline cristallisée de Nativelle, ou digitaline chloroformique	2 milligrammes.
Eau distillée bouillie	10 centim. cubes.

FORMULE.

℞ : Sulfate de spartéine d'Adrian.	25 centigrammes.
Eau distillée bouillie.	10 centim. cubes.
D. sans filtrer.	

Injections de caféine. — Les injections de caféine, très employées depuis les conseils de Huchard contre les états adynamiques, l'hyposystolie, la cyanose, ont leur place marquée dans les formes sympathique, bulbo-spinale et compliquée de l'aérotellurisme protéiforme, ainsi que dans la forme apyrétique ou pseudo-apyrétique marquée par une névralgie larvée, et dans l'état cachectique où la chronicité de l'empoisonnement s'allie à une grande faiblesse du cœur. Ces injections sont préférables à celles d'éther dans la majorité des cas.

FORMULE.

℞ : Caféine d'Adrian	2 gr. 50
Benzoate de soude	3 gr. 50
Eau distillée bouillie	10 centim. cubes.
D. sans filtrer.	

On peut remplacer les 3 grammes de benzoate de soude

(1) Incristallisable; les produits (*amorphes*) du commerce sont des extractifs, des magmas, composés d'impuretés ou de produits de décomposition mélangés à une quantité variable du principe actif. M. Adrian. Quelques considérations sur les digitalines pharmaceutiques, *Journal des nouveaux remèdes*, Paris, O. Doin, 1890.

par 2 grammes de salicylate de soude. On peut également se servir du citrate ou du bromhydrate de caféine en employant un peu de glycérine ou d'alcool.

Injections d'arsenic. — Les injections d'arsenic sous la forme d'arséniate de strychnine se sont montrées efficaces comme moyen antiseptique, purificateur du sang, eupeptique, et comme tonique général. Dans la malaria, son administration est doublement indiquée dans les cas d'intolérance idiosyncrasique ou d'accoutumance à la quinine et surtout dans l'atonie anémique précédant la cachexie et dans la cachexie, lorsqu'il convient à tout prix d'augmenter la puissance de fixation de l'oxygène sur les globules rouges du sang. Ce médicament constitue alors un des plus puissants adjuvants du fer, et peut utilement alterner avec la médication phosphorée.

Formule. — La formule est celle que nous avons indiquée en traitant des injections de strychnine (1).

Injections de paraldéhyde. — Les injections de paraldéhyde seraient utiles dans les variétés pernicieuses cardialgique et syncopale; les formes spasmodique et névralgique larvées; et notamment contre les vomissements, les douleurs lombaires. (?) Nous n'avons pas obtenu des résultats encourageants avec ce médicament.

FORMULE.

℞ : Paraldéhyde . . . . 1 gramme.
Eau distillée bouillie . . . . 10 centim. cubes.
D. sans filtrer.

(1) La solution de Fowler, caustique et partant dangereuse, et qui trouble toujours plus ou moins les fonctions de l'estomac, est trop souvent employée, malgré ses désavantages frappants; nous serions heureux de ne plus voir figurer au Codex, autrement que pour mémoire, cette préparation, dont la place nous semble être bien plutôt dans le musée que dans l'arsenal de la thérapeutique. Les arsenites, sels toxiques, doivent toujours être évités aux malades.

Injections d'essence d'eucalyptus. — Les Drs Lewis, Morris, Von Schweinitz (1) ont employé avec succès l'essence d'eucalyptus (2) contre la céphalée tellurique dans des cas où la quinine avait échoué; ajoutons que Weir Mitchell et Warton Sinkler l'ont également employée avec succès contre la céphalalgie, de même le Dr Roussel. Nous n'avons pas d'expérience de ce sujet.

FORMULE DU Dr ROUSSEL.

℞ :	Essence d'eucalyptus	2 grammes.
	Huile d'olive pure stérilisée	10 centim. cubes.
	D. sans filtrer.	

Grâce au véhicule, cette formule n'est pas douloureuse et n'entraîne pas d'accidents (3), et nous l'employons journellement dans la tuberculose, la bronchite chronique et dans les maladies des voies respiratoires.

Injections d'éther. — Les injections d'éther devront, autant que possible, être évitées à cause de la douleur qu'elles occasionnent et des accidents locaux qu'elles provoquent.

(1) *Medical news*, july 20, 1889, p. 62 and 63.

(2) L'essence d'eucalyptus, étudiée par Cloëlz, est une essence oxygénée $C^{12}H^{20}O$, contenant un carbure $C^{12}H^{18}$ (*Eucalyptine*). Les feuilles sont riches en tanin, à part l'essence contenue dans de nombreuses glandes; c'est surtout comme plante tannifère que l'eucalyptus est utile dans la malaria.

(3) La vaseline, si fréquemment employée comme véhicule dans les injections hypodermiques, ne devrait cependant jamais l'être. Outre qu'elle retarde l'action de tout médicament en l'englobant, d'où l'accumulation des doses et à un moment donné le danger d'un empoisonnement, la vaseline n'est pas saponifiable et par conséquent elle n'est pas assimilable aux tissus animaux, et elle ne peut pénétrer dans la circulation que par effraction; elle reste comme un corps étranger, étalée ou bien enkystée sous la forme globulaire suivant que l'on aura ou que l'on n'aura pas opéré un léger massage après l'injection, et elle entraîne souvent ainsi des accidents d'inflammation locale; la formation possible à la longue d'acide cyanhydrique naissant peut même, comme le remarque le Dr Roussel, donner lieu à des accidents toxiques.

Ces injections ont cependant rendu de grands services dans les formes cérébrale et bulbo-spinale de l'affection : elles réveillent très rapidement l'organisme et permettent ainsi fréquemment de pratiquer des injections hypodermiques de quinine, qui auraient été inutiles sans ce réveil. Elles seront utilement employées lorsque le médecin ne dispose d'aucun autre moyen d'excitation générale également efficace et sans inconvénient (1).

Injections de fer. — Le salicylate de fer, reconstituant et antipyrétique, a été employé avantageusement en injections hypodermiques par le Dr Roussel.

FORMULE J. ROUSSEL (2).

℞ :	Salicylate de fer	20 centigrammes.
	Eau distillée bouillie	10 centim. cubes.
	D. sans filtrer.	

Appréciations sur la valeur relative de ces injections. — De toutes ces injections, celles de quinine sont les plus utiles, ce médicament s'adressant à l'élément périodique, lorsque périodicité il y a, et exerçant une action curative spéciale en dehors de toute périodicité et même de toute fièvre. Les injections de quinine seront naturellement réservées pour les cas graves et pernicieux, ceux où la voie stomacale est impossible pour une raison ou pour une autre, ou bien n'offre pas les garanties voulues d'absorption complète et suffisamment rapide. Si l'on n'a pas le choix du moment, les injections de quinine seront encore utilement pratiquées durant les accès graves et pernicieux

(1) Les Drs Arnauzan, Pitres et d'autres ont traité les accidents dus aux injections d'éther et de chloroforme : névralgie, névrite, gangrène, paralysie par destruction des filets nerveux, etc.

(2) J. Roussel. Du fer dans la thérapeutique, rapport à la *Société de méd. pratique*, décembre 1885, mai 1886, février 1889 ; et *Journal de la méd. hypod.*, mars 1889.

et encore immédiatement après l'accès; et, lorsque ces accès, quelle qu'en soit la forme, revêtent un type réglé, ces injections seront préférablement pratiquées de trois à quatre heures avant l'accès prévu.

Les injections de quinine devront souvent être faites concurremment avec des injections d'acide phénique, ou bien d'arséniate de strychnine, ou bien alterner avec les injections d'une de ces deux dernières substances, dans les formes aiguës de la maladie.

Immédiatement après ces médicaments, nous rangeons les injections de pilocarpine, les autres injections décrites ayant chacune leurs indications spéciales.

Dans la forme chronique les injections d'arséniate de strychnine, grâce à la double action curative de ce médiment, ainsi que celle de pilocarpine, se montrent surtout efficaces.

Quant aux injections de fer nous ne les avons pas employées; nos malades ayant toujours pu prendre ce médicament par la bouche, lorsque son administration devenait utile.

Accidents des injections hypodermiques en général et moyens de les éviter. — Les accidents causés par les injections hypodermiques comprennent des accidents généraux et des accidents locaux. La possibilité des premiers (et nous ne les mentionnons que pour mémoire) dépend de l'idiosyncrasie du sujet, d'une thérapeutique inapplicable à la maladie, de la nature ou de la qualité du produit pharmaceutique employé, enfin d'une erreur de posologie.

Les seconds comprennent : la douleur, les ecchymoses (1),

(1) Nous avons constaté l'apparition d'une ecchymose au niveau de la piqûre au moment de l'injection dans deux cas pernicieux avec décomposition du sang bientôt suivis de mort; l'escarre prévue n'a pas le temps d'évoluer.

les tumeurs persistantes ou passagères, furoncles, menaces d'abcès, phlegmons, lymphangite superficielle, lymphangite profonde suppurée, phlegmon diffus, érysipèle, escarres, névrite, paralysie locale par suite de la destruction de filets nerveux. On les évite par l'usage de certaines précautions et l'emploi de certains soins avant, pendant et après les injections.

Moyens de les éviter. — Signalons rapidement : le choix de la seringue et des aiguilles, leur entretien ; la nature des solutions employées ; le choix de la région ; le manuel opératoire ; le massage après l'opération.

Choix de la seringue et des aiguilles. — La meilleure seringue que nous connaissons est la seringue aseptique, en celluloïd transparent et incassable (1), neutre chimiquement par rapport aux liquides employés, « et non pas composé de corps réducteurs comme le sont les métaux, ni soluble et malpropre comme le sont les mastics » (2). Cette seringue étant d'une seule pièce est d'un entretien facile (3). Les aiguilles sont de 0^{m},05 centimètres de longueur, portant par conséquent l'injection à cette distance de la piqûre faite aux téguments, et de 0^{m},001 millimètre de diamètre, régulièrement effilées à la pointe.

Leur entretien. — Les aiguilles et la seringue devront être scrupuleusement nettoyées après chaque injection et

(1) Du laboratoire pharmaceutique de Sceaux (Seine). Cette seringue serait *parfaite* si la tige du piston était également d'une seule pièce, le bouton de l'extrémité supérieure se détachant trop souvent, et si l'embout en cuir collé à l'extrémité inférieure de la tige y était fixé par un procédé donnant plus de solidité, deux inconvénients qui peuvent désarmer le médecin au moment où il lui faut pratiquer une injection.

(2) Dr J. Roussel.

(3) Cette seringue ne sera naturellement pas employée lorsqu'il s'agira d'injecter des substances telles que l'éther ; on ne la soumettra pas à une température trop élevée. (Voir Léon Foucher, rapport au conseil d'hygiène, *Bulletin médical*, 2 juin 1889, Sur un cas de combustion de celluloïd.)

rendues aseptiques par une solution huileuse d'eucalyptol, ou par le crésol dilué (1).

Nature des solutions. — Les solutions devront être neutres autant que possible, préférablement simples, chimiquement stables, et avoir pour véhicule un liquide stérilisé, absorbable, limpide et pur.

Choix de la région où l'on doit opérer l'injection. — On choisira de préférence la région para-trochantérienne, s'étendant du bord supérieur de la crête de l'os iliaque jusque vers le quart inférieur de la fesse ; « sur le côté et non en arrière, pour que le malade ne soit pas assis sur le point piqué, non pas au bas de la fesse où la piqûre est plus douloureuse » (2).

Lorsque, pour une raison quelconque, les injections ne sont pas praticables dans cette région (ce qui arrive nécessairement dans bien des cas), l'on choisira une région riche en tissu cellulaire, pauvre en vaisseaux et en nerfs, telle que, par ordre de préférence, la paroi abdominale, la région sous-scapulaire, externe de la cuisse ou du bras.

Manuel opératoire. — « Entre le pouce et les doigts de la main qui n'opère pas l'injection, soulever un grand pli formé par la peau et par tout le tissu cellulaire, mais non pas par les muscles. A l'extrémité du pli ou mieux sur le côté en avant de l'ongle du pouce, dans un plan parallèle à l'axe du membre, planter l'aiguille d'un seul coup et laisser la peau retomber ; l'aiguille ne devant piquer ni la peau une seconde fois ni l'aponévrose, mais longer cette dernière en cheminant dans le tissu cellulaire (3). »

(1) Ne jamais flamber les aiguilles, les sacrifier plutôt après des injections suspectes, le flambage désacière les aiguilles et les rend bientôt molles.

(2) (3) Dr J. Roussel.

Massage après l'opération. — Masser légèrement avec l'extrémité des doigts la petite tumeur résultant de l'injection, afin de bien disséminer celle-ci dans les mailles du tissu conjonctif.

Cas d'abstention dans l'emploi des injections hypodermiques en général. — On évitera de pratiquer toute injection hypodermique lorsque le sang est manifestement trop vicié, que la viciation ne résulte que de la maladie ou bien en partie d'une diathèse, et lorsqu'il y a paralysie vasomotrice absolue, marasme.

En dehors de ces quelques cas d'abstention, dans lesquels toutes les injections hypodermiques sont également contre-indiquées, les injections de quinine ne pourront être opérées devant l'imminence de l'asphyxie cardiaque; elles seront alors remplacées par les injections d'arséniate de strychnine, précédées ou non par des injections de caféine.

Résultats obtenus par l'emploi de ces soins. — « Depuis quatre ans que j'opère un millier d'injections par semaine, je n'ai pas encore vu une petite rougeur par mois », dit le Dr Roussel. Pour notre compte nous n'avons eu avec le bichlorhydrate de quinine que deux accidents locaux sur plus de six cents injections pratiquées depuis huit mois, et ces deux accidents sont attribuables au véhicule (de l'eau distillée *filtrée*, non bouillie et non saturée de camphre) et aussi, à ce que les injections furent faites dans des cas presque désespérés, malgré la paralyie vasomotrice marquée et la décomposition partielle du sang.

Traitement des accidents causés par les injections hypodermiques en général. — Le traitement des accidents causés par les injections hypodermiques comprend le traitement des accidents généraux et celui des accidents locaux.

Nous avons mentionné incidemment les causes des accidents généraux, heureusement fort rares, occasionnés par les injections hypodermiques en général; de même la question de leur traitement est en dehors du cadre de notre sujet.

Quant au traitement des accidents locaux causés par les injections hypodermiques, nous le décrirons ici aussi brièvement que possible.

Douleur. — On évitera la douleur, ainsi d'ailleurs que tous les autres accidents des injections, en prenant les soins et les précautions indiquées plus avant; on la combattra par ses analgésiques locaux, parmi lesquels les cataplasmes de fécule, le laudanum, la belladone, la cocaïne, jouent le plus grand rôle.

Ecchymoses. — Les ecchymoses dépendent de la causticité d'une injection, de la viciation du sang chez le malade, de la rencontre de l'aiguille avec un vaisseau. Lorsque l'ecchymose est produite, on badigeonnera avec la teinture de Lugol atténuée (une partie de teinture d'iode pour six parties de teinture de benjoin), ou avec le lait virginal; mais on n'empêchera généralement pas l'accident d'évoluer.

Tumeurs passagères et tumeurs persistantes. — Les tumeurs dépendant d'un manque de massage sont rarement persistantes; leur persistance peut conduire à des accidents inflammatoires locaux.

Les tumeurs persistantes dépendent très fréquemment de la nature et des proportions de la substance injectée ou bien du véhicule de l'injection. Elles sont donc également faciles à éviter en général; mais une fois produites, leur traitement relève plus particulièrement de l'intervention chirurgicale, que l'on épargnera aux malades, à moins de complications locales plus sérieuses.

Indurations inflammatoires. — Si une injection est suivie d'inflammation locale, on tentera de faire avorter l'abcès en appliquant à la tumeur le traitement du furoncle en voie de formation : cataplasme débordant la zone inflammatoire et composé de parties égales de poudre de fleurs d'arnica et de miel, de tannin et de poudre de gomme arabique, ou mieux, application régulière d'une pommade composée d'une partie d'extrait d'arnica incorporée à deux parties d'un mélange de miel et de poudre inerte triturés jusqu'à consistance convenable, ou application d'une solution à 4 p. 30 de gutta-percha dans du chloroforme. Les topiques, comprennent les applications de la teinture de Lugol atténuée, mentionnée plus avant, seront joints à quelques purgations salines et à l'usage des sulfites à l'intérieur, souvent très utiles dans ces circonstances.

Collections séreuses menaçant la suppuration. — Il est préférable d'évacuer de suite toute sérosité collectée, puis de laver la poche avec de l'eau légèrement boriquée ou phéniquée. La seringue de Pravaz ou la seringue de Déclat peuvent servir à l'aspiration, mais il convient de désinfecter soigneusement seringues et aiguilles après l'opération. Il vaut mieux réserver une seringue exclusivement à cet usage. A défaut de seringue, un bistouri à lame étroite suffit. Après l'évacuation de la sérosité, on poussera l'injection antiseptique légère assez loin pour distendre le foyer et écarter le tissu cellulaire contaminé.

Abcès. — Il est toujours indiqué de vider le plus tôt possible les abcès, en suivant les règles que nous venons de rappeler et d'injecter dans le foyer, deux fois par jour, le liquide antiseptique choisi ; on pratiquera le lavage de la poche pendant plusieurs jours de suite s'il le faut.

Lymphangite superficielle. — La lymphangite superficielle est un accident comparativement rare à la suite d'une injection hypodermique et nous ne pouvons rappeler ici les divers traitements qui lui conviennent.

Lymphangite profonde suppurée; phlegmons diffus. — Nous ne connaissons *de visu* qu'un cas de lymphangite profonde suppurée attribuable à une injection sous-cutanée (?). L'accident se produisit à Paris, il y a douze ans, à la suite d'une injection de morphine faite chez une rhumatisante par un confrère des plus expérimentés.

Erysipèle. — Nous avons également vu à la même époque un cas d'érysipèle entraînant la mort à la suite d'une injection de morphine, pratiquée sur un de nos amis, le Dr Hay., par le Dr T...

Escarres et ulcères gangreneux — Lorsqu'il se produit une escarre, il faut l'enucléer et laver d'abord la surface mise à nu avec un liquide antiseptique léger; on fera de même lorsque, averti trop tard, l'escarre se sera détachée spontanément. On pratiquera l'irrigation de la surface ulcérée sous l'escarre, dans tous les cas, en poussant l'injection jusqu'au fond du clapier qui existe sur le trajet de l'aiguille ayant servi à l'injection qui a causé l'accident, afin d'enlever toutes les parcelles des tissus gangrenés. On séchera légèrement alors avec un tampon de linge, enroulé sur une sonde, sur une pince, ou sur un porte-plume, toute la surface atteinte, c'est-à-dire les parois et le fond du clapier. On cautérisera ensuite superficiellement cette surface avec un tamponnet de linge ou un pinceau trempé dans une solution saturée de sulfure de carbone dans de la teinture d'iode, le tamponnet ou le pinceau étant préalablement exprimés, puis on épongera avec un ou plusieurs tamponnets secs le suintement de sérosité ulcérative ou le suintement séro-purulent qui se produit après la cautérisation, et l'on remplira toute la cavité cautérisée avec de l'acide borique finement pulvérisé, recouvrant la cavité ulcéreuse, ainsi détergée, cautérisée et pansée, par un ou deux tours de bande ou la masquant simplement avec un linge maintenu en place, suivant les habitudes de corps et le milieu où vit le malade.

Deux ou trois cautérisations et pansements ainsi méthodiquement pratiqués à autant de jours d'intervalle entraînent rapidement la guérison des ulcères. On procédera à un simple lavage de l'ulcère, suivi d'un pansement boriqué, les jours intercalaires, ou bien l'on s'abstiendra de cette dernière intervention, après avoir inspecté l'état de l'ulcère gangreneux, suivant les cas.

Une solution de nitrate d'argent cristallisé à 1 p. 25 pourra souvent remplacer le caustique que nous venons d'indiquer; le procédé de cautérisation et le pansement sont les mêmes.

Avant de recourir aux traitements ci-dessus décrits, nous avions employé sans grand succès un mélange de poudre de charbon, d'acide borique, d'iodoforme et de quinquina.

En employant les deux premiers traitements, nous avons rapidement obtenu la guérison des deux seuls cas d'escarre gangreneuse que nous avons eu à traiter cette année dans notre clientèle.

Ces traitements ont également réussi entre les mains des confrères à qui nous fîmes part de leurs avantages, et dans plusieurs cas où nous fûmes appelé en consultation.

Névralgies persistantes, névrites, paralysies locales, accidents tétaniques. — Les névralgies persistantes, les névrites, les paralysies locales, les accidents tétaniques, à la suite des injections hypodermiques, sont des accidents rares; nous n'en avons jamais vu; ils disparaîtront, ainsi d'ailleurs que les autres accidents dûs à ces injections, du jour où l'on prendra toutes les précautions voulues, celles que nous avons rappelées précédemment.

Si nous avons consacré une place relativement étendue

au traitement hypodermique de l'aérotellurisme protéiforme, c'est parce que ce mode de traitement est comparativement nouveau, qu'il n'a que récemment été appliqué aux diverses formes de la maladie, et qu'il n'a pas encore fait le sujet d'une étude d'ensemble à peu près complète.

TRAITEMENT DE L'AÉROTELLURISME PROTÉIFORME PAR LES VOIES RECTALE, CUTANÉE, TRACHÉALE.

Administration rectale de la quinine. — Durant cette endémio-épidémie malarienne, le traitement anti-malarien s'est montré efficace lorsqu'il a éte administré par la voie rectale à des enfants qui se refusaient à prendre ou ne pouvaient prendre les médicaments par la bouche, dans les cas qui n'indiquaient pas d'urgence les injections hypodermiques ou bien lorsque les parents s'opposaient à ce mode rapide et tout moderne d'administration, soit par superstition ou encore parce que pour eux *toute injection contient de la morphine.*

Lavements de quinine. — Les lavements de quinine ont cette année sauvé la vie à de nombreux malades, lorsqu'il nous a été possible de les administrer ou que nous avons pu faire prendre à l'entourage les mesures recommandées pour que les lavements fussent gardés.

Nous avons surtout donné le bromhydrate basique soluble à 45,02 p. 100, quelquefois le sulfate avec Q. S. d'eau de Rabel ancienne, faisant précéder les lavements de quinine par un lavement évacuant administré environ une demi-heure avant, (lorsque la maladie permettait d'attendre), et additionnant ou non le lavement à garder d'une demi-goutte à deux ou trois gouttes de laudanum, suivant l'âge des sujets.

Briquet a depuis longtemps prouvé l'absorption rapide, quoique limitée, de la quinine par le rectum, fait que nous avons mentionné à sa place.

Lavements d'acide phénique, de naphtol. — Nous employons journellement les lavements phéniqués contre la malaria, et cela avec le plus grand avantage. Le naphtol est également utile. A part leur action antiseptique ces lavements abaissent directement la température générale du corps, surtout ceux d'acide phénique.

Les lavements de tanin de 1 gramme et plus administrés plusieurs fois dans les vingt-quatre heures sont utiles dans le melœna infectieux, les diarrhées séreuses, la dépression nerveuse sympathique ; on y ajoutera du bismuth, du laudanum, s'il y a lieu.

Pour faciliter la rétention d'un lavement il faudra, après son administration, faire fortement étendre les cuisses du malade, ou, s'il s'agit d'enfants récalcitrants, les maintenir fortement étendues, les genoux rapprochés, le sujet étant de préférence couché sur le flanc ou sur l'abdomen.

Suppositoires de quinine. — Les suppositoires de quinine nous ont quelquefois été utiles et dans les mêmes circonstances que les lavements, les indications de leur emploi étant les mêmes ; leur action seule étant bien plus lente, et probablement très incomplète.

Formule (pour enfant).

℞ : Bromhydrate basique de quinine. . . .	25 centigrammes.
Beurre de cacao et huile ââ	Q. S.
M. pour un petit suppositoire d'environ	3 grammes.

Ou bien (POUR ENFANT).

℞ : Sulfate de quinine . . . . 25 centigrammes.
Lanoline et eau ââ Q. S. pour remplir une capsule le Huby du plus petit calibre.

Les suppositoires de tanin sont quelquefois utiles, mais moins fréquemment que les lavements de tanin ; mêmes indications.

A ce propos nous ferons remarquer que les capsules de Huby sont commodes, lorsqu'il est nécessaire de placer rapidement des suppositoires, qui autrement sont d'une préparation comparativement longue. On peut, en se servant d'un véhicule rendu plus consistant, enlever le couvercle de la capsule avant l'introduction, qui se fera en tenant l'extrémité ouverte de la capsule sur la pulpe du doigt introducteur. Le contact du médicament avec la muqueuse est alors plus prompt.

Administration de la quinine par la voie cutanée. — Il est nécessaire, croyons-nous, de macérer la peau avec des cataplasmes bien liquides avant de pouvoir compter sur une absorption allopathique de la quinine. On choisira les plis articulaires, mais le moyen restera pour le moins incertain. Les sels les plus solubles sont naturellement préférables ; le sulfate, traité par l'eau de Rabel vieille, n'étant employé qu'en l'absence d'un sel plus soluble.

FORMULE.

℞ : Bromhydrate basique de quinine. . . . 2 grammes.
Lanoline . . . . ââ 10 —
Vaseline . . . . ââ 10 —
Eau distillée. . . . . 5 —
M.

Administration de la quinine par la voie trachéale. —

Nous n'avons malheureusement aucune expérience des injections trachéales de quinine, préconisées par Jausset de Bellesme, Bergeron et Dujardin-Beaumetz. Nous ne pouvons donc que les signaler ici.

TRAITEMENT SYMPTOMATIQUE DE L'AÉROTELLURISME PROTÉIFORME

Congestions cérébrales et thoraciques ; névralgies malariennes. Aconitine. — L'aconitine nous a rendu des services inappréciables, avons-nous dit, dans les variétés de la forme cérébrale ainsi que dans la forme compliquée ou accompagnée de localisations thoraciques, dans les névralgies malariennes intenses ou rebelles à l'usage de la quinine seule, et contre l'hyperthermie. Nous l'avons généralement administrée par l'estomac jointe à la quinine, quelquefois en injections hypodermiques conjointement avec l'administration stomacale de la quinine, plus rarement sous la forme de pommade. Il convient fréquemment de donner un vomitif et quelquefois un émétocathartique léger ou un purgatif avant de prescrire l'aconitine, dont l'action est lente, incomplète, ou nulle s'il existe un état fortement saburral des voies digestives. Une tisane aromatique prise après l'aconitine en aidera l'effet. Il convient toujours d'user prudemment d'un médicament pour lequel certains sujets manifestent une intolérance idiosyncrasique, qui d'ailleurs peut se produire quelquefois pour tout médicament actif.

Nous avons mentionné plus avant les raisons pour lesquelles nous préférons cet alcaloïde à toutes les préparations officinales d'aconit. Nous employons l'alcaloïde amorphe, plus souvent l'alcaloïde cristallisé d'Adrian, cinq fois plus actif. Dans bien des cas presque désespérés, nous avons donné avec succès, conjointement avec des injections de bichlorhydrate de quinine, jusqu'à 2 milligrammes de cette dernière préparation, dose physiologique et même toxique dans d'autres circonstances. Les symptômes cérébraux justifiaient la dose, fractionnée d'ailleurs, de manière à couvrir un espace de plusieurs heures. Malgré l'activité exceptionnelle de ce traitement on ne devra dans les cas comme ceux auxquels nous faisons allusion ici, négliger aucun des autres moyens indiqués par l'expérience, mais les employer tous concurremment avec la quinine et l'aconitine. Les localisations congestives où l'aconitine est si utile sont par cela même, avons-nous dit, des cas de tolérance remarquable.

Nous avons souvent dû joindre la digitaline, la strychnine et l'arséniate de soude à l'aconitine dans les variétés pulmonaires de l'aérotellurisme protéiforme.

FORMULE COMPOSÉE.

℞ : Aconitine cristallisée d'Adrian . .	4 à 6 milligrammes.
Digitaline amorphe de Homolle et Quevenne.	4 milligrammes.
Sulfate de strychnine	1 à 2 centigrammes.
Arséniate de soude	4 —
Eau distillée sucrée aromatisée à l'essence de citron.	310 centim. cubes.

D. sans filtrer.

On prendrait une cuillerée à café ou à soupe, suivant les âges, six fois par jour, ou une de ces cuillerées d'heure en heure, jusqu'à concurrence de six cuillerées, si la gravité du cas l'exige. Le nombre de doses prises peut être doublé ou triplé, en réduisant chacune à une demi-cuillerée ou à un tiers de cuillerée, et les intervalles à une demi-heure ou à vingt minutes. Ce n'est pas là de la dosimétrie pseudo-homœopathique, mais le fractionnement rationnel et méthodique des doses ; il est surtout indiqué lorsque l'on se sert de ces alcaloïdes, armes de précision, médicaments puissants et toujours semblables à eux-mêmes.

Le but est d'arriver aussi rapidement que possible à produire l'effet utile, mais d'y arriver sans secousses ; à défaut de la réalisation de ce rêve attrayant, la jugulation.

Compresses froides ou glace sur le crâne dans les formes graves, les formes pernicieuses cérébrales et autres. — Dans plusieurs variétés des formes pernicieuses, surtout dans les variétés apoplectique et maniaque et dans la plupart des formes graves de la maladie, les compresses froides et même glacées appliquées sur le crâne rendront les plus grands services, à condition qu'il n'y ait pas d'interruptions dans leur emploi. A défaut de glace, on se servira de compresses imbibées d'eau éthérée ou simplement d'eau froide, constamment renouvelées et dont la fraîcheur sera entretenue, au besoin, à l'aide de l'éventail. Les sacs à glace de Chapmann, que nous avons employés à Paris dans d'autres circonstances, sont commodes, mais, à défaut de ces sacs, des petits fragments de glace seront maintenus dans une toile cirée repliée et suspendue de manière à affleurer une serviette pliée en plusieurs doubles interposée entre le sac et le crâne.

Traitement des localisations cérébro-spinales de la malaria et de la décomposition du sang. Médication phosphorée. — L'intoxication malarienne est surtout caractérisée par un trouble nerveux. Le poison exerce une action violente, rapide et toute spéciale sur la cellule nerveuse ; aussi les modifications éprouvées par le système cérébro-spinal, les pertes nerveuses subies durant le cours de l'empoisonnement malarien aigu, réclament-elles souvent, les accès passés, la médication réparatrice par le phosphore. Il en est de même *a fortiori* de l'empoisonnement chronique. Dans l'un et l'autre cas, la quantité des phosphates éliminés varie grandement, ainsi que celle de l'urée; dans les intervalles des accès aigus de la malaria, comme dans la forme chronique de cette maladie il peut y avoir une diminution ou une augmentation dans l'élimination de ces produits, l'indication de la médication phosphorée restant cependant la même; la diminution prouve que l'absorption et l'assimilation des principes phosphorés se font mal; l'augmentation indique l'élimination trop rapide de ces mêmes principes (1).

La thérapeutique et la pharmacologie britanniques, celles des États-Unis, sont bien plus riches en préparations phosphorées que la thérapeutique et la pharmacologie françaises. Le Codex a cependant admis en 1880 quelques-unes des meilleures parmi ces préparations si usitées à l'étranger, sanctionnant ainsi l'emploi de cette précieuse ressource dans les états névrasthénique, anémique et caractérisé par l'affaiblissement général de l'organisme, le phosphore, élément constitutif et essentiel de la cellule nerveuse et de l'hématie, des composés albuminoïdes et protéiques (2).

L'honneur d'avoir répandu l'usage de ce corps revient surtout à Churchill, à Parish, à Fellow.

Le phosphore joue un des premiers rôles, sinon le pre-

(1) Tout récemment encore, Huchard a constaté une diminution dans la quantité des phosphates éliminés par les urines durant la grippe; tandis que Fernet a constaté l'augmentation de ces principes. Compte rendu d'une séance de la Société de thérapeutique, *Moniteur de la thérapeutique*, 7 avril 1890.

(2) La commission de rédaction de la nouvelle édition du Codex se composait de MM. Gavarret, Chatin, A. Dumont, de Beauchamp, P.-B. Blondeau, Baillon, Bouchardat, Hayem, Regnault, Germain Sée, Vulpian, etc.

mier rôle, dans l'économie vitale, rôle supérieur même à celui du fer; mais le phosphore, pour être vraiment utile, doit être administré sous une forme assimilable, n'irritant pas l'estomac, et il est surtout efficace lorsqu'il est encore à l'état oxydable, comme dans les divers hypophosphites. « C'est en fournissant à l'organisme le phosphore à l'état oxydable, en aussi grande quantité qu'il peut le demander, que les hypophosphites deviennent des agents capables d'augmenter presque indéfiniment l'intensité de l'innervation, de l'hématose et de la nutrition moléculaire, et par suite, de rétablir et de maintenir ces trois fonctions essentielles au degré le plus élevé, compatible axec l'état normal du sujet.

« L'action immédiate des hypophosphites se porte d'abord sur l'innervation et se traduit, chez les sujets affaiblis, par un sentiment inaccoutumé de bien-être et de force. Le second phénomène est un accroissement de l'appétit, qui devient quelquefois énorme... La quantité et la coloration du sang augmentent d'une façon si rapide que les hypophosphites constituent des hématogènes infiniment plus puissants que le fer. Au bout d'un temps assez court et variable, suivant les doses employées et suivant l'état primitif du sujet, celui-ci présente des signes tranchés de pléthore veineuse manifestée par la coloration et la plénitude de la face, la rougeur des muqueuses, auparavant décolorées, et le gonflement des veines superficielles. Cet effet est souvent assez marqué pour donner à des individus qui, pendant toute leur vie, avaient paru pâles et lymphatiques, tous les caractères d'un vigoureux tempérament sanguin.

« Chez les femmes, la menstruation devient plus abondante, plus régulière, plus facile. Chez les enfants, la croissance est notablement activée, et lorsqu'ils sont sous l'influence des hypophosphites, ils n'éprouvent pas, à l'époque des poussées, cette faiblesse et cet allanguissement que l'on remarque si fréquemment chez eux, lorsqu'ils sont soumis à de mauvaises conditions hygiéniques (1). »

Les hypophosphites, qui constituent le médicament phosphoré par excellence dans la convalescence de presque toutes les maladies entraînant l'affaiblissement de l'organisme, occupent une place importante dans le traitement des maladies malariennes, administrés après les attaques contre l'hyposthénie, comme prophylactique dans les régions dangereuses, et contre la forme chronique de la maladie, pour remédier à la perversion de la nutrition intime des tissus, due également aux pertes nerveuses et à la décomposition du sang.

Les contre-indications à l'emploi du phosphore, et par conséquent des hypophosphites, sont bien connues; cependant il convient de les rappeler brièvement :

On n'administrera pas ces médicaments pendant un état fébrile, congestif ou inflammatoire aigu.

On ne les donnera pas durant une hémorragie active, épistaxis, hémoptysie, etc.

On suspendra momentanément leur emploi si ces états se produisaient durant le cours du traitement.

Enfin on sera prudent dans leur administration lorsqu'il s'agit de malades atteints d'une affection du cœur.

On débutera toujours par de faibles doses, et l'on n'en continuera pas l'emploi au delà d'un temps raisonnable, quelques semaines, après lesquelles on suspendra l'usage du médicament, pour le reprendre plus tard.

L'hypophosphite de soude convient préférablement aux sujets irritables, disposés aux congestions, aux hémorra-

(1) Churchill.

gies, à ceux dont l'éréthisme vasculaire se développe facilement, son action vitale et reconstituante étant plus modérée que celle de l'hypophosphite de chaux.

L'hypophosphite de chaux convient surtout aux lymphatiques, aux scrofuleux, aux enfants, aux jeunes filles à l'âge critique, aux femmes pendant la grossesse et l'allaitement.

Ces deux sels pourront alterner avec avantage dans bien des cas. On pourra de même les administrer simultanément, dans la même préparation, aux moments des repas.

Les hypohosphites de soude et de chaux peuvent être formulés dans des sirops à 1 p. 100 (nouveau Codex) ; la dose de cette préparation est d'un quart de cuillerée à café pour les enfants au-dessous de deux ans, d'une demi-cuillerée à café pour les enfants de deux à quatre ans, de trois quarts de cuillerée de quatre à six ans, d'une cuillerée à soupe pour les hommes adultes et de moitié moins pour les femmes ; ces doses étant prises deux fois par jour aux repas, dans de l'eau ou dans un liquide approprié.

L'hypophosphite de fer, combinaison du fer avec le phosphore au minimum d'oxydation, est bien préférable aux combinaisons de l'acide phosphorique avec l'oxyde de fer. C'est un des meilleurs ferrugineux, et *le reconstituant complet* de l'hématie.

Le mode d'administration et les doses sont les mêmes. Les indications sont trop connues, et les contre-indications trop manifestes, ainsi d'ailleurs que celle des autres hyphophosphites, pour que nous insistions plus longuement sur ce sujet.

L'hypophosphite de manganèse remplacera l'hypophosphite de fer, dans les cas où le fer ne saurait être recommandé. Ce sel exerce une action spéciale sur la sécrétion hépatique, et son administration est surtout indiquée dans les affections du foie qui résultent d'un séjour prolongé dans les pays chauds (1).

Le mode d'administration et les doses sont les mêmes que pour les préparations phosphorées ci-dessus décrites.

On peut administrer ce dernier médicament dans un vin de liqueur ou sous la forme pilulaire, selon les cas, les âges, et les circonstances.

L'hypophosphite d'ammoniaque agit contre la toux ; il constitue un utile adjuvant du traitement des variétés pernicieuses thoraciques, et des variétés larvées spasmodiques caractérisées par la toux, l'aphonie. Ce sel sera préférablement donné sous la forme de tablettes (2).

Les divers hypophosphites mentionnés ci-dessus peuvent fréquemment être réunis avec avantage dans une même préparation ; un sirop composé, si l'on adopte cette préparation, étant dosé d'après les quantités admises dans le nouveau Codex, c'est-à-dire contenant 1 p. 100 d'un mélange des quatre ou cinq hypophosphites ci-dessus décrits.

Nous avons déjà mentionné l'hypophosphite de quinine en traitant les préparations de quinine employées contre la malaria.

Parmi les autres composés phosphorés, nous ne citerons que le phosphate bibasique neutre assimilable, obtenu par la voie humide sous la forme d'un précipité gélatineux. Mélangé à environ deux fois autant de sucre, on obtient une poudre blanche agréable au goût ; ce sel offre ainsi moins de cohésion, et il est plus facilement attaquable par les liquides digestifs ; les propriétés absorbantes de ce produit

(1 et 2) Churchill.

le rendent utile dans le traitement des diarrhées et de la dysenterie qui compliquent si fréquemment la malaria. La dose pour les adultes est de deux cuillerées à soupe par jour, et pour les enfants de deux cuillerées à café, prises dans du lait, du café, du cacao, ou du tapioca au lait, selon la recommandation de P. Thibault.

Formule du sirop d'hypophosphite composé de Churchill (Nouveau Codex) (1).

℞ : Hypophosphite de chaux, hypophosphite de soude, hypophosphite de potasse, hypophosphite de fer, acide hypophosphoreux dissous dans du sirop de sucre dans la proportion de 1 p. 100 de sirop ; *i-e.* 20 grammes de sirop contiennent 20 centigrammes du mélange de ces sels, sans glycérine.

Formule du sirop *dit* nourriture chimique de Parish (2).

℞ : Hypophosphite de chaux, hypophosphite de soude, hypophosphite de potasse, hypophosphite de fer avec sirop de sucre coloré à la cochenille, en proportion correspondant par cuillerée à café à 13 centigrammes du sel de fer, et à 6 centigrammes des autres sels.

Traitement de l'hyperthermie et de la douleur dans la malaria. — Analgésine et substances analogues. — L'analgésine, dépresso-moteur bulbaire, sans action sur le cerveau, mais non pas sur le cœur, nous semble être un médicament utile, mais employé bien trop fréquemment dans la malaria ainsi que dans trop de circonstances diverses de nos jours; ce médicament agit contre l'hyperthermie et contre l'élément douleur, répondant ainsi à quelques indications que remplit si bien, avec d'autres plus importantes, l'aconitine seule ou associée à ses adjuvants. L'analgésine

(1 et 2) Formules communiquées par M. Swann, pharmacien à Paris, préparateur et dépositaire en France des médicaments phosphorés de Churchill et de Parish.

agit rapidement lorsqu'on l'administre par la voie stomacale ou rectale, mais cette action est plus passagère encore que rapide, et ce médicament, qui est malheureusement un cyanosique et un extincteur du sang, n'atteint jamais la cause derrière l'effet.

« Une foule de moyens ont été essayés pour combattre directement l'hyperthermie des fièvres graves, dit le Dr Nicolas, aucun n'a donné de résultats, en ce sens que les médicaments qui, comme l'*antipyrine*, abaissent la température d'une manière plus ou moins précaire, n'agissent ni sur la contractilité vasculaire, qu'il s'agit ici de relever, ni sur l'agent virulent qui, en désorganisant le sang, supprime l'excitant naturel de cette contractilité. Là est l'écueil de la malaria grave; et ainsi s'expliquent les échecs des médicaments nouveaux que nous avons vu essayer pour la plupart à Panama, où les médecins ont su se tenir au courant du mouvement thérapeutique si accentué dans ces derniers temps. Toutefois l'action antifermentescible de ces médicaments : antipyrine, kaïrine, antifébrine, résorcine (1), etc., n'a pas encore été définie, et leur échec ne doit pas empêcher d'expérimenter de nouveau ceux d'entre eux qui sont sans danger et qui s'attaqueraient à l'élément infectieux plutôt qu'à l'hyperthermie. » Ainsi s'exprime le Dr Ad. Nicolas, et nous partageons grandement sa manière de voir; préférant, quant à l'expérimentation suggérée dans les dernières lignes de cette citation, laisser à d'autres le soin de la pratiquer, lorsque nous avons entre les mains des agents comme la quinine, le phénol, l'arséniate de strychnine, l'aconitine et la pilocarpine.

(1) Le médicament le plus utile dans cette liste est sans doute la phénédine; c'est en tout cas celui qui offre le moins d'inconvénients, car il est inoffensif.

Nous administrons l'analgésine simplement sous la forme pulvérulente dans des cachets Limousin de petit volume, ou préférablement dissoute, au moment même de son emploi, dans de l'eau sucrée, aromatisée ou non.

Nous avons qnelquefots donné ce médicament avec l'aconitine et surtout la quinine et même le phénol ; ce dernier médicament étant donné par une autre voie que la voie stomacale, de préférence en lavement.

On peut employer l'analgésine avec la quinine, d'après la manière dite américaine, mais nous préférons (l'action de ces médicaments sur le système nerveux et surtout sur le système sympathique et sur la circulation étant si différente), administrer d'abord, lorsque le cas l'indique, l'analgésine, pour obtenir un effet antithermique et analgésique rapide, puis durant l'abaissement momentané de la température, administrer conjointement avec la quinine l'arseniate de strychnine, afin de ramener la tonicité vasculaire qu'il ne convient jamais de laisser dans l'affaissement.

Traitement des complications et des localisations cardiaques de la malaria, par les toniques : digitaline, spartéine, convaliaria maïalis, et par les sédatifs : aconitine, vératrine. — La digitaline amorphe de Homolle et Quevenne, quelquefois la digitaline cristallisée de Nativelle, le sulfate de spartéine et notamment la convallaria maïalis de Langlebert nous ont rendu des services importants durant l'endémo-épidémie de 1889-90, ainsi que l'on a pu s'en convaincre au chapitre traitant les quelques observations que nous avons cru devoir rapporter. Ces produits trouvent fréquemment leur emploi dans les formes pernicieuses de la maladie, ainsi que chez les nombreux cardiaques qu'elle atteint.

Nous ne pouvons que rappeler ici le fait de leur utilité,

sans naturellement entrer dans les détails bien connus de leurs indications respectives et de leurs modes d'administration ; disons seulement que durant les accès nous avons employé de préférence les injections de spartéine, de digitaline, et entre les accès, chaque fois que cela se pouvait, les pilules de convallaria maïalis ou mieux les granules de convallamarine de Langlebert ; réservant la teinture de digitale pour les frictions, les applications sur des compresses précordiales recouvertes de protective et appliquées durant, ainsi que dans l'intervalle des accès (1).

Traitement de la dyspnée malarienne. Aconitine. Vératrine. Frictions. Révulsifs. Ventouses sèches sur le thorax.— L'aconitine, la vératrine, cette dernière substance chez des rhumatisants, des goutteux, dans la variété arthritique de la maladie, sont fréquemment indiquées.

Les frictions, les révulsifs, les ventouses sèches appliquées sur le thorax sont utiles dans les cas marqués par une dyspnée infectieuse intense ; mais celle-ci cédera seulement à l'injection de la quinine ou du phénol, à l'usage de l'arséniate de strychnine.

Traitement des hémorragies malariennes. — Solution de quinine et de fer, Hamamelis. — Nous ne pouvons passer en revue les diverses substances, préparations ou moyens accessoires employés dans le traitement des diverses hémorragies qui se produisent durant le cours de l'infection aérotellurique protéiforme, sous l'influence de la décomposition partielle du sang. Signalons seulement contre

(1) Nous avons généralement évité la digitaline cristallisée d'une action si puissante sur le cœur, tant à cause de la difficulté d'obtenir partout ce médicament que par crainte des nombreux cas d'intolérance idiosyncrasique qui se manifestent pour ce médicament. Schmiedeberg, Villejean ont récemment étudié la composition des digitalines du commerce, bien différentes entre elles. Nous ne pouvons que renvoyer à leurs travaux.

l'épistaxis grave, relativement fréquente, surtout pendant cette année, le traitement local par l'irrigation nasale avec de l'eau chaude, le badigeonnage avec un pinceau trempé dans une solution de chlorhydrate de cocaïne, les petits tamponnets de ouate trempés dans de l'essence de térébenthine et exprimés avant leur mise en place, les révulsifs, les vésicatoires, les cautérisations légères sur le foie, moyens que nous employons avec succès; et parmi les préparations administrées par l'estomac, citons un médicament comparativement nouveau en Europe, l'extrait fluide de Hamamelis Virginica (1), qui nous a paru posséder une propriété hémostatique incontestable, et que nous employâmes dans plusieurs cas, notamment dans celui de M. Jal., apporté presque exsangue à Ménerville du Bordj-Ménaïel; signalons encore l'eau de goudron avec le sirop de Tolu préconisé par Corneille Saint-Marc.

Mais c'est encore et toujours à la quinine que nous nous sommes forcément adressé pour suivre l'indication causale. Dans les hémorragies malariennes, nous l'avons fréquemment employée avec succès d'après la formule suivante, également utile comme prophylactique, ainsi que dans la cachexie :

FORMULE (Dr WILKINSON, DE GALVESTON).

℞ : Sulfate de protoxyde de fer	} âà, 4 grammes.	
Acide nitrique		
D. et ajoutez.		
Sulfate de quinine	4 grammes.	
Eau distillée.	310 centim. cubes.	
D. et ajoutez.		
Citrate de potasse d'Adriau	8 grammes.	
D. sans filtrer.		

(1) Préparée dans le vide. La teinture ne nous a jamais donné d'aussi bons résultats que cet extrait, celui de Pond, si répandu en Amérique et en Angleterre.

Traitement des complications diarrhéiques et dysentériques de la malaria. Poudre de Mirobalans. Bismuth et naphtol. Calomel et ipéca. — Nous ne pouvons nous étendre sur le traitement des complications intestinales de la malaria ; il convient cependant de rappeler rapidement quelques traitements parmi les plus efficaces proposés pour combattre la diarrhée infectieuse, ainsi que la complication la plus fréquente de la malaria, nous avons nommé la dysenterie. Nous mentionnerons d'abord la poudre de mirobalans, parce que cette substance est comparativement peu employée hors d'Orient, ensuite et surtout, parce qu'elle possède, croyons-nous, une grande efficacité contre la dysenterie. Nous l'avons fréquemment employée depuis plusieurs années et surtout depuis qu'elle nous a aidé à triompher d'une dysenterie de Cochinchine rebelle à tous les traitements institués contre elle dans ce pays, ayant nécessité le rapatriement du malade, qui séjourna dès lors pendant plusieurs mois à l'hôpital militaire à son retour en Algérie, et que nous vîmes enfin dans les plus fâcheuses conditions. Il s'agit du cas de M. Fou..., actuellement à Alger (1).

Les fruits sont torréfiés et réduits en poudre et le malade en prend dans des hosties ou bien en suspension dans des loochs, ou autrement, par demi-cuillerées à café de temps en temps, jusqu'à la cessation des selles sanglantes et du ténesme.

Le naphtol β, dont le professeur Bouchard (2) a enrichi la thérapeutique actuelle, est « le meilleur antiseptique insoluble que l'on puisse employer pour réaliser l'anti-

(1) Les fruits nous avaient été obligeamment fournis par M. Monnet, pharmacien à Alger.

(2) *Communication à l'Académie des sciences*, séance du 24 octobre 1887, P. Bouchard.

sepsie intestinale. Avec ce produit, pas d'action irritante sur l'estomac ni sur l'intestin, antisepticité absolue, innocuité parfaite. $2^{gr},50$ par jour suffisent, la dose toxique étant de 250 grammes ». M. Bouchard recommande de donner ce produit très divisé et à doses fractionnées administrées d'heure en heure.

Les diarrhées infectieuses rebelles de Cochinchine et du Tonkin, la dysenterie, les entérites ulcéreuses, sont surtout passibles de son administration. Le naphtol peut être utilement joint au bismuth dans ces diverses maladies. Les véhicules les plus simples sont les plus appropriés à l'administration de ce médicament qui peut être donné en nature, pourvu que l'on fasse suivre son ingestion de quelques gorgées d'eau.

1 gramme de calomel mêlé à 1 gramme de poudre d'ipéca en suspension dans une potion gommeuse de 125 grammes à prendre de dix en dix minutes, par demi-cuillerée à café, s'est montré également très efficace contre la dysenterie et la diarrhée de Cochinchine. Ce moyen, qui est aussi simple qu'il est généralement prompt, des paquets d'ipéca et des paquets de calomel se trouvant dans toute boîte de secours et dans beaucoup de maisons, est surtout employé par les Anglais. Ceux-ci donnent fréquemment 5 centigrammes de calomel associé à 1 centigramme d'opium, à prendre d'heure en heure pendant quatre ou huit heures de suite.

Le Dr Lemoine emploie le sublimé en lavement au 1 p. 3000 ; l'absorption par le rectum est plus rapide qu'elle ne l'est par l'estomac. Dans ces lavements, le mercure agit-il localement (Dr Lemoine), ou d'une manière en quelque sorte spécifique (professeur Lépine), ou bien d'une manière générale contre l'infection malarienne et la dysenterie (Dr A. Rousseau)? Quoi qu'il en soit, ce moyen est efficace, mais moins cependant que le calomel administré par la bouche. Les lavements d'alun à 15 grammes, par lavement, ont été récemment préconisés de nouveau par le Dr Norbury (1).

Traitement de l'état gastrique infectieux. Ipéca et apomorphine. — On a beaucoup abusé, croyons-nous, de la médication vomitive dans le traitement de l'aérotellurisme protéiforme, ou du moins on en a abusé dans les cas qui ne revêtent pas d'une manière dominante le caractère catarrhal, gastro-intestinal. Inutiles sinon dangereux dans les formes nerveuses de la maladie, les vomitifs et surtout l'ipéca, qui nous semble devoir être presque exclusivement employé, sont de la plus haute importance dans les formes bilieuses, quelquefois confondues avec la fièvre catarrhale, la fièvre typhoïde et même avec le typhus, ainsi que nous l'avons encore vu durant le cours de cette année. Dans le cas où le catarrhe saburral ne dominerait pas la scène, c'est au moins perdre un temps précieux que de recourir aux vomitifs, et le catarrhe léger lui-même est généralement plus rapidement modifié, avons-nous constaté, par le recours direct à la quinine, au phénol, ou bien au traitement mixte qui consiste dans l'emploi simultané ou successif de ces deux substances. Une injection d'apomorphine serait indiquée si, la nécessité d'évacuer l'estomac existant, l'ipéca ne pouvait être administré pour une raison ou pour une autre.

Traitement des états infectieux gastro-intestinaux. Purgatifs légers, bicarbonate de soude et jus de citron. Sels rafraîchissants. Valeur du sulfite de magnésie comme désinfectant des voies digestives et comme laxatif. — Calomel et pilule bleue. — Parmi les évacuants intestinaux légers

(1) Dr Norbury, Alum enemata in dysentery, *Med. and surg. reporter*, february 1, 1890.

ayant également une action favorable sur les reins et sur le foie, nous donnons la préférence aux poudres de Sedlitz, au jus de citron ajouté à une solution de bicarbonate de soude, aux sels rafraîchissants de Lamplough et d'Enos, que les Anglais, dans l'Inde, où la maladie revêt la forme essentiellement continue, considèrent comme étant si utiles dans la prophylaxie et dans le traitement de la malaria; à l'eau de Hunyadi-Janos surtout (1).

Cette dernière, additionnée ou non de jus de citron, est toujours, de même que l'eau de Montmirail, un laxatif efficace et peu désagréable, surtout la première de ces eaux. Elle devra être bue après avoir été préalablement tiédie.

Dans les cas d'embarras gastrique, on peut avantageusement compléter l'effet de ces purgations légères par la solution de sulfite de magnésie à 15 grammes ou 20 grammes par litre d'eau, à prendre dans la journée. En augmentant légèrement les proportions du sel de magnésie, on peut obtenir l'effet laxatif ou purgatif que l'on désire produire.

Le sulfite de magnésie nous semble être trop peu employé. Cela est regrettable, car nous ne connaissons guère de moyen plus efficace et plus prompt de remédier à l'état gastro-intestinal si fréquent au début et dans le cours de la malaria (2).

Quant au calomel et aux pilules bleues, ces médicaments, sans être nuisibles dans l'aérotellurisme protéi-

(1) A défaut d'une eau minérale de cette valeur, 45 grammes de sulfate de magnésie seront facilement administrés dans une très petite quantité de limonade, ou d'eau ordinaire à l'aide de 2 grammes de chlorate de potasse; ce dernier sel exerçant une action de présence qui permet de dissoudre le sel purgatif dans très peu de véhicule.

E. Pepper.

(2) Nous remercions ici le Dr Agussol de nous avoir indiqué tout le parti qu'il a su tirer de l'usage de ce sel, préconisé par le Dr Trolard, d'Alger.

forme aigu et simple, seront préférablement réservés contre l'état gastro-intestinal, pour les diverses variétés dites rémittentes bilieuses, pour parer à l'engorgement du foie et pour être employés alors qu'il y a hypertrophie de cet organe, ou encore dans la convalescence et dans la prophylaxie de la maladie.

Dans ces circonstances, l'aloès est également utile, et quelques centigrammes pris de temps en temps aux repas, pendant une quinzaine de jours de suite, rendront service dans la forme chronique de la maladie, ainsi que dans l'état particulier de réceptivité constituant l'imminence morbide, lorsque le sujet accuse de la lourdeur de tête jointe à un état bilieux.

Traitement des vomissements toxiques de la malaria. — Oxalate de cerium. Hyosciamine, cocaïne, laudanum et dérivés de l'opium, eau chloroformée, eaux gazeuses, glace à l'intérieur et sur le rachis, révulsifs sur l'épigastre et sur le foie, etc. — L'oxalate de cerium $Ce^2(C^2O^4)^3 + 9\ H^2O$ employé premièrement par Simpson d'Edimbourg, obtenu par double décomposition, se présente sous la forme d'une poudre légèrement grisâtre et granuleuse, presque insoluble dans l'eau, peu soluble dans les acides étendus (1), et dans une solution bouillante d'oxalade d'ammoniaque. Mayer et Jollin en ont indiqué la composition exprimée par la formule ci-dessus; tandis que Erck et Roxmann lui reconnaissent trois équivalents d'eau de plus (2).

Nous avons fréquemment employé ce sel depuis 1880 contre les vomissements cachectiques, les vomissements de la grossesse, ceux du mal de mer, et, récemment surtout,

(1) Mayer, Jollin, Beringer, Rammelsberg, Erck, Roxmann.

(2) L'oxalate de cerium du commerce est rarement pur, il renferme des métaux étrangers, de là la nécessité de s'adresser à une maison de premier ordre pour obtenir ce produit.

contre les vomissemente toxiques des divers aérotellurismes. C'est dans ces dernières circonstances, où il n'a pas encore été employé systématiquement, croyons-nous, que l'oxalate de cerium jouit d'une efficacité supérieure à celle de tous les autres agents antispasmodiques que nous employons. Sur des centaines de cas de vomissements graves dus à l'infection aérotellurique contre lesquels nous avons administré ce sel, nous n'avons guère eu que des succès, et beaucoup de ces malades doivent certainement leur guérison à son emploi.

Ce médicament est sans danger aucun; Cheeseman en a administré 1 gramme plusieurs fois par jour, « sans autre effet désagréable qu'une légère sensation de sécheresse dans la bouche et à la gorge, et avec l'avantage de pouvoir faire reposer et même dormir paisiblement les malades sous l'influence du médicament ». Nous n'avons jamais dû dépasser 1 gr. 50.

Nous donnons l'oxalate de cerium par doses de 5 centigrammes à 10 centigrammes, prises sous la forme pulvérulente dans des cachets Limousin de la plus petite capacité, ou sous formes de pilules molles préparées au moment même de l'administration; ces doses sont généralement prises de quart d'heure en quart d'heure jusqu'à concurrence de 1 gramme et plus, ou mieux jusqu'à cessation des vomissements. Lorsque les vomissements sont périodiques, le sel de cerium sera donné de la même manière, mais en commençant trois heures avant l'heure à laquelle les spasmes se sont produits au dernier accès. Ce médicament est encore utilement joint à la quinine dans la forme larvée spasmodique caractérisée par la toux, et il a de plus l'avantage d'agir indirectement comme hypnotique; il s'oppose aux spasmes bronchiques comme aux spasmes stomacaux.

Comment agit ce médicament précieux? Est-ce comme sédatif du pneumo-gastrique ou du sympathique? Est-il partiellement absorbé, et s'il l'est, sous quelle forme l'est-il? Nous ne le savons pas encore; mais cela ne doit pas empêcher d'y avoir recours avec toute confiance.

Le valérianate de cerium employé avec succès par les Drs Tarnier, Maygnier, Blondeau, etc., sur la recommandation de P. Thibault, exerce une action antispasmodique sur l'estomac, analogue à celle de l'oxalate et des sels de cerium en général; et il est surtout utile chez les jeunes filles, les femmes, lorsqu'il y a congestion utérine ou ovarienne, métrorragie infectieuse, et dans la dyspepsie nerveuse des pays chauds, l'insomnie, ainsi que dans la toux, les migraines infectieuses de la forme larvée névralgique, liées aux troubles fonctionnels de l'estomac ou de l'utérus.

On administrera ce sel de la manière recommandée pour l'oxalate : une pilule de 5 centigrammes ou de 10 centigrammes, de quart d'heure en quart d'heure, en commençant deux ou trois heures avant les vomissements attendus si les spasmes revêtent la forme périodique, et durant les vomissements si ceux-ci ont commencé malgré les deux sels de cerium mentionnés ci-dessus, médicaments par excellence contre les vomissements toxiques des divers aérotellurismes; la quinine et ses succédanés restant bien entendu les médicaments principaux, ceux qui agissent sur l'infection, cause des spasmes (1) (2).

Parmi les substances qui sont employées pour combattre le symptôme que nous traitons, citons encore comme étant d'une utilité incontestable : l'acide phénique, la cocaïne,

(1) (2) Les bromhydrates sont préférables dans le cas de vomissements toxiques accentués ou persistants, et à plus forte raison si les spasmes revêtent la forme dite incoercible.

la teinture d'iode, le laudanum, la morphine jointe à l'atropine, la créosote, l'eau chloroformée, l'extrait fluide de viburnum prunifolium, les bromures, les eaux gazeuses et les préparations analogues à la potion de Rivière, surtout si elles sont glacées, le champagne frappé, les fragments de glace à sucer, les révulsifs et même les vésicatoires et les pointes de feu sur le creux épigastrique et sur le foie, la glace sur le rachis.

Si on n'avait pas de sel de cerium à sa disposition, l'hyosciamine d'Adrian donnée sous la forme de granules de quart d'heure en quart d'heure, jusqu'à six ou huit granules et même plus, la teinture d'iode, que l'on trouve dans toute boîte de secours et dans beaucoup de maisons, réussissent fréquemment, la dose de teinture étant de dix gouttes dans un demi-verre d'eau sucrée, à renouveler trois ou quatre fois suivant la fréquence et la persistance des spasmes, et suivant l'effet produit. 1 ou 2 centigrammes de chlorhydrate de cocaïne donnés dans une cuillerée à soupe ou deux d'eau sucrée, un quart d'heure avant l'administration de la quinine par la bouche, ont souvent empêché ce médicament d'être rendu par nos malades. A défaut d'autre moyen, la potion de Rivière froide et quelques gouttes de laudanum sont utilement employées.

Il va de soi, avons-nous dit, que l'on ne négligera pas le traitement spécifique tout en agissant vigoureusement contre le symptôme stomacal, dont la gravité est grande en raison directe de l'action hyposthénisante produite par les efforts réitérés.

Nous ne pouvons nous étendre plus longuement dans un travail de cette nature sur le choix que l'on devra faire entre les autres médicaments employés ou qui ont été proposés pour combattre le spasme infectieux des voies digestives. Les vins blancs glacés, le champagne frappé sont des moyens coûteux et peu efficaces; ils ne se recommandent guère, ainsi d'ailleurs que les eaux gazeuses du commerce, qu'à défaut des autres ressources que nous avons rappelées; ces vins doivent naturellement être évités s'il y a de la congestion ou une lésion rénale (1).

L'épigastralgie qui précède et qui accompagne souvent, mais non pas constamment les vomissements, a pour origine la perturbation générale du système nerveux, à la fois cause et effet de la stase sanguine, le vomissement étant souvent, quand il se produit, un effet réflexe ou sympathique « que la céphalalgie seule expliquerait, lorsqu'il n'est pas en partie ou entier attribuable à l'état catarrhal des voies » (1). Des efforts dirigés en vue de l'arrêt des vomissements s'imposent alors en raison de la fatigue occasionnée par les spasmes. « Il ne faut jamais traiter légèrement des vomissements nerveux persistants. On voit des cas mortels dont la gravité ne s'est révélée que par un hoquet apparu dès le début » (2).

Il est bien entendu que l'on n'arrêtera pas les premiers vomissements utiles et qui aident l'organisme à rejeter une partie des principes toxiques qui l'encombrent. D'un autre côté, les vomissements bilieux persistants, sanguinolents, nerveux, hyposthénisants, sont passibles d'une intervention prompte et efficace.

En résumé, nous comptons sur la quinine et surtout sur les injections de bichlorhydrate de quinine ou de phénol pour atteindre la cause générale et dominante du vomissement, et lorsque nous avons recours au traitement additionnel du symptôme lui-même nous préférons les sels de cerium à tout autre médicament.

(1) La nourriture sera liquide, froide ou très chaude, jamais tiède.
(2) Dr A. Nicolas.

Traitement des symptômes infectieux et de la localisation hépatique. Cholagogues, révulsifs sur le foie. Wahoo. — Les pilules bleues sont avantageusement administrées de de temps en temps contre l'état bilieux qui précède si fréquemment l'accès malarien et qui, plus fréquemment encore, se produit entre les accès aigus qui finissent et le commencement de la cachexie. Une pilule bleue de 20 centigrammes, donnée la nuit, quatre heures après le dernier repas, sera toujours suivie le lendemain matin d'une purgation légère. On peut joindre un cholagague purgatif à la pilule bleue. Dans la cachexie, nous donnons fréquemment, contre les états divers et successifs de perversion nutritive fonctionnelle du foie et des reins, des pilules composées de ââ 2 centigrammes de pilule bleue, de poudre de digitale et de poudre de scille et de belladone, quatre ou six par jour et quelquefois plus pendant plus ou moins de jours de suite ou de deux jours l'un, de trois jours l'un, etc., suivant les indications. Les indications du calomel sont les mêmes. La podophylle, la rhubarbe, la scammonée, l'aloès, surtout l'évonynine brune, sont également utiles contre ces états hépatiques et gastro-intestinaux.

L'évonynine est la plus importante de ces substances; son usage peut être prolongé pendant un temps presque illimité, c'est un stimulant et bon régulateur des fonctions hépatiques, laxatif doux et non irritant.

Le Dr Westcott considère ce médicament comme le meilleur laxatif préparatoire que l'on puisse donner avant de prescrire l'usage du sulfate de quinine, dans la malaria, l'influenza. Nous le considérons depuis six ans comme le meilleur cholagogue qui puisse être longuement employé dans la malaria chronique. 10 centigrammes les soirs en se couchant sont une dose suffisante, à laquelle on peut ajouter 1 centigramme ou 2 centigrammes d'extrait de belladone. Les pilules doivent être préparées au fur et à mesure de leur emploi, ou bien enrobées dans le genre de celles de P. Thibault.

Les révulsifs sur les régions épigastrique et hépatique nous ont toujours paru d'une utilité incontestable dans les états gastro-hépatiques caractérisés par des régurgitations, des vomissements bilieux, dans les obstructions fluxionnaires de l'organe, de même que dans la congestion passive du début de la cachexie et dans la stéatose oligocythémique du foie ; les vésicatoires laissés plus ou moins longtemps et renouvelés plusieurs fois à des intervalles convenables, les pointes de feu appliquées plus ou moins souvent avec le thermocautère Paquelin ont constitué fréquemment un des éléments les plus importants du traitement. Il est évident que les révulsifs sont surtout applicables quand il s'agit d'une inflammation récente. C'est ainsi qu'ils sont utiles dans les engorgements qui peuvent précéder les abcès dans les cirrhoses à gros foie récents.

Dans l'hypertrophie du foie, quelques gouttes d'acide chlorhydrique ou mieux d'eau régale suffisamment diluées seront avantageusement administrées chaque jour pendant plusieurs semaines.

Traitement des congestions et des complications rénales, de la dysurie et de l'alluminurie : Bains tièdes prolongés, lait, Buchu, petit lait, wine whey, eaux de poireau, de cerfeuil, de céleri; révulsifs sur la région rénale; pilocarpine. — Parmi les nombreux moyens diurétiques légers et anticongestifs, surtout utiles dans les variétés de la forme compliquée ou accompagnée de la malaria, et notamment dans la variété néphrétique, mais pouvant aussi trouver leur application dans d'autres cas où les urines rares ou chargées indiquent leur utilité, citons pour mémoire : le lait, le petit lait, le wine whey, les tisanes de Buchu, de cerfeuil, les sels de fruits, les bains tièdes prolongés, les révulsifs, à l'exception des vésicatoires, les ventouses sur la région rénale, les lavements froids.

Le thé, le maté, le café noir, le vin blanc seront naturellement exclus, ainsi d'ailleurs que la plupart des moyens diurétiques ci-dessus mentionnés, s'il y a entrave à l'uropoièse. « Il n'y a pas d'intérêt à chercher à éliminer par le rein une urine qui ne s'élabore pas. »

« Ce n'est que dans les cas d'albuminurie notable qu'il est utile d'agir sur les reins par les frictions lombaires, térébenthinées ou par les lavements nitrés-camphrés.

Autrement il faudrait plutôt provoquer la diaphorèse par le bain chaud, ou par le bain tiède prolongé qui abaisse la température et modère la fièvre. Si l'on remarque une tendance à la congestion du cerveau, on maintient des compresses froides sur la tête (1). » Enfin, l'analgésine et la pilocarpine seront quelquefois utiles, la strychnine, ainsi qu'il a été dit, rappelant la tonicité vasculaire lorsque celle-ci serait trop déprimée.

Traitement de la perversion et de la suppression infectieuses des fonctions de la peau : Diaphorétiques divers, éther nitreux alcoolisé, jaborandi. — Si l'on se sert de l'éther nitreux alcoolisé, esprit de nitre dulcifié (B. P.), du jaborandi ou de la pilocarpine, ou de tout autre médicament analogue pour parer à l'action défectueuse des émonctoires cutanés, il conviendra quelquefois de recourir à l'usage de l'arseniate de strychnine, conjointement avec celui de ces médicaments ou mieux peu après leur emploi, afin de remédier à l'action momentanément déprimante exercée par ces médicaments sur la circulation.

(1) Le même auteur.

Traitement de la névrasthénie vasomotrice : Lotions stimulantes, frictions et massage. — Des lotions devront fréquemment être faites avec du jus de citron et de l'alcool, de l'alcool camphré étendu d'eau, de l'eau dite sédative diluée, afin de stimuler les fonctions languissantes de la peau. Ces lotions produisent une sensation agréable qui, quelque momentanée qu'elle soit, est toujours recherchée par le malade, elles abattent la température superficielle et la température générale du corps, provoquent la contractilité des vaisseaux, et par cela même elles sont de la plus grande utilité dans le traitement de la malaria. Ces lotions devront être répétées quatre fois par jour et plus fréquemment si le cas l'indique. On procédera systématiquement en lotionnant un membre à la fois, la partie supérieure, puis la base du tronc.

Ces lotions sont généralement préférables aux bains, croyons-nous, et elles sont praticables lorsque ceux-ci ne peuvent être donnés.

De même que les lotions toniques ci-dessus indiquées, les frictions et le massage ont pour but de remédier au défaut d'innervation vasomotrice, mais les frictions et le massage devront être bien plus rares que les lotions, et elles ne s'appliqueront qu'aux formes graves, sur lesquelles nous n'avons pas à revenir constamment et où l'innervation vasomotrice surtout fait nettement défaut. Relever la tonicité vasculaire déprimée, obtenir par la stimulation de la contractilité des vaisseaux périphériques le dégorgement des tissus frappés de parésie circulatoire, favoriser ainsi l'élimination des résidus excrémentitiels en triomphant des stases musculaires, produire par ces modifications de la circulation un abaissement rapide et plus ou moins durable de la température, l'abaissement étant d'autant plus marqué que la température est plus élevée, donner au malade dans tous les cas une sensation de bien-être, même relatif, tels sont les résultats cherchés et atteints par les lotions, les frictions et le massage.

Signalons en passant le jugement qui doit présider au choix que l'on fera parmi ces moyens, le soin et les connaissances nécessaires à l'application du massage, qui sera généralement pratiqué par le médecin lui-même ou, sur son ordre et sous sa surveillance, par un aide expérimenté.

Si l'on a recours au massage, on en surveillera l'effet, car il est très important de ne pas dépasser le but, de ne pas agir en sens contraire du résultat cherché. « Il ne faudrait pas épuiser la contractilité vasculaire dont l'énergie est faible, les manifestations lentes et dont la réaction contre l'excitation sera suivie d'une dépression parésique d'autant plus intense et prolongée que l'excitation aura été plus forte et que l'innervation est plus affaiblie. C'est une question de mesure. » Ainsi s'exprime judicieusement un auteur que nous avons fréquemment eu l'occasion de citer (1). Il faut que l'organisme soit en état de réagir. Le massage ne peut s'appuyer que sur un sol résistant.

Traitement général de la cachexie. Médication martiale. — Il n'y a pas de traitement spécial de la cachexie malarienne. Il est indiqué de soustraire le malade aux causes régionales, professionnelles, antihygiéniques qui ont produit cet état, et il convient naturellement de reconstituer, autant que possible, le sang décomposé.

Les moyens les plus efficaces pour arriver à ce dernier résultat sont indiqués ailleurs dans le cours de ce chapitre et leur rassemblement ici constituerait une réitération inutile. Nous mentionnerons incidemment l'importance

(1) Le Dr Ad. Nicolas.

capitale du traitement de Vichy, de l'arsenic, du fer, de l'iode, des hypophosphites, de l'hydrothérapie, des révulsifs sur le foie et sur la rate, de l'électricité, et enfin de l'ensemble des moyens hygiéniques auquel il est fait allusion plus loin ainsi que dans le chapitre traitant de l'acclimatement.

On administrera constamment le fer dans la convalescence et dans la forme chronique de l'aérotellurisme protéiforme. De toutes les préparations de fer administrées par l'estomac, nous préférons l'hypophosphite de fer et le citrate de fer et, lorsque l'estomac le supporte bien, l'iodure de fer, surtout s'il y a de la congestion hypertrophique du foie, une diathèse strumeuse ou une cachexie profonde.

PRÉPARATIONS OFFICINALES.

Pilules de Gilles ou bien de Blancard (1).
Hydrate de fer gélatineux.

FORMULE.

℞ : Sirop de proto-iodure de fer.	180	centim. cubes.
Sirop d'écorces d'oranges amères. . . .	100	—
Glycérine pure.	30	—

M. pour 310 centil. cubes, dans un flacon rendu opaque.

FORMULE.

℞ : Elixir de coca doublement fort en coca.	150	centim. cubes.
Vin de liqueur.	340	—
Citrate de fer	10	grammes.
Arséniate de soude.	20	centigrammes.
Glycérine pure	10	centim. cubes.

M. pour 500 centim. cubes.

Jus de citron, café noir. — Le jus de citron et le café noir sont tous les deux utiles, mais d'une utilité bien secondaire, prophylactique surtout.

(1) Ou préparées d'après la formule 616 du Codex, en enrobant les pilules avec du baume à chaud.

MOYENS ACCESSOIRES DU TRAITEMENT DE L'EMPOISONNEMENT MALARIEN AIGU ET CHRONIQUE

Boissons recommandées durant et entre les attaques, et comme moyens prophylactiques : Eucalyptus, Buchu, Boldo. — L'eucalyptus, que l'on rencontre à chaque pas en Algérie, est avantageusement employé sous la forme de l'infusion de ses feuilles, astringentes et aromatiques ; on choisira les jeunes pousses vert clair, molles et odoriférantes. Cette tisane est surtout utile chez les fiévreux pauvres et ceux qui habitent loin des centres. C'est un prophylactique jusqu'à un certain point. La teinture ne semble pas être supérieure à l'infusion, et l'essence sera réservée à l'usage hypodermique. Dans d'autres cas, les malades emploieront avantageusement une solution faible d'acide phénique, laquelle solution pourra être remplacée par la tisane de Buchu sucrée avec du sirop de tolu, si les urines l'indiquent; ou bien par la tisane de boldo, si la localisation de la maladie se fait sur le foie.

Nettoyage fréquent de la bouche. — Il convient toujours de nettoyer fréquemment la bouche et les dents, de préférence avec une solution de bi-carbonate de soude ou avec de la glycérine salicylée étendue d'eau ; et de racler souvent la langue.

Antisepticité du tube digestif durant les accès malariens, dans la forme chronique, et asepticité comme moyen prophylactique dans les états gastro-intestinaux qui précèdent la malaria. — A ces soins on ajoutera, dans les cas passibles du traitement de Vichy, les lavages de l'estomac et les lavements antiseptiques d'acide phénique ou de naphtol, si les gardes-robes l'exigent, l'emploi de cette dernière substance en solution saturée dans de l'eau, 0 gr. 50 centigrammes par litre, très légèrement alcoolisée, ou additionnée d'une très faible quantité de glycérine, de chloroforme ou d'éther. Ces lavements aident rapidement à abaisser la température, avons-nous dit; ils enlèvent toute odeur à l'exhalation cutanée et à la transpiration, ainsi qu'aux excrétions intestinales; et si l'on se sert des sulfites donnés par la bouche, on préviendra en grande partie l'auto-infection des malades, et fréquemment même la maladie.

Désinfection de l'atmosphère locale entourant le malade, dans les cas graves, les cas pernicieux et surtout dans les variétés subcontinues et continues. — Il convient toujours d'aérer la pièce où se trouve le malade; il est même quelquefois indiqué, surtout dans la forme dite rémittente bilieuse, de désodoriser et de désinfecter la chambre par des pulvérisations (1) de crésol ou bien d'eucalyptol, suivant la recommandation de Keldych, faite pour les salles des hôpitaux; l'air saturé par l'eucalyptol ne donnant pas lieu au développement des bactéries sur la gélatine et les moisissures seules se reproduisant dans ces conditions (1).

Enlèvement, et désinfection des matières fécales et des latrines. — Même en dehors de ces circonstances et dans tous les cas il convient de ne pas laisser séjourner les déjections, ni même les urines, dans la chambre du malade; les matières fécales doivent même fréquemment, comme dans la typho-malaria, la fièvre récurrente à forme ictérode, être arrosées avec un désinfectant approprié : sulfate de zinc, chlorure de zinc, hypochlorites de chaux ou de soude, ou encore avec le lait de chaux à 2 p. 100, solution d'un prix infime, en même temps que d'une efficacité remarquable. Ces mêmes substances serviront à désinfecter les latrines.

Propreté des linges. — La propreté la plus absolue, ou

(1) Keldych. *Rouskaïa medizina*, février 1889.

celle que l'on peut obtenir se rapprochant le plus de ce désidératum, est un adjuvant très important du traitement des formes aiguës ainsi que de la forme chronique de l'empoisonnement. Nous recommandons le changement fréquent de linge, surtout s'il y a des sueurs toxiques, et naturellement chaque fois qu'il sera souillé par les urines, les déjections; dans certains cas, nous insistons également sur l'aération et le renouvellement raisonné des linges de lit, des couvertures et même des matelas.

Nécessité de la propreté absolue du corps et des bains dans la prophylaxie, et utilité de l'hydrothérapie dans la forme chronique de l'empoisonnement. — La propreté absolue du corps constitue un des moyens prophylactiques les plus puissants. Dans la forme chronique de l'empoisonnement, l'action de la peau est défectueuse; la coloration, l'exhalation cutanée, l'exsudation subissent alors des modifications qui indiquent le degré de la maladie. Les soins du corps, la stimulation de la circulation capillaire superficielle, le rappel de la tonicité cutanée, l'élimination journalière des produits épidermiques dont le rôle vital est terminé, celle des humeurs sécrétées par la peau aident puissamment au rétablissement de la santé. Les bains tièdes, savonneux, carbonatés, stimulants; les sudations simples au moyen de la lampe à alcool, d'une chaise et de couvertures; surtout l'hydrothérapie, en commençant par le drap mouillé, le baquet, et en employant ensuite la douche horizontale sur le foie, les reins, sont parmi les moyens les plus généralement utiles pour remédier au défaut ou à la perversion des fonctions de la peau.

Tels sont, en même temps que les *moyens prophylactiques*, les *moyens accessoires* du traitement, les *petits moyens*, si chers au regretté Piori.

CHAPITRE SEPTIÈME

NATURE DE LA MALARIA

Quelle est la nature de la maladie qui nous intéresse?

La pullulation des micro-organismes incriminés à tour de rôle (cerafici soupçonnés des anciens, gemiasmes de Salisbury (1), bacilles de Klebs et de Tommasi Crudeli (2), sporozoaires de Laveran (3), et autres micro-organismes, découverts ou encore à découvrir), cette pullulation, disons-nous, est-elle un élément constant de la maladie protéiforme qui nous occupe? Peut-elle engendrer celle-ci sans un trouble préalable de la vitalité (hyposthénie, asthénie, ataxie nerveuse ou état vital hypo-électrique) (4) entraînant la perturbation nerveuse, paralysie ganglionnaire ou autre trouble fonctionnel de l'innervation, la perversion de la nutrition intime (prédisposition, réceptivité

(1) Salisbury. *American journal of medical sciences*, january 1886, p. 51, and following.

(2) Klebs und Tommasi Crudeli. Einige Säetze über die Ursachen der Malaria. *Archiv. für exper Path. und Therapie*, 1887, p. 122, Heft 1 und 2 B XI et aliis.

(3) Laveran. *Traité des fièvres palustres*, Octave Doin, édit., Paris.

(4) *Hirsch für Eisenmann, in Zeitschr. fur die gesamm, Med.*, 1849; — Burdel. *Recherches sur la fièvre paludéenne*, Paris, 1858; — Munro. *Upon malarious fevers and cholera, in medical Reporter*, February 1872, etc.

morbide), se traduisant par la reproduction et le développement infectieux des « microbes » dans un milieu favorable, *que leur origine soit subjective ou extrinsèque* (1) ? Les cas foudroyants au point d'être confondus avec les coups de chaleur, dépendent-ils *de la pullulation foudroyante* des micro-organismes plutôt que de cette perturbation vitale antérieure, et de *nature* inconnue provoquant l'ictus dans certaines conditions pathogènes du sol et de l'atmosphère ?

Autant de questions auxquelles beaucoup de nos confrères sont tentés de répondre négativement.

Les dénominations fièvre paludéenne, fièvre alluvionique, nous ont toujours paru impropres à caractériser une ma-

(1) Citons notre maître Peter, que nous avons eu le plaisir et l'honneur de compter parmi nos juges à notre examen de thèse en 1877 : « Dans les faits observés par nous apparaît en pleine et vive lumière la spontanéité morbide pour *fabriquer* les maladies et même pour *fabriquer leurs microbes* dits pathogènes. » Et encore : « Pour moi, il y a bientôt quarante ans (dès 1852), que j'ai constaté par l'observation que la plupart des maladies fébriles étaient le fait de la déviation ou de l'exagération de nos actes fonctionnels ; et il y a plus de vingt ans que je l'enseigne. »

Ailleurs. « Mais voici qui est bien plus curieux, c'est qu'on peut *engendrer les spirilles* : M. Charrin prend un bâtonnet de la maladie pyocyanique ; c'est un micro-organisme rectiligne dont la longueur égale deux fois le diamètre. Si on cultive ce bâtonnet dans un liquide stérilisé spécial, on obtient *une autre figuration :* les bâtonnets se transforment en longs filaments; autre culture, autre forme ; et enfin si l'on cultive dans un milieu de culture contenant 7 grammes d'acide borique par litre, *le spirille apparaît.* M. Charrin dit : C'est du polymorphisme. Moi, je dis : c'est du *transformisme; non seulement la forme est changée, mais les propriétés aussi* (*c'est-à-dire ce qui constitue l'espèce*), le microbe pyocyanique, ainsi modifié, mentant doublement à son nom, ne fait plus ni pus ni bleu.

« Et ce que peut faire un simple bouillon inerte, décoction de choses mortes (?) l'organisme actif et vivant ne pourrait le faire. » En effet, rien ne se crée, rien ne se perd. Tout se transforme dans la nature, et cet axiome est applicable à la cellule vivante comme à toute chose. « Toute cellule est vivante », dit le Dr A. Rousseau, « donc susceptible de s'organiser individuellement en quelque sorte ; qu'un éclair morbide sillonne l'organisme, il y a supervégétation cellulaire ; d'où les parasites. » (*Transformisme.*)

Citons encore Peter notre maître, modèle d'exposition lucide : « Au hasard ou à son gré le pneumocoque peut être endocardocoque ou ménin-

ladie où l'élément fébrile est un symptôme, *qui peut manquer*, comme dans les variétés apyrétiques des formes anormales larvées ; un symptôme d'ailleurs encore plus souvent masqué par d'autres symptômes plus graves et indépendants de l'hyperthermie ; et où cette fièvre paludéenne, cette fièvre alluvionique (aérotellurisme protéiforme, intoxication protéique, éthérogéisme polymorphe), se manifestent également *en dehors de l'influence palustre*, dans des villes éloignées de toute influence paludéenne ou alluvionique, sur un sol même granitique, et jusque sur des plateaux non marécageux, des montagnes boisées d'une grande altitude (1).

gocoque ; et voilà l'agent tout matériel de la spécificité qui nous éloigne de la spécificité. *C'est le chaos.* » En effet, un microorganisme spécifique déjà découvert dans trois maladies différentes, en attendant qu'il le soit dans d'autres sans doute ; et cela lorsque deux microorganismes distincts engendreraient la tuberculose ; lorsque, pour un moment, Pasteur attribuait la rage à trois coccacées, etc.

Jolles de Vienne et Maximilien d'Augsbourg voient actuellement dans un diplocoque constaté par eux dans les urines et dans les selles des malades si fâcheusement influenzés, l'origine de la grippe, où Klebs viendrait de découvrir *le microbe de Laveran* (une des modifications infectieuses du sang, dit Bouchardat), tandis que le professeur Ribbert (*Deutsche med. Wochenschrift*, janv. 23, 1890), n'a trouvé à l'autopsie de huit malades morts de l'influenza que le streptocoque pyogène, comme microorganisme *caractéristique* de la maladie ! D'un autre côté Weichselbaum de Vienne et Fränkel de Berlin, reconnaissent dans la pneumonie fibrineuse un diplocoque capsulaire semblable (sinon identique), à celui de Jolles et de Maximilien, et devant détrôner, momentanément, le bacille de Friedlander !

Un microorganisme constaté chez un malade, cela suffit-il pour affirmer que c'est là la cause de la maladie ? Nous ne le croyons pas et notre scepticisme à cet égard sera partagé par ceux de nos confrères qui demandent *des preuves* avant de former leurs opinions.

Constatons encore qu'aucune inoculation d'un microbe découvert dans une maladie n'aurait de valeur durant le règne épidémique de cette maladie ; et enfin qu'aucun microorganisme n'a pu être inoculé jusqu'à ce jour séparé de son milieu, c'est-à-dire propre et isolé.

(1) Que l'on n'invoque pas ici le voisinage des marécages ou l'existence d'un terrain assimilable au marécage, où bien que l'on fixe la limite de ce que l'on entend par voisinage, le sens de ce que l'on entend par terrain assimilable au marécage. Nous nous rappellerons toujours les cas graves

La dénomination fièvre intermittente est également mal choisie et pour des raisons analogues ; cette classe comprenant, conjointement avec les types normaux périodiques, la forme rémittente bilieuse (aussi malheureusement nommée d'ailleurs), où se trouvent les variétés rémittente, subcontinue et continue.

L'expression aérotellurisme protéiforme répond le mieux, croyons-nous, à un besoin de dénomination causale en rapport avec les connaissances actuelles de la science, *ne préjugeant ni un symptôme inconstant et même jusqu'à l'origine exclusivement marécageuse ou alluvionique de ce symptôme, ni le caractère essentiellement variable de ce symptôme, et conservant une sage prudence sur la nature, le rôle exclusif, spécifique, au prépondérant d'un microorganisme ou des microorganismes incriminés (dont plusieurs au moins sont d'origine incertaine, qu'elle soit extrinsèque ou bien subjective), dans une question aussi complexe de genèse et d'étiologie.*

Cette expression nous l'avons choisie comme indiquant l'origine mixte aujourd'hui généralement reconnue à la

et même les cas pernicieux dont nous avons été témoin à Paris durant ce que l'on a nommé « l'épidémie de la rue de Ponthieu » où un de nos amis le Dr Rol., faillit mourir d'un accès diaphorétique. Des bouleversements de terrain étaient opérés au mois d'août, dans ce quartier, celui de l'Élysée, pour la pose de tuyaux et de conduites. Ces exemples abondent dans tous les pays. « Chaque jour on reconnaît d'avantage que le marais n'est pas une condition essentielle du développement des fièvres. On a pu s'en assurer pendant les travaux de terrassements faits pour les fortifications de Paris en 1840 ; plus récemment la construction d'une seconde enceinte de forts détachés à entraîné de nombreux cas de fièvre intermittente chez les ouvriers, etc. (Léon Colin). »

Cet auteur est un de ceux qui font intervenir le miasme tellurique comme premier facteur dans le problème genésique de la malaria. Les influences météoriques en sont le second facteur. L'état de réceptivité constitue le troisième facteur. Les miasmes de la putréfaction sont la donnée principale, croyons-nous, dans la majorité des cas, le miasme paludéen n'étant qu'une variété des miasmes de la putréfaction.

maladie, ainsi que le fait de la multiplicité de ses formes ; *ce dernier trait la distinguant des autres aérotellurismes.*

Nous espérons voir adopter cette désignation, non pas dans le langage courant, mais dans la nomenclature scientifique des maladies. Il suffira peut-être pour cela d'une recommandation plus autorisée, de celle d'un maître.

Dans le langage courant, le mot malaria, euphonique et compris de tous, nous paraît bien préférable aux expressions fièvre paludéenne, fièvre alluvionique, fièvre intermittente; il attribue nettement la prépondérance à l'influence atmoshérique et il n'est pas entaché d'erreur comme les expressions impropres ci-dessus.

En résumé, nous croyons que :

La malaria est une maladie infectieuse et faiblement contagieuse d'origine cosmique, dépendant d'une action tellurique et d'influences météorologiques agissant peut-être d'abord surtout sur l'état électrique du corps par l'impression plus ou moins rapide, et souvent brusque, produite sur la cellule nerveuse, puis infectant l'organisme entier par l'intermédiaire du sang atteint dans l'acte de la respiration plutôt que dans l'acte de la digestion (1).

L'action tellurique locale (variable et de nature inconnue, quel que soit d'ailleurs le terrain, mais d'autant plus puissante que ce terrain se rapproche davantage du marécage et de l'alluvion), est *la cause originelle* de la malaria (Genèse) (2).

La moyenne annuelle de l'état ozonométrique et de l'état hygrométrique, celle de la stabilité et de la température de l'air, toutes causes d'où dépend son état élec-

(1) Voir au chapitre traitant de l'acclimatement les expériences sur l'innocuité relative des ingesta.

(2) Le marécage et l'alluvion ne constituent qu'une partie relativement faible de la surface de l'Algérie, pays de montagnes, de hauts plateaux, de sables, grand comme la France mais à peu près dépourvu de cours d'eau.

trique, et par conséquent l'état électrique du corps, ainsi que la répartition plus ou moins égale de ces facteurs entre les divisions de l'année, sont *les principales causes occasionnelles* de la maladie ; qui dépend également *de la réceptivité*, variable d'une race à une autre, d'un individu à un autre et, chez le même individu, suivant les périodes différentes de son existence, et suivant l'alimentation, l'hygiène. (Étiologie.)

Cette maladie reproductible dans l'organisme est transmissible par contagion fixe (Inoculation) (1), par contagion directe (cohabitation, usage des vêtements souillés par les urines, vomissements et matières fécales ; et même à un faible degré par contages diffusibles, exemple : la typho-malaria, etc.

La contagion n'exclut pas l'origine cosmique de la maladie pas plus qu'elle ne l'exclut dans les autres maladies du même groupe (2). Dans celles-ci la contagion anticipe souvent sur l'action aérotellurique, avant que cette dernière soit complète et n'aie produit d'autre effet que la prédisposition à contracter une maladie qui se fût déclarée tôt ou tard en dehors de la contagion. D'un autre côté dans la malaria l'influence cosmique complète

(1) Expériences d'inoculation faites sur les singes.

(2) La contagion n'exclut pas une autre origine morbide ; la contagion n'empêche nullement l'origine vitale, *subjective*, ou si l'on veut spontanée d'une maladie ; cette dernière expression, assez malheureuse d'ailleurs, étant prise dans son sens médical accepté comme se rapportant à une maladie sans cause extérieure apparente ou que l'on puisse invoquer. Cette origine *subjective* dépend de certaines influences pathogènes ; nous en avons un exemple dans la fièvre typhoïde chez les malariens, où le germe de la fièvre typhoïde *peut être* engendré dans l'organisme sous l'influence de l'intoxication malarienne. (*Transformisme.*) Une fois la maladie créée elle peut se transmettre soit par contagion fixe (inoculation), soit par contages diffusibles, soit tout à la fois par chacun de ces deux modes de transmission. Voir la classification naturelle proposée pour les maladies infectieuses du premier groupe comprenant les divers aérotellurismes.

précède généralement la contagion, rare et obscure sans doute. Quant à la nature du miasme, remarquons simplement que la cellule vivante organisée et transformée en microorganisme peut encore ici se propager par contagion ; il en est de même du ou des microorganismes extrinsèques.

Pour les épidémies de maladies appartenant à ce groupe survenues en dehors de l'action tellurique immédiate, accentuée ou non par l'action marécageuse ou alluvionique (variétés les plus graves de l'action tellurique), quoique l'on puisse encore ici invoquer les influences météorologiques, la contagion suffit à les expliquer lorsqu'il s'agit de contages diffusibles (1).

Croyance populaire à la contagiosité de la malaria. — La population croit généralement à la contagiosité de la malaria et l'on entend fréquemment affirmer que l'on gagne la maladie en couchant dans le même lit avec un fiévreux. Il convient de signaler ici cette croyance, comme il convient de signaler toutes les croyances aussi généralement répandues, qui s'appuient sur des faits.

Rappelons à ce sujet que la contagiosité de la maladie qui constitue avec le choléra les deux derniers anneaux d'une des extrémités de cette chaîne morbide formée par les divers aérotellurismes, nous avons nommé la fièvre jaune, que la contagiosité vraie de la fièvre jaune n'est pas absolument admise par tous (2).

(1) On a récemment signalé une épidémie de grippe survenue sur le transport « *Le Saint-Laurent* » aussitôt qu'il eût embarqué un malade atteint de l'influenza. On se demande si les passagers ou les membres de l'équipage atteints ne l'eussent pas été bientôt sans l'embarquement de ce malade, ayant également été soumis aux influences pathogènes dans le pays qu'ils quittaient tous.

(2) A propos de cette dernière maladie, trois faits semblent certains : c'est que dans un foyer de fièvre jaune, on contracte fréquemment la fièvre jaune malgré, et même peu après, les inoculations des résidus évaporés de l'urine de ceux qui sont atteints de cette maladie, ainsi qu'après

Inoculation de la malaria par les piqûres des moustiques. — Les Drs Finley, King, John Crawford, Josian Nott, en Amérique, ainsi que Corre, W. Roth (1), et d'autres confrères ailleurs ont attribué la malaria aux inoculations produites par les piqûres des moustiques. La bonne foi de ces auteurs est hors de doute, mais leurs observations ont été faites, et leurs opinions ont été fondées, sur les nombreux cas d'intoxication qu'ils ont observés dans des régions où l'action aérotellurique peut être considérée comme liée à peu près exclusivement à la présence du marécage.

Or, nous n'avons pas à nous attarder sur les manifestations d'intoxication malarienne qui se produisent chaque jour en dehors de toute action marécageuse, et même loin

les inoculations faites avec les ptomaïnes cultivées du *vomito negro*, inoculations dites vaccinations préventives; non seulement on contracte la maladie dans ces conditions, mais on en meurt souvent. Un deuxième fait est le danger de provoquer non pas tant une maladie semblable à la fièvre jaune, (ou la fièvre jaune atténuée?), que la septicémie à la suite de ces vaccinations, dites *anti-amariles*, de matières considérées jusqu'ici comme étant nécessairement septiques. Un troisième fait est relatif à l'existence même des microorganismes de Carmona et de Freire, existence douteuse pour le Dr Le Dantec, pour le Dr Talmy, et probablement encore actuellement douteuse pour M. Pasteur. Les vaccinations antiamariles viennent d'être interdites en Espagne au moment où nous revoyons ces épreuves.

Même après les expériences récentes des Drs Castaneda et Borda, de Bogota, du Dr Ferran, etc. la question n'est pas tranchée. Qu'injecte-t-on exactement dans ces expériences à part un milieu de culture contenant des produits de décomposition ou de déchets organiques, des excréta microorganiques? C'est de l'empirisme, très intéressant à coup sûr, mais c'est toujours de l'empirisme. Dans ces conditions il convient de ne juger *que les statistiques*, lorsqu'elles sont complètes, en même temps que précises.

(1) Finley. *London med. times and gaz.*, january 1878, p. 69; september, p. 275; december, p. 731 and june 1881, p. 615; — King. *Mosquitoes and malaria, popular science monthly*, New-York, september 1883; — Josian Nott. *New-Orleans med. and surg. journal*, 1848, p. 563-601; — John Crawford. *Mosquitoes the origin of malarial desease*, Baltimore observer 1867; — William Roth. *Jahresbericht über die Zeitungen und Fortschritte auf dem Gebiete des Militär-Sanitätswesen*, Berlin, 1886. Auteurs cités dans *Chantiers et terrassements* en pays paludéen; Paris, Masson, 1889.

de tout marécage, ainsi d'ailleurs que dans des localités où il y a peu ou point de moustiques. La coïncidence fréquente de certains faits ne permet pas seule l'affirmation de la relation de cause à effet, quoique cette relation puisse exister, et qu'elle paraisse même vraisemblable dans certaines circonstances. Les moustiques, surtout dans les pays franchement marécageux, *peuvent* inoculer la malaria, comme ils *peuvent* inoculer la fièvre jaune (Finley), mais les observations à ce sujet sont dénuées de valeur dans de semblables conditions aérotelluriques, et des expériences probantes sont encore à faire.

Contentons-nous de reconnaître *actuellement* que les moustiques exercent une influence indirecte sur la malaria, qu'ils constituent un des éléments étiologiques de la maladie : ils entravent le sommeil, quand ils ne l'empêchent pas, ils aident puissamment à produire l'énervement et l'état de fatigue fébrile si favorables à l'éclosion des symptômes malariens, ils accompagnent ou précèdent fréquemment, mais non pas constamment, l'empoisonnement ; il est des marécages, ceux qui dégagent beaucoup d'ozone, où, malgré les moustiques, il n'y a pas de malaria ; d'autre part il est des localités où se voient comparativement très peu de moustiques et où la malaria étend ses ravages, comme nous l'avons vu à Ménerville cette année ; nous avons mentionné le fait de l'immunité remarquable dont a joui Souk-el-Hâad, annexe de cette commune où cependant les moustiques abondent dans le bas-fond de l'Ouëd-Isser ; il en est de même de Bellefontaine où les moustiques sont également nombreux dans le bas-fond de l'Ouëd Bou-Merdès.

PROPOSITION D'IDÉES PERSONNELLES

ET REMARQUES APHORISTIQUES

1. — La malaria est, selon nous, l'aérotellurisme protéiforme, une maladie appartenant à la première classe du premier groupe des maladies zymotiques (voir la division et la classification proposées au premier chapitre).

2. — Les dénominations : fièvre paludéenne, fièvre alluvionique, fièvre intermittente, fièvre rémittente sont également impropres à caractériser la maladie.

3. — Les gemiasmes entrevus par Hippocrate infectent un milieu approprié ; ce milieu est le sang, et peut-être la lymphe, dans certaines conditions de réceptivité.

4. — L'intoxication se produit durant l'acte de la respiration et atteint principalement le système nerveux, comme on le remarque dans le choléra, la grippe épidémique, la dengue et à un moindre degré dans les autres maladies de la même classe.

5. — Les symptômes, ainsi que ceux du choléra, d'ailleurs, rappellent les empoisonnements qui atteignent surtout le nerf vague, entraînant l'ataxie, puis la paralysie sympathique.

6. — Le corps est doublement infecté, d'abord par les produits de la putréfaction végétale qui désorganisent les liquides et les tissus, la dénutrition cellulaire constituant le transformisme dû à la maladie ; ensuite par l'auto-infection qui joue dès lors un grand rôle dans l'évolution morbide, après ou à côté de l'infection de base éthérogéique.

7. — Lorsque la fièvre infectieuse s'allume, elle se manifeste probablement en premier lieu par l'hyperthermie du sang veineux splanchnique.

8. — Dans une région malarienne, la malaria domine presque toute la pathologie.

9. — Les types fébriles normaux et primitifs sont d'abord apériodiques ; la périodicité se manifestant généralement après un début atypique plus ou moins prolongé.

10. — Toutes les fatigues excessives, surtout les fatigues nerveuses, toute grande imprudence, tout refroidissement ouvrent la porte à la malaria, ainsi qu'à la dysenterie d'ailleurs.

11. — Les premiers symptômes malariens peuvent se produire plus ou moins longtemps après que l'individu a abandonné la région où il a contracté les germes de la maladie (Incubation lente par opposition aux attaques à marche semi-foudroyante).

12. — La cachexie s'établit parfois sans avoir été précédée d'aucun symptôme d'empoisonnement aigu (variété insidieuse, progression silencieuse de l'empoisonnement chronique).

13. — Le changement d'air, très utile sans doute, n'est pas à lui seul une garantie de guérison dans la malaria aiguë, à plus forte raison dans la forme chronique, cachectique, de la maladie.

14. — Lorsque dans une région malarienne le diagnostic se pose dubitativement entre la malaria et une des maladies du même groupe, il convient cependant d'administrer la quinine, à moins de contre-indication ; de même et *a fortiori* doit-on l'administrer lorsque le diagnostic est incertain entre un accès pernicieux et une autre maladie.

15. — Les fortes chaleurs qui débilitent l'organisme et qui font éclore les miasmes; les vents légers qui les soulèvent sans les entraîner et les disperser rapidement; les temps lourds et orageux qui produisent le déséquilibre nerveux; la diminution dans la quantité de l'ozone atmosphérique, ainsi que les brumes et les brouillards chauds; les premières pluies qui rabattent les miasmes sur le sol d'où l'évaporation au soleil les avait soulevés, et qui, en même temps, exposent davantage au refroidissement; telles sont les conditions météorologiques qui contribuent le plus à produire l'infection malarienne, du moins en Algérie.

16. — Le marécage et l'alluvion sont généralement, les circonstances de lieu les plus favorables à l'infection; puis vient un sol riche dont la puissance végétative n'est pas épuisée par une culture suffisante, enfin l'accumulation d'immondices dues à une population peu soucieuse de l'hygiène. Les intoxications paludéenne et alluvionique sont, croyons-nous, des variétés intensives de l'intoxication aérotellurique, l'infection malarienne n'étant pas produite par une seule espèce de gemiasme; d'où, peut-être, une des causes principales du polymorphisme malarien. Cette manière d'envisager le problème genésique de la malaria concilie les deux écoles qui se sont formées sur cette question.

17. — Il n'y a pas d'immunité de race devant la malaria, mais il existe, exceptionnellement, dans chaque race, des individus qui paraissent réfractaires à la maladie, ainsi qu'on le remarque pour d'autres maladies.

La race noire est moins sujette à la malaria; puis viennent la race jaune, la race arabe, la race hindoue. Mais la maladie, une fois contractée, est meurtrière pour le nègre, pour l'Arabe; et elle est toujours meurtrière en raison directe du peu de résistance vitale de la race ou de l'individu. La cachexie est également fréquente dans ces conditions.

18. — Pour des raisons semblables, les enfants sont plus exposés à la malaria que les adultes, les femmes que les hommes, toutes les conditions de la vie étant les mêmes d'ailleurs pour les uns et pour les autres.

19. — Le traitement bien dirigé peut généralement triompher de la malaria aiguë; l'hygiène bien comprise et appliquée, jointe au traitement prophylactique, peut fréquemment s'opposer victorieusement à l'action et aux influences morbifiques. Le traitement de la cachexie est palliatif, ou efficace seulement à longue portée, dans les circonstances les plus favorables.

E. Pepper.

TABLE DES MATIÈRES

Paris. — Typographie Gaston Née, 1, rue Cassette. — 2224.

ERRATA

Page 205, note (2), *lire :* Il est préférable de pulvériser finement le sulfate de quinine si l'on se sert de ce sel, etc.

Page 207, ligne 15, *lire :* Ce fait se rattache à l'étude des localisations diverses de la malaria.

Page 212, ligne 1, *lire :* Antifermentescible et antidésorganisatrice du sang?

Page 213, ligne 3, *lire :* L'acide agit-il comme antifermentescible ou comme stimulant médullaire?

Page 221, ligne 6, *lire :* Question de thermochimie.

Page 218, ligne 16, *lire :* 1884 au lieu de 1880.

Page 253, dans la formule de la nourriture chimique de Parish, *lire :* phosphates au lieu de hypophosphites; et aux notes (1 et 2), *lire :* Que M. Swann est le seul préparateur et dépositaire en France des médicaments de Churchill et non de Parish.

Page 282, ligne 22 et suivante, *lire :* Rappelons à ce sujet que la contagiosité de la maladie qui constitue avec le choléra un des plus solides anneaux de cette chaîne morbide formée par les divers aérotellurismes, nous avons nommé la fièvre jaune, etc.

P.

www.ingramcontent.com/pod-product-compliance
Ingram Content Group UK Ltd.
Pitfield, Milton Keynes, MK11 3LW, UK
UKHW020435200726
13857UKWH00002B/435

9 782012 881983